黄帝内経霊枢諺解

邦医学テキスト

Traditional Japanese Medicine

木田一歩 著

静風社

It is our hope that this traditional yet modern medical book will be used in the treatment of all illnesses.

さきがけ

　『漢書・藝文誌序、方技略』に『黄帝内経十八巻』、『黄帝外経・三十七巻』と記されていても、『黄帝内経十八巻、素問・霊枢』の二書のみが現存しているだけである。そして先哲の医家の盡力で奇跡的に残っている希代の二書も、現代は歴史時間を経て注釈する多くの先達の盡力により、加味された『内経解釈書』を数多く読むことができている。つまり二書が書かれた古代よりも**"内経を必筆した複数の医家達"**の真意が伝わりやすくなっているのである。例えると辺の数が多い多角形は真円と見分けが付かなくなる如くである。その継承の流れに生きる鍼灸師としても、後世の鍼灸師に微力ではあるが付加して伝承を繋ぐ責任として著書した。

　岡本一抱は『黄帝内経霊枢』の一部を抜粋して書いてはいても全書は書いていないので、『黄帝内経霊枢診解』は自著であるが、『黄帝内経素問診解総論・各論』の二冊は、岡本一抱著『黄帝内経素問診解』を現代語に書き換えて要点整理し補足・追記した。そして原文も理解の手段として内容次第で改行して文頭を揃えたり、段落で切って並列に替えた。また原文と訳文を左右の見開きページにして番号と記号で合うように注意して記載し、漢文をこれから学ぼうとする人の参考書としての機能も持たせた。

　『黄帝内経』は免許を問わず東洋医学を行う者が必ず読まなければいけない聖典であり、読まずして語っても私見の域を出ない絵空話しにしかならない。そして現在東洋医学回帰の流れがあって病人も本来の東洋医学治療を臨み、医家も応えるべく真面目に"正しくない教科書"を見て治療しても、当然だが付け焼き刃では良い結果にはならない。「A journey of a thousand miles begins with a single step.」である。本書が似非ではなく、純粋に医道を志す方の学びの道標になれば幸いである。

一歩記す

かいだい

　『黄帝内経』が書かれた時代考証は東京美術・**丸山敏秋**著『黄帝内経と中国古代医学』、創元社・**丸山昌郎**著『鍼灸医学と古典の研究』、續文堂・**藤木敏郎**著『鍼灸医学源流考』、明徳出版社・**宮澤正順**著『素問・霊枢』の著書に詳しく書かれているので愚木からの新案はない。以下にそれぞれの著書の要約を記して内経考証の代わりとし複数の内経筆者についても愚考する。

『黄帝内経』の版元

　黄帝内経の版元は素問に 17 種類、霊枢に 15 種類ある。そして現在通行している**素問**は、金代の王冰の『次注本』を林億等の校定を経た『**重広補注黄帝内経素問**』、霊枢は早く亡失して元本はないが、南宋代に**史崧**がそれ以前の文献を集めて校正した『**新刊黄帝内経霊枢**』の二冊である。よって本書もこの二冊をテキストとして採用し和訳した。

『素問』の沿革

　素問の名前が文献上に初めて現れるのは『傷寒論・序文』で、次いで『甲乙経・序文』である。その甲乙経は素問・霊枢・明堂経の三書をまとめた書物であるから、少なくとも 3 世紀後半には既に現存していた。その後の書籍から素問は**全元起**が中心になって残した『**全元起本**』、その錯簡、脱文、重複を訂正し編集し直した王冰の『**次注本**』、それを**林億**、**高保衡**、**孫奇**等が更に校正して校定された『**重広補注本（新校正)**』、さらに顧従徳が模倣した『**顧本**』が現在流布されている素問である。

□**黄帝時代**：紀元前 2510 年～ 2448 年（黄帝は**三皇の治世**を継ぎ統治した**最初の帝**であるとされる）。

　宋代の**沈作喆**『萬言』、明代の**顧従徳**『顧本・序文』には「素問、霊枢は黄帝時代の医学を伝えた書」と見なしているが成立過程についての見識は書かれていない。

　林億は『新校正』で「素問は戦国時代の作ではなく黄帝時代に書かれた」と述べているが根拠は書かれていない。

□**戦国時代**：紀元前 770 年～ 221 年（**西周**は 12 代幽王の時に西北より侵入した犬戎（チベット系）によって都の鎬京が侵略されて東の洛邑に移した。

それ**以後の周を東周**（紀元前 770 〜紀元前 256）と呼び、以降**秦**によって中国が統一されるまで 550 年におよぶ戦乱の時代が**春秋・戦国時代**であり、その前半を**春秋時代**（紀元前 770 〜紀元前 403）、後半を**戦国時代**（紀元前 403 〜紀元前 221）と呼ぶ）。

朱子は『古史余論』で「素問に書かれている方士に注目して戦国時代の作と見なしている」が、それ以外の根拠が乏しい。

程伊川は『二程全書』で「文体より推測して戦国時代の作と述べている」が、全てを戦国時代の作とするには無理がある。

□ **周〜秦代**：紀元前 221 年〜 206 年（初代**秦**皇帝の始皇帝が前 221 年に中国全土を最初に統一した。中国史で皇帝政治を創始し郡県制の施行など様々な統一策を実施したが 15 年で**漢**王朝に交代した）。

于敏中等は『四庫全書簡明目録』で「必ず周秦の時代の人により書かれたに違いない」と書かれているが根拠は書かれていない。

胡応麟は『経籍会通』で「周秦時代の上士の哲学を学ぶ人に書かれたものである」と述べているが、これ以外の根拠はない。

□ **秦〜漢代**：紀元前 206 年〜紀元後 220 年（**前漢**と**後漢**の二つの王朝を総称して漢王朝と呼ぶ）。

姚際恒は『古今偽書考』で「素問の語句を取り上げて一時代に作られた作ではない明確な事例」を述べている。

郎瑛は『七修類稿』で「素問は淮南子により書かれたと断定できる」と述べているが根拠は全くない。

荻生徂徠は『素問評』で「各編の新旧について評価をしている」が確証には乏しく、**王冰**『次注本』の構成に依拠して断じているにすぎない。

丸山昌郎は「素問は同時代の一学派の医論を集成したものではないことが知られる。こうした異なる学派の医論を『淮南子』の影響のもとに統一しようとして著されたのが『陰陽応象大論』であり、本編の作者が素問の撰述者と考えられる」と述べているが論拠に曖昧さが残る。

名前の由来

『黄帝内経』の内の意味は外に対するものと考えられるが、

張景岳は『類経』で「内は生命の道、経は道を載せる書なり。平素講問す

るところ、これを素問という」と述べている。

丹波元簡は『素問識』で「五内の陰陽を内という、内は生命の道、内は深奥なり、身内を言うなり。然らずんば外経は身外のことを載し、その言は深奥ならざるものか」という先人の説に対して、「内外は相対して名づけるだけで深意はない」と述べている。

全元起は『全元起本』で「素とは本なり、問とは黄帝が岐伯に問うなり。方に性情の源、五行の本を陳ぶ、故に素問という」と述べている。

林億は「形がある者は無形より生ず故に太易あり、太初あり、太始あり、太素あり、太易とは気未だ見はれざるなり。太初とは気の始めなり、太始とは形の始めなり、太素とは質の始めなり、気の形質具はりて痾療これに由りて萌え生ず、故に黄帝はこの太素・質の始めを問うなり。素問の名はこれによる」と述べている。

呉崑は「五内の陰陽を内とよび、万世の宗法を経とよぶ、平日の講求を素問という」と述べている。

これ以外にも「素問の素は素王である」「素問とは法問である」「陰陽五行をいいて黄帝の道と成す。故に太素という、素問はすなわち太素の問答である」と述べている。

素問の筆者

愚木は素問の複数の筆者を六節蔵象論・運気七篇の筆者である**王冰**、素問各編で最も新しく書かれたとされる**陰陽應象大論**と**四氣調神大論**の二筆者、**骨空論篇**の筆者と**複数の臨床師**による記述レポート的な瘧論、つまり四筆者プラス臨床家と愚解する。以下に根拠を述べるが、愚木は字句を丹念に検証して照査する考証家ではなく、臨床を戦場にするためにそれ以上の踏み込んだ検証は行えない事をご理解いただきたい。

愚木は本書の『黄帝内経素問諺解・総論編』『黄帝内経素問諺解・各論編』以外に、『黄帝内経素問諺解・運気論篇』の三書を出版する予定で既に完訳しているが、運気論篇は先哲の師が指摘するように明らかに文体が異なり、しかも陰陽概念の視点が異なっている。以下に運気七篇の要約を述べるが、本書三冊は古の医術復古の為の東洋医学聖典翻訳であるから、素問総論、各論、霊枢の三書だけでも充分に臨床活用は可能である事、逆に臨床に活用できな

い理論を悪戯な好奇心だけの理由で知る必要はない事、陰陽概念の視点が異なる運気論を読むことで初学の方は迷う可能性がある事、更に運気七論の視点が異なることを知る人は既に読まれて臨床に応用している事等から、今更愚木の訳本は不要であると判断した。考証学者が「**六節藏象論・運気七篇は王冰の選事により挿入された**」というように**王冰**は素問筆者の一人であることに相違はない。

運気七篇要約

天元紀大論

運気七篇の序大論で、五運・陰陽法規が天地の道の原点で万物の綱紀であることを述べている。すなわち人の営みも含めたすべての自然現象の根源原理及びその変化と規律、更に五運六気の基本概念と推移、交換、太過、不及について述べている。

五運行大論

天地・天文の動静を述べることで運気学説が形成されていく背景について述べている。すなわち五気十干の天地陰陽の関係、司天、在泉と二十八宿の推算方法、更に太古の地上、地下感と天候の相関関係、天六気が人に与える影響、万物が生化していく物化現象、五運六気から生じる自然界物質基礎と化生の関係について述べている。

六微旨大論

天の六六節を解いて六十歳を一単位"歳"とする論拠を述べ、その歳を基にした中見論、太陽光の推移を基にする左右論による盛衰変化、亢害執法の害による疾患について述べている。更に六気が五行変化に応じる歳の始めの刻と終わりの刻を詳述し、天気と地気の昇降交会により発生する天地間の変を述べている。

氣交變大論

天地の陰陽と五運気の消長に起因する災害、及び天地間で生きる人に発する症状について述べている。更に五運の徳化、政令の変化に応じる気の太過、不及の逆と常について述べ、且つ天の辰星と人との関係、古と今の時系列的違い、気とモノの物質的な違い、化と応の対立と統一の関係について述べている。

五常政大論

　五運の常に徳化する政令について述べている。すなわち五運の歳の平気、太過、不及の三化盛衰の規律変化について述べ、次に土地形状の地理と気候、物候、病候表現、更に土地形状が壽命、疾病、治療の相関関係に影響を与えること、司天、在泉にある六気による自然植物の成長発育と胎育形成に関わることについて述べている。

六元正紀大論

　天地化生の道の規律である五運六気の変化と、錯綜する司天、在泉の気が一致する場合と、不一致の場合における天地人の現象を述べると同時に薬、食の五味の運用についても述べている。すなわち六十年一歳における五運六気の勝復変化による天変と規律を述べ、それを論拠にした六元の陰陽五行と運用、干支の変化と各歳の中見的気候、物候、病候の進行と帰類、身体規律、時化の常、司化の常、気化の常、徳化の常、布政の常、気変の常と病の常について述べている。

至眞要大論

　これまでの六篇を受けて運気学説を統括した病機の運用と治法規律を定めている。すなわち六篇で述べた五運気の交相配合による道理に加え、六気が期を分けて治を主る場合の司天、在泉位にあるときの歳主、天気之変、邪気反勝、司天邪勝、六気相勝、六気之復についての事例を述べている。更に歳気の上下を述べて薬味による治法にも言及している。そして後半は三陰三陽の原則論、薬味原則、薬法用法の基準、六気標本治療法の再認識、邪気侵襲時の反応症状と脈状、六気と四時の矛盾と脈状、幽・明と二至二分等について述べ、加えて六気発症に対処する治法十九条を提示している。

　素問は複数の筆者により書かれた書物で、その一人が**王冰**であるとの持論を展開したが、更に"**『陰陽應象大論』の筆者**が中心になって素問編集をした"という見解に異論を唱える方も少ないと思われる。この篇は最初に天地間の陰陽を述べた後に五味を例えにして陰陽論を展開している。そしてこの大論以外に五味の陰陽を述べた篇は『生氣通天論、陰陽應象大論、五藏生成論、五藏別論、藏氣法時論、宣明五氣篇』の六篇あるが、本来陰陽論を展開していくのに例えで述べるのであれば"伝わり難い味"ではなく、より分か

りやすい色や男女、左右、上下等を例題にした方が確実に陰陽の概念が伝わるはずであるのに、敢えて**五味にこだわった形而下の身体の話**を展開しているのには高尚な意図があるはずである。しかしこの不可解な意図は筆者探求の根拠の一つにはなる。更にこれ以外の理由で素問は時代を経て書かれているので、篇により執筆時間に差があることは先哲の考証学者により証明され、その根拠となる資料の閲覧も可能である。それらの文献によると最も古いとされるのは大奇論で以下に脈解篇、宣明五氣篇、血氣形志篇と続くが、このうち大奇論と脈解篇に五味の話はないが、宣明五氣篇に五味の話が展開されていることからも、早い段階でこの筆者が編纂を進めていると考えられる。その後時間を経て素問の原型が作られるが、先の考証学者による「陰陽應象大論と四氣調神大論の二篇が最も新しく書かれた」との資料から、**素問のエンディングに編集筆者を提示した**と考えるのは愚かであろうか。そして更に時間を経て編入されたのが『上古天眞論、異法方宜論、移精變氣論、湯液醪醴論、玉版論要、靈蘭祕典論』の六篇、続いて『著至教論篇、示從容論篇、疏五過論篇、徴四失論篇、陰陽類論篇、解精微論篇』の素問末尾にある六篇が新しい時代に編入されたと記されている。

上記の愚考の一部を要約して補足する。

『生気通天論』は天の陽気が**形而下にある身体**に対して与える具体的な症状を述べている。

『陰陽應象大論』は五味をテーマにして陰陽概念の総論を述べた後、天の寒暑燥湿風が四時五行に則って**形而下にある身体**の生長化収蔵に与える影響について述べている。

『五藏生成論』は脈と色と味が**形而下にある身体**に対して与える具体的な症状を述べている。

『五藏別論』は**形而下の奇恒の府**と天気より生じる五つの伝化の府について述べている。

『藏氣法時論』は四時五行が**形而下の身体生理**に与える具体的な症状を述べている。

『宣明五氣篇』はそれぞれの五気が**形而下の身体**に与える具体的な症状を述べている。

9

次にもう一人の『四氣調神大論』の筆者について愚解する。陰陽應象大論が理論整然と五味をテーマにして形而下のことがらを論じているのに対し、四氣調神大論の筆者は問答形式を取らず淡々と四季陰陽をテーマにして形而上のことがらを格調高く整然と論じている。そしてこの筆者が編集したと愚解する『八正神明論』は「月の満ち欠けや星の動きの天体の動きも鍼の補寫に影響を与える」とする論を展開し、篇末に「請言神．神乎神．」とする文章がある。（同様の文体で『徴四失論篇』にも「嗚呼．窈窈冥冥．」とする文があるが、この文は後に**王冰**が執筆したと考えられているので愚考の対象外とする）。これから愚解すれば、筆者は**天候や神と言った形而上のモノ事を扱う学者**ではなかったのだろうか。これは陰陽應象大論の作者が編集したとされる上記各篇には形而下の影響を述べた論が展開されているのに対し、四氣調神大論の作者が編集したと愚解する『上古天眞論、四氣調神大論、生氣通天論、移精変気論、湯液醪醴論、玉版論要、三部九候論、寶命全形論、八正神明論、調經論篇、解精微論篇』の十一篇には形而上の神についての記載がある。すなわち両筆者は形而上・下の観点から担当区分して執筆したと愚解する。

　上記の愚考の一部を要約して補足する。

上古天眞論　「百歳ぐらいで**形と神**が共に老いて亡くなる。原真の気は消耗して満つる時がなく**神**が常に正しく働くことができない。」等の文章で人は形而上の神の働きかけがなければ生きていけないことを強調している。

四氣調神大論「天の気は滑で全てのものをはっきりと見せ、絶え間なく徳を蔵す故に命令を下すことはなく、ただ天の下に人がいるだけである。」素問でもこの文は名文であるが、このように人以外の形而上の無形の力で生かされていることを強調している。

生氣通天論　「**神の働き**が内に於いてしっかりしていることを**神機**という。すなわち"陰陽が和す"ということは**神意**の示されること。」等の文章のように陰陽の和と神意とは同意であることを述べている。

移精変気論　「すこしでも**神明**に通じれば「真人」となることができる。一とは**神気**を得ることである。患者は神気を得ているので生きるが、

神気が失われているので治病はできない。」等と神気と治病の重要性を述べている。

湯液醪醴論　「病人の"神"に対して働きかけていない。病人の精・神が"治ろう"と方向が定まって、精（営の余り）が壊れ神（衛の余り）が去ると病は癒えない。」等と神を強調している。

玉版論要　「人の生死を決定するものが神。神の動きをみる診断方法。」等と神の動きを中心に診察と治療を行うことを述べている。

三部九候論　「臓には神が舎っている。神が去り臓が敗れれば顔には死色が現われる。」等と述べて神を蔵す容れモノが臓であることを述べている。

寶命全形論　「一つは神を治すること。鍼刺の際の真理は必ずまず神を治して。」等と鍼治の場合、まず神の様子を調えることを強調している。

八正神明論　「神とは何か。神とは耳で聞いても神の声は聞こえないが、心の目を明るくして心を開き志はっきりさせれば独り悟ることができる。神を表現することはできない。」等と具体的に神を問いかけて、それに対し明快な返答をしている。

調經論篇　「神の有餘不足は。神が有餘であれば笑みが絶えなく、神が不足すれば悲しみが止まらない。」等と述べて以降に具体的な対処法にについて述べている。

解精微論篇　「泣が出ないのは神に慈愛がない。神志が共鳴して悲の感情を見る場合は心中が穏やかにならなくて、感情が起こると上気して陰性の脳に衝突する。その激しい上衝により神志が目精を守れず。」と神の働きかけがなければ涙も出ないことを述べている。

　このように『陰陽應象大論』と『四氣調神大論』の二篇の筆者の意図を愚考した。

　更に『骨空論篇』の筆者を考える。この篇は『骨空』という"髄で満ちている骨の中が空である"とする矛盾する表題で、奇経の走行と働きを述べる過程で随意と不随意反射の話を展開している。凡そ"空理論"は2世紀から3世紀頃に存在し『般若経』を表した龍樹により作られた哲学である。そして

同時代の中国は夏王朝から秦国に相当する。つまり骨空論篇の内容は、素問が書かれる時にはすでに"空理論"が伝入され思想化されて実用されていることを述べている。以降に空理論を述べる。

釈尊は自らの実践により涅槃という**空の領域**を体験し存在を確信した。そしてこの領域は身体の内外に存在して「日常的に通常起こり得る様々な現象はすべてこの**空の領域からの投射である**」との思索の頂点に到る。すなわち人が見たり聞いたり感じたりする種々の体感や様々なモノの形態は全てこの領域からの投射なのである、よってその人やその時点での**空の領域**の状況に応じ、モノの色や形態、体感は異なっていく。このことから釈尊は、身体の内外に存在する空の領域の質を同じにし、等しく涅槃の存在を体感することができるように、智恵という武器で煩悩が災いして生じる苦より解脱する方法を説いたのである。

人間にはさまざまな感覚器が存在するが、果たして同じモノを見た場合一体何人が同じ感覚器でその現象を捉えているだろうか。このことは例えば「青いモノを見た」場合、その青色を全ての人が同じように認識していないことを説明するものである。では何故同様に青いモノは万人が共通して認識することができないのであろうか、釈尊はその理由に人の空の領域状況に於ける差異で説明している。このことを理解するのに『大智度論』で「牛と羊の違いは角が有るか無いかと言うことであるが、しかし四足で歩いて草を食べる家畜ということにおいては牛と羊に違いはない」と鳩羅什が述べているように、モノの存在意義は、そのモノが空の領域にどのように投射するかにかかっている。言い換えると感覚器を通して投射された物質をどのように認識するか、或いは空の領域に於いてどのように認識したかによってモノを捉える角度が異なるのである。

例題で考察する。ある人を認識する時に過去にその人とトラブルがあれば、それは一つの先入観になり「彼は嫌いである」とする認識がすでに出来上がっている。それはそのまま彼への行動となり、嫌な事を自分で言ったり或いは、行動を取ったりするようになるだろう。それは**自分の空の領域**に於いてすでに「嫌いな人」という意識が形づけられているからに他ならない。このことはある人と過去に於いてトラブルがない人は、空の領域に於いて「嫌いな人」

という意識がないのであるから、嫌な事を言うことも行動を取ることもないのである。すなわち自分の意思で行っていることでさえも空の領域の支配によって行動させられているのであるから、自然界で起こる出来事等は到底人の意思が反映されるものではない。これらは全て空の領域の意思によるところなのである。そしてその領域を支配するものは**形を成さない神**である。このようにして釈尊はこの空の領域を確信して、その領域がいつも透明で、常に純粋に物事を映し得ることを人々に『仏教』として説いたのである。このように**空は形を成さない神**よりその概念を発し、釈尊により**形を成す神へ**と導き出され、後に偶像として広く人々に意識づけされるのであるが、その実態は形無き神の意思により左右されている。

　この空理論を理解したであろう**筆者**により書かれた『**骨空論篇**』であるが、骨空論篇で使われている（「髓空.　數髓空.　無髓孔.　易髓無空.」）空の意図は、感覚器を経た情報による神経伝達により反射して動作する随意運動と、神経伝達を介さず能動的な故意が全くない反射的動きの不随意動作を表現する意図として使っている字句である。この他に素問で"空"という字句はこれ以外に

四氣調神大論「邪害空竅.」

五藏生成論　「血行而不得反其空.」

移精變氣論　「外傷空竅肌膚.」

八正神明論　「月郭空.　月郭空無治（攻に訂正）.　月郭空而治.」

瘧論篇　　　「此令人汗空疏、開其空.」

痿論篇　　　「病日大經空虛.」

陰陽類論篇　「上空志心.　腕下空竅.」

方盛衰論篇　「若伏空室.」

の八篇あるが、（この他に経穴の位置の間隙を表す空を使う氣府論篇、水熱穴論篇がある）。ご覧頂けるとわかるように骨空論篇で使われている空の意味と他の八篇とは明らかに異なる意図がある。つまり素問には既に述べた三人の筆者とこの筆者の少なくとも四人の筆者により書かれたと愚解する。

　そして複数の臨床家による瘧症の治療記録過程を記述した『**瘧論**』は、複数の筆者（文中に少なくとも三人の筆者を感じたが）により書かれているの

13

で、同じ言葉でも意味を違えて表しているために素問中最も難しい訳といわれる。この点は近年流行したコロナウイルス対策と比較するので"しんがり"で詳述する。

『霊枢』

　『霊枢』は『鍼経』『九霊』『霊枢』と古書には書かれているが、これら三書が同一書物かは不明である。『九霊』は文献がないので定かではないが、『鍼経』と『霊枢』はほぼ相当することについての異議はない。『甲乙経』に載る『鍼経』からの文はほとんど『霊枢』にあることや、王冰が注に引く『鍼経』からの文が『霊枢』と一致する。しかし『素問・八正神明論』に『鍼経』の書名が見えるが、これは『霊枢』の古名である『鍼経』とは異なる別の書籍で、おそらく現在に伝わっている『霊枢』の祖型と考えられる。現存して伝わる霊枢は南宋代に**史崧**がそれ以前の文献を集めて編集した書籍である。

　馬玄台は『黄帝内経霊枢註証発微』で『素問』に『鍼経』が引かれていることから『霊枢』の成立が早いと述べているが、これだけでは確証はない。

　丸山昌郎は素問・霊枢に重複する本文に注目するとともに診察方法や経脈などの相違を分析した結果、『霊枢』の撰述者が『終始篇』の作者と考え、成立時期は素問よりもやや遅れて後漢中期頃と推した。

名前の由来

　馬玄台は「霊枢とは正に枢を以て門戸と為し閉じたり開いたりするときに繋ぐところにして、霊はすなわち到神到玄の称なり。」と述べている。

　王九達は「枢は天枢なり、天は上に運り、枢機は一息の停まるなし、人身は天の運枢のごとし、いわゆって人に示す。空は霊、機は枢なり。」と述べている。

　上記の先師の意見に意を挟む余地はなく同感である。

霊枢の作者

　霊枢は素問と比べても読みやすく理解もし易い平易な文章で書かれている。そして『九鍼十二原、本輸、小鍼解、邪氣藏府病形、根結、壽夭剛柔、官鍼、本神、終始』までの九篇で完結している。そしてこれ以降各篇はそれぞれにテーマに沿って書かれている。明らかに編集された書籍である。先に丸山昌

郎師も『終始篇』の作者が編集者であり筆者であることを述べているように愚木も同意である。

Contents
黄帝内経霊枢諺解

さきがけ	3
かいだい	4

1 九鍼十二原	18		21 寒熱病	88
2 本輸	24		22 癲狂	90
3 小鍼解	28		23 熱病	92
4 邪氣臓腑病形	31		24 厥病	95
5 根結	38		25 病本	97
6 壽夭剛柔	42		26 雜病	98
7 官鍼	46		27 周痺	100
8 本神	49		28 口問	102
9 終始	51		29 師傳	105
10 経脈	57		30 決氣	108
11 経別	67		31 腸胃	109
12 経水	69		32 平人絶穀	110
13 経筋	72		33 海論	111
14 骨度	76		34 五亂	113
15 五十營	78		35 脹論	115
16 營氣	79		36 五癃津液別	118
17 脈度	80		37 五閲五使	120
18 營衞生會	82		38 逆順肥痩	122
19 四時氣	85		39 血絡論	124
20 五邪	87		40 陰陽清濁	126

41	陰陽繋日月	127
42	病傳	129
43	淫邪發夢	131
44	順氣一日分爲四時	133
45	外揣	135
46	五變	136
47	本臟	139
48	禁服	144
49	五色	147
50	論勇	151
51	背腧	153
52	衞氣	154
53	論痛	156
54	天年	157
55	逆順	159
56	五味	160
57	水脹	162
58	賊風	163
59	衞氣失常	164
60	玉版	167
61	五禁	170

62	動輸	172
63	五味論	174
64	陰陽二十五人	175
65	五音五味	180
66	百病始生	182
67	行鍼	185
68	上膈	187
69	憂恚無言	188
70	寒熱	189
71	邪客	190
72	通天	194
73	官能	197
74	論疾診尺	201
75	刺節眞邪	204
76	衞氣行	210
77	九宮八風	214
78	九鍼論	216
79	歲露論	221
80	大惑論	225
81	癰疽	227

黄帝内経霊枢原文 ——————— 231

Reference Book ——————— 340

しんがり ——————— 342

17

1 九鍼十二原

黄帝　余は多くの民をわが子として農事に従事させ租税を徴収しているが、彼等に対し十分な世策をしていない。その為に疾病に罹らせて農事も出来なくさせているのは誠に不本意である。その病人に対し毒薬を塗布したり、刃物の様な鍼で切り開いて苦痛を伴う治療法ではなく、極めて細い鍼で苦痛を与えることなく経脈を通して氣血を調え、順逆出入の会を表して後世に傳えたいと思う。そして時代が變わっても滅びない治則を作り、誰でも容易に使える法則でしかも忘れない定石を作って章ごとに明らかにし、内容の表裏関係を系統立てて整理して身体の氣血、臓腑、経脈、陰陽の規則についての教本を作りたい、さらにその時々に使う鍼の形状と種類についての鍼法の経脈教典も作りたい協力して欲しい。

岐伯　すべての物事には規則と規律があり一から始めて九より終わるのを順とするので、第一章から始めて第九章まで鍼術の理論について述べる。

鍼術の要点は一つしかないが、それを實際に行うには非常に難しく奥が深い。そして技術の未熟な醫家は局處にとらわれて刺法だけを真似するが、優れた醫家は太極を見て病の虚實を明らかにして神を安寧にさせて補瀉を行う。邪氣が経脈氣の出入する門戸から侵入した場合でも、その邪氣が何處に宿り何を犯したかも知らないようで、どうしてそれを治療すると言うのか、それを速やかに知ったうえで鍼の微妙な手技を行い刺入の遅速を加減する。その反応は経脈穴から離れて現れる事はなく非常に僅かで心を穏やかにして見ないと分からない。

病人に鍼を行う場合、病人の邪氣が實している時に、それを内に引き込むように補法を行ってはいけないし、邪氣は衰えても正氣がまだ回復していない時に正氣を追い出すような瀉法を行ってもいけない。発病期をよく弁えた醫家は氣の去来を掴んで補瀉法を行うので機会を逃す事はないが、病機に精通しない醫家はそれが出来ないのである。鍼法を行うには氣の去来をよく知り、その時を間違わない様にしなければいけない。一般に氣が去る事を「逆」と謂い、氣が滿ちる事を「順」と謂う。つまりその順逆をよく知って治療を行えば間違うことはないのである。正氣

の流れに逆らうよう鍼法をすれば邪氣が奪えないことはなく、正氣の流れに従って鍼法をすれば正氣が満ちない事はない。補瀉迎随の法を自在に使いこなせば、鍼法の重要な道理は自ずと理解できるものである。一般に鍼法を用いる者は虚實に対して補瀉法の手技が正確に行えなければいけない。つまり虚証に対しては正氣を充實させる手技を以て行え、實証に対しては邪氣を瀉して除く手技が行える事である。そして経脈絡中に瘀血が久しく流滞する場合は、鍼で瀉法を行い除く手技が行えなければいけない。

『大要』には「鍼を刺入する時は徐々に行い、抜針する時は即座に行い直ぐに鍼穴を塞げば正氣は充實する。鍼を刺入する時は即座に行い、抜針する時は徐々に行い直ぐに鍼穴を塞がなければ邪氣は除かれる。」と述べられているように、鍼先に氣を感じる場合を「正氣の實」と謂い、何も感じない空虚な感じを「虚」と謂うが、治療する場合はその病の性状を見極めて速やかに行っていくべきか、或いはそれとも時間をかけていかなければいけないかを判断しなければいけない。そして虚でも實でもそれぞれに合わせた効果に導くのである。虚實を調和させるのに注意しなければいけない要点は九鍼の微妙な使い分けにあり、補瀉法の時々に合わせて鍼を使い分けなければいけない。

瀉法を行う場合は皮膚を張って鍼を刺入し、抜針する時はゆっくりと抜いて鍼穴を大きく開き体表から邪氣が抜けるようにする。この時鍼穴を塞げば氣血は内に籠って鬱血を散らすことも、邪氣を追い出すことも出来ない。補法を行う場合は脈氣に従って鍼を刺入して正氣を導いていくが、その時は蚊が止まり立つ様に軽妙に行い、抜針する時は琴の弦が切れる様に速く行っていく。鍼は必ず右手に持ち刺入するが、その時左手は即座に鍼穴を閉じて正氣が漏れない様に行う。これは戸を閉めて外に漏れないようにすれば自然に熱氣が部屋に籠ってくるのに似ている。この様に手技を行えば身体も正氣が満ちてくるのである。そして補瀉の手技を行う時に絡脈に瘀血を見る場合は速やかに瀉血して除かなければいけない。

鍼で治療する場合は心を正しく持つことが大切である。そして方向を真っ直ぐにして力に偏りがあってはいけないし、細心の注意を払い意識

を聚めて審らかに血脈を診て行えば決して誤る事はない。その後に鍼を行う時に必ず心掛けなければいけない事は、病人の意識が、陽氣が管理する精神にあるのか、陰氣が管理する臓腑にあるのかを見極めれば、病の帰来が自ずと分かるものである。血脈が経脈穴付近で形を為さずに膨れて手で触ると堅くなるが、その時に使用する鍼は九種類あり役割と目的がそれぞれ異なる。

一種類目は鑱鍼で長さ　一寸六分。

二種類目は員鍼で長さ　一寸六分。

三種類目は鍉鍼で長さ　三寸半。

四種類目は鋒鍼で長さ　一寸六分。

五種類目は鈹鍼で長さ　四寸。幅二分半。

六種類目は員利鍼で長さ一寸六分。

七種類目は毫鍼で長さ　三寸六分。

八種類目は長鍼で長さ　七寸。

九種類目は大鍼で長さ　四寸。

- □　鑱鍼は鍼の頭が大きく鍼先が鋭利で淺く鍼をして表面の邪氣を除くのに使う。

- □　員鍼は鍼の頭が卵の様に丸く擦る事で筋肉の間にある邪氣を除く、肌肉を損傷させる事なく氣血を通すのに使う。

- □　鍉鍼は鍼の頭が黍、粟の様に小さく少し鋭利で経脈を押さえる事で氣血の流通を促す時に使うが、強く押さえ過ぎると正氣を傷つける事もある。

- □　鋒鍼は刃が三方に付いて鉾の様な形をした三稜鍼で、慢性の頑固な邪氣を除く為に刺絡瀉血する時に使う。

- □　鈹鍼は鍼先が劍鋒の様な形で瘍等を切開して膿を除く時に使う。

- □　員利鍼は鍼先が馬の尾の様に細く鋭利だが鍼体の中程が微に太くなっている、急性期の邪氣を除く時に使う。

- □　毫鍼は鍼先が極めて細く蚊の虻喙様で靜かに徐々に鍼を刺入して留める時に使う、正氣を充實させて邪氣を除き痛みと麻痺を治す。

- □　長鍼は鍼先が鉾の様に鋭く鍼体が薄い、慢性疾患で深い邪氣を除くのに使う。

□　大鍼は鍼体が挺（棒）の様で鍼先に至る程少し細くなるが鍼先は丸
　　くなっている。關節に水が留まったのを除く時に使う。

これが九鍼の概略である。

次に経脈に氣がある場合を述べる。風邪や燥邪等の陽邪氣は上焦から身
体に入り易く、飲食等が中焦で停滞して生じた濁氣は中焦に、清冷や寒
邪の陰邪氣は下焦に存在する、その時身体上部より侵入した邪氣は上部
の経脈穴に浅い鍼をすればよい、中焦で飲食が停滞した時は**足三里**に鍼
をして除けばよい。つまり皮肉筋脈に邪氣が入った場合はそれぞれに適
した方法があり九鍼を使い分ければよい。決して實証に虚証の治療方法
を用いてはいけない。仮に正氣不足の時に瀉法を行ったり、邪氣が溢れ
ている時に補法を行なったりすれば病は重篤になる。これを「甚病」と
謂う。そして五臓の陰経脈穴に鍼をして陰氣を激しく奪うと死に至る事
もあるし、手足の三陽経脈に鍼をして正氣を虚させたりすれば精神が不
安定なる。これが誤鍼による症状である。

鍼をしても氣が到らなければ繰り返し行えばよい、またその氣が至れば
直ぐ抜鍼して後は鍼をしてはいけない。「邪氣が散る」のを例えると、
風が雲を追い払った後は蒼天になる様に爽快感を味わう事である。

黄帝　五臓六腑の脈氣が出るところを尋ねたい。

岐伯　五臓は五臉あり、五五二十五臉穴ある。六腑は六臉あり、六六三十六
　　臉ある。経脈は十二経脈があり、絡脈は十五絡脈があるので、およそ
　　二十七経脈中を脈氣が上下に流体する。

　　脈氣が出る處を井穴と謂う。

　　脈氣が留る處を榮穴と謂う。

　　脈氣が注がれる處を臉穴と謂う。

　　脈氣が行る處を経臉穴と謂う。

　　脈氣が入る處を合穴と言い、二十七経脈には皆この五臉がある。

　　人体で節が交わる處は三百六十五節で、その去来を知る者は一言で終わ
　　るが、知らない者は全く途方もなく流散無窮である。所謂節とは神氣が
　　遊行出入する處で皮肉筋骨の事ではない。病人の色を観察し、病人の目
　　から推察して正氣の散復を知り、疾患の内情と身体外の一致不一致を理
　　解して動靜を聴いて邪正の動向を知るのである。そして醫家の右手に

21

持った鍼は刺入を行う役割があり、左手は鍼を支えて固定し補瀉が適切であれば氣が去来して病が治る。

一般に鍼を用いる場合はまず脈を取って病の軽重を判断して治療を進める。仮に五臟の陰氣が絶えようとしている場合に外症の實症に瀉法を行ったり、陽経脈の合穴に鍼を留めて氣を瀉す方法を行うと陰氣はさらに尽きていく。これを「重竭」と謂い死に至る。これは醫家が陰氣を補なわなければいけないのに逆に陰氣を奪ったからである。また五臟の陽氣が絶えかかっている場合に四肢の臓穴に鍼を行なって陰氣を補う様に留鍼すると、陽氣は益々体内に落ち込み手足の末端から冷えてくるが、これを「逆厥」と謂い死に至る。およそ鍼治療による害は鍼を留めて抜かない事で病人の精氣を洩らすか、または鍼を直ぐに抜いて邪氣を体内に籠らせて癰瘍を作ってしまうかである。

五臟には六腑が対応し、六腑には十二原穴がある。この十二原穴は四肢の關節付近にあるので、この原穴は五臟疾病を主治する。また十二原穴は三百六十五穴が五臟の氣を受けて氣血を行らせたり散らせたりする穴の代表穴であるから、五臟に有疾があれば、その十二原に反応が激しく現れる、よって十二原穴の反応でどの五臟が病んでいるのか、その状況はどうなのかを知る事ができるのである。

陽中之少陰は肺で、原穴は大淵に現れる、**大淵**は二穴ある。

陽中之太陽は心で、原出は大陵に現れる、**大陵**は二穴ある。

陰中之少陽は肝で、原出於太衝に現れる、**太衝**は二穴ある。

陰中之至陰は脾で、原出於太白に現れる、**太白**は二穴ある。

陰中之太陰は腎で、原出於太谿に現れる、**太谿**は二穴ある。

膏之原は鳩尾に現れる、**鳩尾**は一穴である。

肓之原は脖胦に現れる、**脖胦**は一穴である。

およそこの十二原穴は五臟六腑の有疾を主治する。

腹脹の疾患は足三陽経脈の穴を取ればよい、殄泄の疾患は足三陰経脈の穴を取ればよい。今五臟の有疾をたとえると皮膚に棘が刺さった様な、何かに汚された様な、縄が結ばれた様な、何かに塞がれた様な感じであるから、刺さった棘を抜いて汚れを落とし、縄を解き、塞いでいる物を除いて通せば解決する如きである。仮にその様な適切な解決案が難しい

という者は未だ鍼灸を理解していない。

諸熱病に鍼刺する時は手で湯を探る様に、寒病に鍼刺する時は慎重にするように、陰部に陽疾が有る時は腓骨陵**足三里**を取穴して下しても危症に至る事はない、邪氣が除かれれば止め下らなければ続ければよい、疾病が身体の高い位置にあり身体内部に原因がある時は**陰之陵泉**を使い、疾病が身体の高い位置にあり身体外部に原因がある時は**陽之陵泉**を使えばよい。

2 本輸

黄帝　およそ刺鍼之本道は必ず十二経脈絡の終穴と始穴、絡脈が分岐する穴
　　　處、五輸の留まる穴、六腑と五臓が與る穴處、四時氣が出入する穴處、
　　　五臓氣が留まる穴處である。経脈絡脈の分岐、淺深、身体高下に至る細
　　　部まで理解したい。

岐伯　では順次説明する。

　　□　肺経脈は少商に出る。少商、手大指端内側、爲井木也。溜于魚際、
　　　　魚際者手魚、爲腧也。
　　　　注于大淵、大淵、魚後一寸陷者中、爲腧也。行于経脈渠、経脈渠、
　　　　寸口中動而不居、爲経脈也。
　　　　入于尺澤、尺澤、肘中之動脈、爲合也。手太陰経脈也。

　　□　心経脈は中衝に出る。中衝、手中指之端、爲井木也。溜于勞宮、
　　　　勞宮、掌中中指本節之内間、爲腧也。
　　　　注于大陵、大陵、掌後兩骨之間方下者、爲腧也。行于間使、
　　　　間使之道兩筋之間三寸之中、有過則至無過則止、爲経脈也。
　　　　入于曲澤、曲澤、肘内廉下陷者之中屈而得之、爲合也。手少陰也。

　　□　肝経脈は大敦に出る。大敦、足大指之端及三毛之中、爲井木也。
　　　　溜于行間、行間、足大指間、爲腧也。
　　　　注于大衝、大衝、行間上二寸陷者之中、爲腧也。行于中封、中封、
　　　　内踝之前一寸半陷者之中、使逆則宛、使和則通、搖足而得之、
　　　　爲経脈也。
　　　　入于曲泉、曲泉、輔骨之下大筋之上屈膝而得之、爲合也。
　　　　足厥陰也。

　　□　脾経脈は隱白に出る。隱白、足大指之端内側、爲井木也。
　　　　溜于大都、大都、本節之後下陷者之中、爲腧也。
　　　　注于太白、太白、腕骨之下、爲腧也。行于商丘、商丘、
　　　　内踝之下陷者之中、爲経脈也。
　　　　入于陰之陵泉、陰之陵泉、輔骨之下陷者之中、伸而得之、爲合也。
　　　　足太陰也。

24

□ 腎経脈は湧泉に出る。湧泉、足心、爲井木也。溜于然谷、然谷、
然骨之下者、爲滎也。
注于大谿、大谿、内踝之後、跟骨之上陷中者、爲腧也。行于復留、
復留、上内踝二寸、動而不休、爲経脈也。
入于陰谷、陰谷、輔骨之後、大筋之下、小筋之上、
按之應手屈膝而得之、爲合也。足少陰経脈也。

□ 膀胱経脈は至陰に出る、至陰、足小指之端、爲井金也。溜于通谷、
通谷、本節之前外側、爲滎也。
注于束骨、束骨、本節之後陷者中、爲腧也。過于京骨、京骨、
足外側大骨之下、爲原也。行于崑崙、崑崙、在外踝之後、跟
骨之上、爲経脈也。
入于委中、委中、膕中央、爲合也。委而取之。足太陽也。

□ 膽経脈は竅陰に出る。竅陰、足小指次指之端、爲井金也。
溜于俠谿、俠谿、足小指次指之間．爲滎也。
注于臨泣、臨泣、上行一寸半陷者中、爲腧也。過于丘墟、丘墟、
外踝之前下陷者中、爲原也。行于陽輔、陽輔、外踝之上、
輔骨之前、及絶骨之端、爲経脈也。
入于陽之陵泉、陽之陵泉、在膝外陷者中、爲合也。伸而得之。
足少陽也。

□ 胃経脈は厲兌に出る。厲兌、足大指内、次指之端、爲井金也。
溜于内庭、内庭、次指外間、爲滎也。
注于陷谷、陷谷、上中指内間、上行二寸、陷者中、爲腧也。
過于衝陽、衝陽、足跗上五寸、陷者中、爲原也。
搖足而得之行于解谿、解谿、上衝陽一寸半陷者中、爲経脈也。
入于下陵、下陵膝下三寸、胻骨外三里、爲合也。
復下三里三寸爲巨虚上廉、復下上廉三寸爲巨虚下廉也、大腸屬上、
小腸屬下、足陽明胃脈也．大腸小腸皆屬于胃是足陽明也。

□ 三焦経脈は上合手少陽で關衝に出る。關衝、手小指次指之端、
爲井金也。溜于液門、液門、小指次指之間、爲滎也。
注于中渚、中渚、本節之後陷中者、爲腧也。過于陽池、陽池、
在腕上陷者之中、爲原也。行于支溝、支溝、

上腕三寸兩骨之間陷者中、爲経脈也。

入于天井、天井、在肘外大骨之上陷者中、爲合也。屈肘乃得之、

三焦下腧在于足大指之前、少陽之後、出于膕中外廉名曰委陽、

是太陽絡也。手少陽経脈也。三焦者足少陽太陰之處將太陽之別也。

上踝五寸別入貫腨腸、出于委陽並太陽之正入絡膀胱、

約下焦實則閉癃、虚則遺溺、遺溺則補之、閉癃則瀉之。

□　小腸経脈は上合手太陽で少澤に出る。少澤、小指之端、爲井金也。

溜于前谷、前谷、在手外廉本節前陷者中、爲腧也。

注于後谿、後谿、在手外側本節之後、爲腧也。過于腕骨、腕骨、

在手外側、腕骨之前、爲原也。行于陽谷、陽谷、

在鋭骨之下陷者中、爲経脈也。

入于小海、小海、在肘内大骨之外、去端半寸陷者中伸臂而得之、

爲合也。手太陽経脈也。

□　大腸経脈は上合手陽明で商陽に出る。商陽、大指次指之端、

爲井金也。溜于本節之前二間、爲腧也。

注于本節之後三間、爲腧也。過于合谷、合谷、在大指岐骨之間、

爲原也。行于陽谿、陽谿在兩筋間陷者中、爲経脈也。

入于曲池、在肘外輔骨陷者中屈臂而得之、爲合也。手陽明也。

是が五臓六腑之腧穴で、五五二十五腧穴、六六三十六腧穴である。

六腑は皆足之三陽から出て、上って手之三陽と合わさる。

缺盆之中は任脈也。	名曰**天突**。
任脈側之動脈の一つ次の脈は足陽明也。	名曰**人迎**。
二つ次の脈は手陽明也。	名曰**扶突**。
三つ次の脈は手太陽也。	名曰**天窓**。
四つ次の脈は足少陽也。	名曰**天容**。
五つ次の脈は手少陽也。	名曰**天牖**。
六つ次の脈は足太陽也。	名曰**天柱**。
七つ次の脈は頚中央之脈。督脈也。	名曰**風腑**。
上腕腋窩内動脈は手太陰也。	名曰**天腑**。
腋窩下三寸は手心主也。	名曰**天池**。

上關穴の刺鍼は口を大きく開けて穴處に行うので口を閉ざしては出来な

い。逆に**下關**穴の刺鍼は口を閉じて行う。**犢鼻**の刺鍼は足を屈して行うので足を伸ばしては出来ない。**内外兩關**穴への刺鍼は肘を伸ばして行うので肘を屈しては出来ない。

足陽明**人迎**穴は喉之動脈を挟んである。その脈氣は下行して膺中に分布する。

手陽明**扶突**穴は足陽明脈人迎穴の外曲頬の一寸下にある。

手太陽**天窓**穴は足陽明脈人迎穴の外曲頬の下動脈陷中にある。

足少陽**天容**穴は　　　　　　　耳下の曲頬之後にある。

手少陽**天牖**穴は耳後に出て上って完骨近くにある。

足太陽**天柱**穴は項筋を挟む大筋之中の髪際にある。

手陰部尺中動脈にある**五里**穴は五臓に通じているので刺鍼は禁じる。

肺と大腸の氣息は合っている。大腸は傳道之腑を為す。

心と小腸の氣息は合っている。小腸は受盛之腑を為す。

肝と膽の氣息は合っている。　　膽は中精之腑を為す。

脾と胃の氣息は合っている。　　胃は五穀之腑を為す。

腎と膀胱の氣息は合っている。膀胱は津液之腑を為す。

少陽三焦は腎に屬し腎は上方で肺に連なる故に腎臓は三焦と膀胱の兩臓を管理する。

三焦は中涜之腑を為す。水道を管理して膀胱に屬すが作用はあっても實像を持たないので「孤之腑」と謂われる。

以上が五臓と六腑のリンクする概略である。

春は大筋分肉之間にある絡脈の腧穴を取る。病が甚だしければ深く取り軽微であれば淺く取る。

夏は肌肉の皮膚之上にある孫絡の腧穴を取る。

秋は諸経脈の合穴を取る。春の鍼法の如くに行う。

冬は諸井穴の諸腧穴を取る。適宜深鍼して留める。

四時之の變化に従い氣之處處、病之處舍、臓之處が變わる。

轉筋する時は病人の足を立せて取穴すれば癒すことができる。

痿厥する時は病人の身体を伸ばして取穴すれば癒すことができる。

3 小鍼解

「易陳」は簡潔に述べること。

「難入」は奥義に至るのは困難であること。

「粗守形」は粗雑な醫家は機械的に刺法を行うこと。

「上守神」は病人の血氣を診て有餘不足に対して補瀉を行うこと。

「神客」は正邪の両氣が倶に身体内部で抗争して病を作ること。

「神」は正氣。

「客」は邪氣。

「在門」は邪氣が正氣の出入する處を循って妨げること。

「未覩其疾」は疾病はまず邪正の盛衰と何経脈を犯したかを知ることが大事である。

「惡知其原」は疾病はまず何経脈之病かを知り正確に取穴して対處することが大事である。

「刺之微在速者数遅」は刺鍼の妙意は刺入の徐疾にあること。

「粗守關」は粗雑な醫家は病人の四肢に注意しても、病人の血氣正邪の往来を知らないこと。

「上守機」は優れた醫家は病人の氣の動きを知っていること。

「機之動不離其空中」は氣之虚實は経脈穴で知れるので刺鍼の用はそれに従い徐疾を行うこと。

「空中之機清淨以微」は刺鍼して得氣すればそれを大切に守り無くならない様に大事にすること。

「其來不可逢」は邪氣が盛んであればそれ以上補ってはいけないこと。

「其往不可追」は邪氣が虚していればそれ以上瀉してはいけないこと。

「不可掛以髪」は病の變化を確認すれば直ぐ治療しなければ転機を失うこと。

「扣之不發」は補瀉のタイミングを知らない醫家は邪氣を追い払うことは出来ず、血氣がすでに悉く尽きれば邪氣を下すことは出来ないこと。

「知其往來」は血氣の逆順盛虚を知ることが大事である。

「要與之期」は氣の去来を知って取穴することが大事である。

「粗之闇」は粗雑な醫家は氣の動きが捉えられず刺鍼の機微を失うこと。

28

「妙哉上獨有之」は優れた醫家だけが刺鍼の妙意を知ること。

「往者爲逆」は邪氣が虚して小さくなれば同時に正氣も小さくなること。

「來者爲順」は邪氣が去れば正氣は元に戻ること。

「明知逆順正行無問」は氣の逆順を知って取穴を正確に治療することが大事である。

「迎而奪之」は瀉法。

「追而濟之」は補法。

「虚則實之」は氣口脈が虚の時は當に補法を行うこと。

「滿則泄之」は氣口脈が盛んな時は當に瀉法を行うこと。

「宛陳則除之」は陳血があればその血脈を除く治療を行うこと。

「邪勝則虚之」は諸経脈に邪氣が盛んであればその邪氣に皆瀉法を行うこと。

「徐而疾則實」は徐々に補法の刺鍼をすれば体内の邪氣は疾く除かれること。

「疾而徐則虚」は疾く瀉法の刺鍼をすれば体内の邪氣は徐々に除かれること。

「實與虚若有若無」は實者は明確な氣がある事を感じ、虚者は明確に氣を感じないこと。

「察後與先若亡若存」は補瀉の先後で氣の虚實を察することで氣の已下と常存を察することが大事である。

「爲虚與實若得若失」は補法で正氣を充實させれば得る物があり、瀉法で邪氣を除くと失った物があること。

「邪氣在上」は風邪氣が人体に侵入する時は身体の高い處から入る故に邪氣が上にあること。

「濁氣在中」は水穀は皆胃に納まり精氣は上方の肺に注がれ濁氣は腸胃から排泄される。そして寒温不適、飲食不節では腸胃に病が生じること。

「清氣在下」は清冷濕氣の地氣が人体に侵入する時は必ず足から入ること。

「鍼陷脈則邪氣出」は身体上部に取穴して邪氣を除くこと。

「鍼中脈則邪氣出」は陽明経脈の合穴を取って除くこと。

「鍼大深則邪氣反沈」は淺く表に浮いた病に深く刺鍼すれば邪氣はその鍼に従い深く入ること。

「皮肉筋脈各有處處」は夫々経脈絡が管轄していること。

「取五脈者死」は中氣不足の病に鍼を用いて悉く瀉法を行うと諸陰脈が亡くなること。

29

「取三陽之脈」は悉く三陽之氣を瀉すと病人の回復は困難になること。

「奪陰者死」は**五里**穴に誤鍼すると五臓氣が亡くなり死に至ること。

「奪陽者狂」は陽経脈に誤診すると狂症に至る、優れた醫家は顔色や目を観察して正氣の回復を知る。

「一其形、聽其動靜」は上工は五色と目相から病處を知り尺寸の小大緩急滑渋を調えること。

「知其邪正」は虚邪と正邪の動きを知ること。

「右主推之左持而御之」は鍼を持って出入すること。

「氣至而去之」は補瀉により氣が調えば治療を終えること。

「調氣在」は終始編で述べるが最も大事なことは心持であること。

「節之交三百六十五會」は絡脈の諸節を滲潅する生理のこと。

「五臓之氣已絶于内」は脈口氣が体内で絶して至らないのに、逆に外の病處と陽経脈之合穴を取穴し鍼留して陽氣を至らせたことで、体内の陰氣が重竭する場合は則ち死となること。その時病人の陽氣は無いので動きはなく靜科である。

「五臓之氣已絶于外」は脈口氣が体外で絶して至らないのに、逆に四末之輸穴を取穴し留鍼して陰氣を至らせたことで、体内の陽氣が閉じ込められて動けない場合は則ち死となること。その時病人の陰氣があるので煩躁する。

「察其目」は五臓の様子は目に現れ聲にも現れる様になること。

「聲章」は平生とは異なる聲を聴くこと。

30

4 邪氣臟腑病形

黄帝が岐伯に問う。邪氣が人体に中った時の状況は。

岐伯　風邪、寒邪、暑邪氣は人体の上半身から中る。

黄帝　邪氣が中る上半身、下半身には決まりがあるのか。

岐伯　上半身は風寒暑の邪氣が中り下半身は湿邪が中る故に邪氣が人に中った
　　　部位と発症部位に直接関係はない。およそ陰経脈に邪が中ると相応する
　　　腑に留まり、陽経脈に邪が中るとその経脈に留まり発症する。

黄帝　陰経脈と陽経脈は異名でも同類で、経脈絡は上下に相會相貫して端の無
　　　い環の如くである。邪が人に中った場合で或いは陰に中り、或いは陽に
　　　中って上下左右に恒常が有るようでも無いのは何故か。

岐伯　諸陽之會は皆面に有り、人が邪氣に中る時は虚に乗じるが、その原因が
　　　力仕事や飲食で汗出して腠理が開いた時に邪氣に中る。
　　　面に邪氣が中れば陽明経脈を下る。
　　　項に邪氣が中れば太陽経脈を下る。
　　　頬に邪氣が中れば少陽経脈を下る。
　　　膺背両脇に邪氣が中れば属する経脈を下る。

黄帝　陰経脈に邪氣が中った時はどうか。

岐伯　陰経脈に邪氣が中った時は常臂胻の陰からから始まる。臂と胻は身体陰
　　　部で皮膚が薄く肉淖で潤っている故に風邪を受けてもその陰部だけが獨
　　　り傷付くのである。

黄帝　五臓の陰経脈が邪氣で傷付いた場合はどうか。

岐伯　身体に風邪が中っても五臓が必ず動くことがないのは、陰経脈に邪氣が
　　　入った時は相対してその臓氣が實になり邪氣が容易に侵入することが出
　　　来ず腑に還される、故に陽に邪氣が中れば経脈に留まり、陰に邪氣が中
　　　れば腑に留まると謂う。

黄帝　五臓に邪氣が中る場合は。

岐伯　愁憂恐懼は則ち傷心して、形寒寒飲は則ち傷肺する。そしてこの両方が
　　　揃った場合は身体の中外が倶に邪氣により傷つけられて氣逆上行の疾患
　　　となる。

31

堕墜した事や惡血が内に留まっている時に、仮に大怒すれば氣が上逆して下りず邪氣が脇下に積算し傷肝する。撃しく倒れたり、酔って入房した時に汗出して風に中れば傷脾する。重い物を擧げて力を用いたり、入房が過度である時に汗出して仮に冷水浴をすれば傷腎する。

黄帝　五臓に風邪が中る場合は。

岐伯　陰陽が倶に受感して邪氣のままになる。

黄帝　理解した。

黄帝が岐伯に問う。頸面と身形は同じ骨で作られ筋肉は連なり氣血も同じである。しかし天氣が寒く地が裂ける程冰って卒かに寒くなった時に手足は寒氣の為に思う様に動かなくなるのに、顔面はその様な事にならないのは何故か。

岐伯　十二経脈、三百六十五絡脈の血氣は皆面に上がり空竅の機能を全うする。

　　　精陽氣は目の機能を全うするのでよく見る事ができる。

　　　それより別れた氣が耳の機能を全うするのでよく聽く事ができる。

　　　宗氣は上って鼻の機能を全うするのでよく臭ぐ事ができる。

　　　濁氣は胃より生じ脣舌の機能を全うするのでよく味わう事ができる。

　　　これらの氣と津液は皆上って面を燻めるので皮は厚く肉は堅い故に天の熱氣が甚だしくても寒氣に勝る。

黄帝　邪氣が人に中った時の病態は。

岐伯　虚邪（四時八風による虚邪）が身體に中った場合は、水をかけられた様に寒氣がして無意識に身體が動く。

　　　正邪（四時八風による正邪）が身體に中った場合は、微かに顔に色に現れる程度で感じるか感じないかの程度で病形にもならず分からない。

黄帝　理解した。

黄帝が岐伯に問う。聞いて色を見て病を知る醫家を「明」と謂う。脈を按じて病を知る醫家を「神」と謂う。尋ねて病を知る醫家を「工」と謂う。これら明神工の醫家が行う望、脈、問診について尋ねる。

岐伯　色脈と尺皮は相應関係にある。それは桴と鼓の如く互いにリンクしてど

32

ちらか一方にはならない。またこの関係は草木の根と葉の如く根が死ね
　　　ば則ち葉が枯れることでもある。この様に色と脈と形肉の状態は互いに
　　　リンクして成立する。故に一を知れば工と爲し、二を知れば神と爲し、
　　　三を知れば神となりかつ明となる。
黄帝　続いてその仔細を尋ねる。
岐伯　色青者、其脈絃也。
　　　　赤者、其脈鉤也。
　　　　黄者、其脈代也。
　　　　白者、其脈毛也。
　　　　黒者、其脈石也。
　　　現れている色と脈が異なる場合で五行相勝の脈であれば死病である。五
　　　行相生の脈であれば生病である。
黄帝が岐伯に問う。五臓の病變はどの様な病態に現れるか。
岐伯　まず五色と五脈の變化で病の判別が可能になる。
黄帝　色と脈の判別方法は。
岐伯　脈之緩急小大滑渋を調べれば病變を判別できる。
黄帝　仔細を。
岐伯　脈急者は尺皮膚も急。
　　　脈緩者は尺皮膚も緩。
　　　脈小者は尺皮膚も減而少氣。
　　　脈大者は尺皮膚も賁而起。
　　　脈滑者は尺皮膚も滑。
　　　脈濇者は尺皮膚も渋。
　　　およそこの病變は微も有れば甚だしくも有る故に善く尺皮を診る醫家は
　　　脈を調べるまでもなく察し、良く脈を診る醫家は尺皮の色を見なくても
　　　察するが、色と脈のどちらも合せてみる醫家を「上工」と謂い、上工は
　　　十を基準にすれば全九までが分かる、この三方の中で二方ができる醫家
　　　を「中工」と謂い、中工は十を基準にすれば全七までが分かる。この三
　　　方の中で一方ができる醫家を「下工」と謂い、下工は十を基準にすれば
　　　全六までが分かる。
黄帝　脈の緩急小大滑渋が現わす病態は。

33

岐伯　五臟の病變について述べる。

心脈急甚者、爲瘛瘲。

微急、爲心痛引背、食不下、　　　　　　緩甚、爲狂笑。

微緩、爲伏梁在心下、上下行、時唾血、　大甚、爲喉吤。

微大、爲心痺引背、善淚出、　　　　　　小甚、爲善噦。

微小、爲消癉、　　　　　　　　　　　　滑甚、爲善渴。

微滑、爲心疝引臍、小腹鳴、　　　　　　濇甚、爲瘖。

微濇、爲血溢、維厥、耳鳴、顛疾。

肺脈急甚、爲癲疾。

微急、爲肺寒熱、怠惰、欬唾血、引腰背胸、若鼻息肉不通、

　　　　　　　　　　　　　　　　　　　緩甚、爲多汗。

微緩、爲痿瘻、偏風頭以下汗出不可止、　大甚、爲脛腫。

微大、爲肺痺引胸背、起惡日光、　　　　小甚、爲泄。

微小、爲消癉、　　　　　　　　　　　　滑甚、爲息賁上氣。

微滑、爲上下出血、　　　　　　　　　　濇甚、爲嘔血。

微濇、爲鼠瘻在頸支腋之間、下不勝其上、其應善痠矣。

肝脈急甚者、爲惡言。

微急、爲肥氣在脅下、若覆杯、　緩甚、爲善嘔。

微緩、爲水痕痺也、　　　　　　大甚、爲内癰、善嘔衄。

微大、爲肝痺、陰縮、欬引小腹、小甚、爲多飲。

微小、爲消癉、　　　　　　　　滑甚、爲癀疝。

微滑、爲遺溺、　　　　　　　　濇甚、爲溢飲。

微濇、爲瘛攣筋痺。

脾脈急甚、爲瘛瘲。

微急、爲膈中、食飲入而還出後沃沫、　緩甚、爲痿厥。

微緩、爲風痿、四肢不用、心慧然若無病、大甚、爲擊仆。

微大、爲疝氣、腹裏大、膿血在腸胃之外、小甚、爲寒熱。

微小、爲消癉、　　　　　　　　　　　　滑甚、爲癀癃。

微滑、爲蟲毒蚘蝎腹熱、　　　　　　　　濇甚、爲腸癀。

微濇、爲内癀、多下膿血、

腎脈急甚、爲骨癲疾。

<table>
<tr><td>微急、</td><td>爲沈厥、奔豚、足不收、不得前後、</td><td>緩甚、</td><td>爲折脊。</td></tr>
<tr><td>微緩、</td><td>爲洞、洞者、食不化、下嗌還出、</td><td>大甚、</td><td>爲陰痿。</td></tr>
<tr><td>微大、</td><td>爲石水、起臍已下、至小腹腄腄然、上至胃脘腕、死不治、</td><td></td><td></td></tr>
<tr><td></td><td></td><td>小甚、</td><td>爲洞泄。</td></tr>
<tr><td>微小、</td><td>爲消癉、</td><td>滑甚、</td><td>爲癃㿉。</td></tr>
<tr><td>微滑、</td><td>爲骨痿、坐不能起、起則目自無處見、</td><td>濇甚、</td><td>爲大癰。</td></tr>
<tr><td>微濇、</td><td>爲不月沈痔。</td><td></td><td></td></tr>
</table>

黄帝　病の六變に対しての刺法は。

岐伯　諸急者、多寒、　　　是故刺急者、深内而久留之。

　　　緩者、多熱、　　　　刺緩者、淺内而疾發鍼、以去其熱。

　　　大者、多氣少血、　　刺大者、微瀉其氣、無出其血。

　　　小者、血氣皆少、

　　　滑者、陽氣盛、微有熱、刺滑者、疾發鍼而淺内之、以瀉其陽氣、

　　　而去其熱。

　　　濇者、多血少氣、微有寒、刺濇者、必中其脈、隨其逆順而久留之。

　　　いずれもまず経脈穴を按じて流注経脈氣を行らせ抜鍼後は穴處を按じ出

　　　血させてはいけない。そのとき脈が和になればよいが小脈の場合は陰陽

　　　形氣が俱に不足しているので鍼を行ってはいけない。その場合は甘藥で

　　　調えるのである。

黄帝　五臓六腑之氣が井滎輸経脈合に流注することを聞いているが合穴には何

　　　れから入るのか、入った後何處に連なるのかを尋ねる。

岐伯　陽経脈は内に入り腑に属する。

黄帝　滎穴、輸穴、合穴に得意な作用があるのか。

岐伯　滎穴と輸穴は体表の経脈の病を治し、合穴は体内の腑を治す。

黄帝　合穴は体内の腑を治すとは。

岐伯　合穴を取穴する。

黄帝　合穴とは。

岐伯　胃を治すには合穴の**三里**を使う。

　　　大腸を治すには合穴の**巨虚上廉**を使う。

　　　小腸を治すには合穴の**巨虚下廉**を使う。

　　　三焦を治すには合穴の**委陽**を使う。

35

膀胱を治すには合穴の**委中**を使う。

膽を治すには合穴の**陽陵泉**を使う。

黄帝　取穴は。

岐伯　取之三里者、低跗取之。

　　　　巨虛者、擧足取之。

　　　　委陽者、屈伸而索之。

　　　　委中者、屈而取之。

　　　陽陵泉者、正竪膝、予之齊、下至委陽之陽取之。

　　　その他の取穴はこれらを参考にして取穴するとよい。

黄帝　六腑の病を尋ねる。

岐伯　面熱者、足陽明病。

　　　魚絡血者、手陽明病。

　　　兩跗之上脈竪陷者、足陽明病、胃脈也。

　　　大腸病者、腸中切痛、而鳴濯濯、冬日重感于寒、即泄、當臍而痛、
　　　不能久立、與胃同候、**取巨虛上廉**。

　　　胃病者、腹膜脹、胃脘當心而痛、上支肢兩脇、膈咽不通、食飲不下、
　　　取之三里也。

　　　小腸病者、小腹痛、腰脊控睾而痛、時窘之後、當耳前熱、若寒甚、
　　　若獨肩上熱甚、及手小指次指之間熱、若脈陷者、其候也、手太陽病也、
　　　取之巨虛下廉。

　　　三焦病者、腹氣滿、小腹尤堅、不得小便、窘急、溢則水、留即爲脹、
　　　候在足太陽之外大絡、大絡在太陽少陽之間、亦見于脈、**取委陽**。

　　　膀胱病者、小腹便偏腫而痛、以手按之、即欲小便而不得、肩上熱、若脈
　　　陷、及足小指外廉及脛踝後皆熱、若脈陷、**取委中央**。

　　　膽病者、善大息、口苦嘔宿汁、心下澹澹、恐人將捕之、
　　　嗌中吩吩然數唾、在足少陽之本末、**亦視其脈之陷下者灸之**、其寒熱者、
　　　取陽陵泉。

黄帝　刺鍼に法則があるのか。

岐伯　刺鍼時は必ず氣穴に中て肉節には中て無いようにしなければいけない。
　　　氣穴に中る時は滯りなく刺入するが肉節に中る時は皮膚が痛む。補瀉を
　　　間違えば病は重篤になる。筋に中れば筋は緩んでも邪氣が追い出せない

ばかりか眞氣相傳してさらに亂れ治る事はない。この様に理を審びらか
にせず用鍼すると順症を逆症にすることにもなる。

5 根結

訳者 病氣が始まる根本になる起点と、何處に結するのかを知るという意味に於いて「根結」と謂う。つまりこの『根結篇』には手足の経脈の役割と流注の方向性を開闔枢理論により解説し、三氣（宗氣は上焦、営氣は中焦、衛氣は下焦）が何處より作られて経脈中を流行するかが述べられている。

岐伯 天地が倶に共鳴干渉して四季寒暖が推移する。それは陰陽の過多偏移に左右される。本来陰は偶数、陽は奇数で、春夏は陰氣が少なく陽氣が多い時期であるが、この時期に陰陽不調で病んだ場合は何を補い、何を瀉せばよいのか、秋冬は陽氣が少なく陰氣が多い時期であるが、この時に病めば陰氣が盛んで陽氣が衰え莖葉も枯槁して濕雨が降り注ぎ、次の陽氣が発揚する季節に向けて陰氣を蓄えている。この秋冬の病には何を瀉して、何を補えばよいのか。奇邪による離経脈の症状を数えるときりがないが、経脈の根結を知らないでそれらの症状に対し出鱈目に鍼を行うと、五臓六腑の精氣の出入を管理する樞機が壊れて開闔がコントロールされなくなり、陰陽の微が失われ取り返しがつかなくなる。九鍼の玄妙な使い方は『終始編』で述べたので、それを理解すれば一言で済むので繰り返さないが、仮に終始編を学ぶのを怠れば鍼道を究める事は出来ない。

太陽経脈の根は**至陰**で**命門**に結す。命門は目也。

陽明経脈の根は**厲兌**で**頏大**に結す。頏大は鉗耳也。

少陽経脈の根は**竅陰**で**窓籠**に結す。窓籠は耳中也。

太陽は開を為し、陽明は闔を為し、少陽は樞を為す。

太陽の開が作用しなければ筋肉や関節に力が入らなくなり突然症状を発する。その急病時は太陽経脈を取穴して有餘不足に補瀉を行えばよい。「沱者」は皮肉に力が入らない症状を指す。

陽明の闔が作用しなければ呼吸が止まらない過呼吸になり突然四肢が痿えて力が入らなくなる。その突然発した痿病は陽明経脈を取穴して有餘不足に補瀉を行えばよい。「無處止息者」は邪氣が胸中にある為に眞氣

が稽留して呼吸困難になる症状を指す。

少陽の枢が作用しなければ関節が不安定になって歩けなくなる様になる。その関節が不安定になって歩けなくなった場合は少陽経脈を取穴して有餘不足に補瀉を行えばよい。「骨繇者」は関節が緩んで力が入らなくなる症状を指す。所謂る骨繇とは揺れてグラグラすることである。

太陰経脈の根は**隠白**で**大倉**に結す。

少陰経脈の根は**湧泉**で廉泉に結す。

厥陰経脈の根は**大敦**で**玉英**に結して**膻中**を絡す。

太陰は開を爲し、厥陰は闔を爲し、少陰は枢を爲す。

太陰の開が作用しなければ倉廩は転輸する處が無くなり吐き下す膈洞症状が現れる。膈洞は太陰経脈を取穴して有餘不足に補瀉を行えばよい。太陰開の機能不全は陽氣不足の症状を見る。

厥陰の闔が作用しなければ肝氣が絶して感情が不安定になり喜悲する。悲者は厥陰経脈を取穴して有餘不足に補瀉を行えばよい。

少陰の枢が作用しなければ脈が結して通じない不整脈が現れる。不通者には少陰経脈を取穴して有餘不足に補瀉を行えばよい。有結者は皆正氣不足であるから補えばよい。

足太陽．根于**至陰**．溜于**京骨**．注于**崑崙**．入于**天柱・飛揚**也．

足少陽．根于**竅陰**．溜于**丘墟**．注于**陽輔**．入于**天容・光明**也．

足陽明．根于**厲兌**．溜于**衝陽**．注于**下陵**．入于**人迎・豐隆**也．

手太陽．根于**少澤**．溜于**陽谷**．注于**少海**．入于**天窓・支正**也．

手少陽．根于**關衝**．溜于**陽池**．注于支溝．入于**天牖・外關**也．

手陽明．根于**商陽**．溜于**合谷**．注于**陽谿**．入于**扶突・偏歷**也．

所謂十二経脈絡脈が盛になった場合に取穴すればよい。

経脈は一日一夜で五十周行り五臓の精を営む。そして五十周より多くても少なくてもいけない。その状態を「狂生」と謂う。「五十營者」は五臓が皆精氣を受けた様子で脈口の數で分かる。

五十動で一回も止まらなければ五臓は皆氣を受けている。

四十動で一回止まれば一臓に氣が無い。

三十動で一回止まれば二臓に氣が無い。

二十動で一回止まれば三臓に氣が無い。

39

十動で一回止まれば四臓に氣が無い。

十動に至らず一回止まれば五臓氣が無いので臨終が近い。この事も『終始編』で述べている。

つまり五十動で一回も止まらなければ正常である。この様に五臓の終期は脈動が止まる事で知ることができる。

黄帝　人は五種の體質がある。骨節の小大、筋肉の堅脆．皮膚の厚薄、血の清濁、氣の滑濇、脈の長短血の多少、経脈絡の様子等それそれ異なる事があるのは知っているが、この体質の違いは肉体労働者の筋骨が強壮な人々を指すのであって、貴族階級は血が多い食事で運動不足の為に身體が柔かくて脆く、肌肉も軟弱で血氣も慓悍として滑利であるが、それら貴族にも労働者の人々と同じ様に徐疾、深淺、多少の刺鍼をしてもよいのか。

岐伯　贅沢な肉食と粗末な菜食では当然同じではなく刺鍼の仕方は異なる。

氣が滑らかに動く者には速く抜鍼する。

氣が濇る者には遅く抜鍼する。

氣が荒々しい者には小鍼で淺く刺鍼する。

氣が濇る者には大鍼で深く刺鍼する。

深鍼時は留鍼がよく、淺鍼時は疾鍼がよい。

この様に肉体労働者には深鍼して留鍼がよく、貴族には微鍼で徐々に行うのがよい。これ等は皆氣の慓悍滑利による。

黄帝　体形と邪氣の一致不一致は。

岐伯　形氣不足で病氣有餘は邪氣が勝っている。急いで邪氣を瀉さなければいけない。

形氣有餘で病氣不足は正気が不足している。急いで正気を補なわなければいけない。

形氣不足で病氣不足は陰陽両氣が倶に不足している。刺鍼は出来ない、刺鍼すれば病は重篤になる。「重不足」は陰陽が倶に竭いて血氣が悉く虚して五臓空虚、筋骨髄枯になっている。老者は危症であるが、壮者は回復困難である。

形氣有餘で病氣有餘は陰陽倶に有餘である。急いでその邪氣を瀉して虚實を調えればよい。

故日、有餘者は瀉し不足者は補うとはこの意味である。

故日、刺鍼で逆順を知らなければ眞氣と邪氣の相搏にも成りかねない。邪氣が満ちているのに補なえば陰陽が四方に溢れて腸胃が郭充する、肝肺が内に膨張して塞がり陰陽相錯する。また正氣が虚しているのに瀉せば経脈が空虚になって血氣が竭枯し、腸胃僞辟、皮膚薄著、毛腠夭膲して死期を早める事にもなる。

故日、「用鍼之要」は陰と陽の調和を図る事を第一とする。陰と陽が調えば精氣が満ちて広がり、形と氣が合わさって内の臓が正常になる。

故日、上工は氣の乱れを正常に戻すが、中工は脈を亂し、下工は氣絶させて生命を危ぶませる。

故日、下工は刺鍼を慎しまなければいけない。必ず五臓變化の病態を審らかにし、五脈に應じ経脈絡の虚實を弁えて皮膚の柔麤に注意して適切に取穴しなければいけない。

41

6 壽夭剛柔

黄帝が少師に問う。人の体質に有剛柔、有強弱、有長短、有陰陽が全て異なるのに刺法は同じでよいのか。

少師　体質は陰中に陰有り、陽中に陽有るが、その陰陽を審らく知って刺法を使い分ければ病による不調を調える事ができる。また病に始めて罹患した時の原因を知って刺法を使い分ければ合理的な治療となる。人体の陰陽は内では五臓六腑に相合し、外では筋骨皮膚に相合する故に体内に陰陽有り、体外にも陰陽有る。

そして体内では五臓を陰と爲し、六腑を陽と爲す。

体外では筋骨を陰と爲し、皮膚を陽と爲す。

故曰．病在陰之陰者、刺陰之**滎輸**。

　　　病在陽之陽者、刺陽之**合**。

　　　病在陽之陰者、刺陰之**経脈**。

　　　病在陰之陽者、刺**絡脈**。

故曰．病在陽者、命曰風。

　　　病在陰者、命曰痺。

　　　陰病陽俱病、命曰風痺。

形体に病が在っても不痛者は陽之類也。

形体に病が無くても　痛者は陰之類也。つまり陽部位の体表は無傷なのに筋骨の陰部に原因があるので急いでその陰部を治療するが、その時陽部に対して治療してはいけない。

形体に病が在っても不痛であれば陰部に原因はなく陽部が傷んでいる。急いで陽部に治療する時は、陰部に対して治療してはいけない。

陰陽両部がどちらも病む場合は形体に病が有る事も無い事もある。その時煩心があるのを「陰勝其陽」と謂う。これは表でも裏でもなく形体が続かないからである。

黄帝が伯高に問う。形体と内氣が病因の先後になる因果についての仔細を尋ねる。

伯高　風寒は形体を傷付け、憂恐忿怒は内氣を傷付ける。

　　　内氣は臓を傷付けるので臓病になる。

　　　寒氣は形体を傷付けるので形体が病む。

　　　風氣は筋脈を傷付けるので筋脈が病む。この様に形体と内氣は外内原因により病となる。

黄帝　刺鍼法は。

伯高　病で九日を経脈過した者は三回刺鍼すればよい。病で一月を経脈過した者は十回刺鍼すればよい。

　　　これは病の軽重を問わず三日に一回程度治療すればよい。仮に慢性化した痺病で治りにくければその血絡を視て瘀血を出せばよい。

黄帝　体外と内氣の病では治療に難易があるが。

伯高　先に形体が病んで未だ内臓に入っていない者は刺鍼を基準の半日、つまり六日に一回治療すればよい。

　　　先に内臓が病んで形体に乃んでいる者への刺鍼は基準の倍、つまり三日に二回治療すればよい。この様にして病の難易に対応すればよい。

黄帝が伯高に問う。形体に緩急有り、内氣に盛衰有り、骨格に大小有り、筋肉に堅脆有り、皮膚に厚薄有るが、それと壽命と夭逝との関わりを尋ねる。

伯高　形体と内氣が相互に合っていれば長壽だが不相互では夭逝する。皮膚や筋肉が相互に合っていれば長壽だが不相互では夭逝する。血氣経脈絡が旺盛で形体を養っていれば長壽だが逆では夭逝する。

黄帝　形体の緩急とは。

伯高　形体が充實して皮膚も緩は長壽。

　　　形体が充實しても皮膚がザラザラは夭逝。

　　　形体が充實して脈堅大の者は順也。

　　　形体が充實して脈小以弱者は氣衰、衰は危症。

　　　形体が充實して顴骨が不起者は身体の骨も小さい、身体の骨も小さければ夭逝。

　　　形体が充實して筋肉が大きく䐃堅いのが明確な者は筋肉質で、筋肉質は長壽。

43

形体が充實しているのに筋肉が発達していない者は筋肉が脆い、筋肉が
　　　脆ければ夭逝で短命。
　　　形体と内氣と長壽と夭逝は生まれた時に定められたモノであるから、こ
　　　れらを総合的に診て病人の治療に臨み死生を決しなければいけない。
黄帝　長壽と夭逝を知るには。
伯高　たとえば顔で耳の付け根の高さが顎の骨の高さに及ばない者は三十歳迄
　　　に死ぬ。さらに他の原因があれば二十歳迄に死ぬ。
黄帝　形体と内氣の相勝関係と壽夭の関係は。
伯高　病氣が特にない人で内氣が形体に勝る者は長壽。病がある人で形体の筋
　　　肉に力が入らず内氣が形体に勝っても死ぬ、形体が内氣に勝っても危症
　　　である。
黄帝　刺鍼法に三變有ると聞く、その三變とは。
伯高　營刺鍼法有り、衞刺鍼法有り、寒痺之留経脈刺鍼法が有る。
黄帝　刺鍼法三變とは何か。
伯高　營鍼刺法は出血、衞刺鍼は衞出氣、寒痺鍼刺法は内熱。
黄帝　營衞寒痺の病症は。
伯高　營の生じる病は悪寒発熱呼吸困難、血氣上行して下らず。
　　　衞の生じる病は氣痛して時に痛み、突然痛みが去り氣分が悪くなってい
　　　つまでも残る。風寒の邪氣が腸胃に入り腹痛になる。
　　　寒痺の生じる病は留まって痛みや不快が去らない。時に痛んで皮膚が痺
　　　れる。
黄帝　寒痺に刺鍼して内を熱するとは。
伯高　労働者階級の者への刺鍼は火焠を行い、貴族階級の者への刺鍼は藥で之
　　　を熨す。
黄帝　藥で熨すとは。
伯高　淳酒二十斤、蜀椒一升、乾姜一斤、桂心一斤の四種を合わせて漬酒に漬
　　　ける。綿絮一斤と細白布四丈をその酒に入れて蜜閉する。また馬糞で肥
　　　料を作り発酵発熱すればその容器を入れて五日五夜置く。その後容器か
　　　ら綿絮布を取り出して太陽光に曝して乾かす。乾けば再び容器の中に入
　　　れて漬けて取り出して太陽光で乾かす作業を繰り返し汁が無くなる迄行
　　　うが、その日数は五日毎の周期で行う。そして藥汁が無くなれば藥滓と

44

薬が滲み込んだ綿絮を袋に入れる。その時綿絮を長さ六七尺の大きさに切って六七枚作る。そして生桑の炭でこの布を温め寒痺の處を熨め、冷えれば復た布を温めて患部を熨める。この治療を三十回程繰り返し行い汗出すれば身体を拭いて復た三十回程繰り返して止める。その後室内を歩くがまだ風に当たってはいけない。そして刺鍼する毎に必ず熨さなければいけない。この如く治療すれば病は治る。これが内を熱する熨法である。

7 官鍼

一般に刺鍼の要点は特徴のあるそれぞれの鍼を使い分ける事にある。九鍼はその目的で適宜使い分け長短大小の鍼は得手があるから、病に精通していなければ淺い疾患に対し深く刺鍼し、内の良い筋肉を傷付けて皮膚に癰を作ることもある。

病が深くて刺鍼が淺ければ、病氣が不瀉で大膿を爲すこともある。

病が小さいのに大鍼を使えば、氣が大變甚だしく瀉されて病疾は必ず害を爲す。

病が大きいのに小鍼を使えば、氣が不泄瀉でまた同じ症状が繰り返される。

この様に大鍼を使って正氣を瀉し過ぎ、小鍼で邪氣を除けない刺鍼の間違いではよい効果は得られない。

病が皮膚に有り常に同じ處が痛まない者は鑱鍼で病處を取ればよい、皮膚が白い處に使ってはいけない。

病が分肉間に有る時は員利鍼で病處を取ればよい。

病が経脈絡に有り痼痺している者は鋒鍼を使えばよい。

病が脈氣に有り虚して當に補う者は鍉鍼で井滎分輸を使えばよい。

病で大膿が有る者は鈹鍼で取ればよい。

病で痺氣暴發する者は員利鍼を使えばよい。

病で痺氣痛して痛が不去である者は毫鍼を使えばよい。

病が体内深く有る者は長鍼を使えばよい。

病で關節水腫して動かない者は大鍼を使えばよい。

病が五臓に有り治らない者は鋒鍼で井滎分輸を四時に應じて瀉せばよい。

およそ刺鍼に九方有り九變に対応する。

- □　一つに輸刺。**輸刺は十二経脈の滎輸臓腧に刺鍼する。**
- □　二つに遠道刺。**遠道刺は病が上方に有る時に下方の穴を取る。腑に属す腧穴に刺鍼する。**
- □　三つに経脈刺。**経脈刺は正経脈の絡脈と経脈が結した分岐に刺鍼する。**
- □　四つに絡刺。**絡刺は小絡の血脈に刺鍼する。**
- □　五つに分刺。**分刺は分肉之間に刺鍼する。**

- □ 六つに大瀉刺。**大瀉刺は大膿に対し鈹鍼で刺鍼する。**
- □ 七つに毛刺。**毛刺は皮膚に浮いて見える痺病を刺鍼する。**
- □ 八つに巨刺。**巨刺は左右の経脈穴の意味を考えて刺鍼する。**
- □ 九つに焠刺。**焠刺は燔鍼で痺を治す刺鍼。**

およそ十二節の刺鍼もあり十二経脈に対応する。

- □ 一つに偶刺。**偶刺は痛處の前後に刺鍼して心痺を治す。**心臓に当たらぬ様に注意しなければいけない。
- □ 二つに報刺。**報刺は痛む處が定まらない時の刺鍼。上下に動く者に拔鍼せず醫家の左手で病處に隨って押さえ拔鍼し、その押さえた處に復た刺鍼する。**
- □ 三つに恢刺。**恢刺は筋肉痺で強急している筋に直接刺鍼し傍らの前後にも刺鍼する。**
- □ 四つに齊刺。**齊刺は寒氣で小症状を見る處に深く直接一二回刺鍼する。**別名三刺。三刺は痺氣が齊刺よりもやや深い場合を謂う。
- □ 五つに揚刺。**揚刺は寒氣が広範囲に広がる處に直接刺鍼し、傍らの四箇處に刺鍼して浮かす治法。**
- □ 六つに直鍼刺。**直鍼刺は皮を上に引き抜いて刺鍼する。**寒氣が淺い場合の治法。
- □ 七つに輸刺。**輸刺は即刺即拔して稀に深鍼し氣盛熱に対處する治法。**
- □ 八つに短刺。**短刺は骨痺に対しての鍼法。搖らしながら深く刺鍼して骨に至らせて上下に骨を摩擦する。**
- □ 九つに浮刺。**浮刺は痛處の傍に刺鍼して浮かす。**寒氣で皮膚がひきつる者を治す。
- □ 十に陰刺。**陰刺は左右同時に刺鍼して寒厥を治す。**寒厥に中った時は足踝後の少陰穴を使う。
- □ 十一日に傍鍼刺。**傍鍼刺は直接その穴處に刺鍼して後傍に刺鍼する。**痺症が久しく留る者を治す。
- □ 十二日に賛刺。**賛刺は即刺即拔多數淺く鍼して出血させる。**癰腫を治す。

経脈が深い處は微刺鍼して久しく留め脈氣を致らせる。

血脈が淺い處には直刺鍼してはいけない。血脈を按じて一旦止めてから刺鍼する。精氣を出さない様に邪氣を出す。所謂三刺法である。

47

穀氣を出す者は先に淺く刺して皮膚より陽邪を出し、再び刺鍼して陰邪を出す、また少し深く刺鍼して肌肉まで至らせ筋肉の間に刺入させると穀氣が出る。『刺法』に「刺鍼の始めは淺鍼して邪氣を駆逐し血氣を行らせ、その後深く刺鍼して陰氣之邪を駆逐し、最後に極深に刺鍼して穀氣を至らせる。」と書かれている。故に用鍼者はその年の氣の盛衰、虚實の起處を知らずに行っては良醫とは謂えない。

およそ五刺有り五臓に対応する。

□　一つに半刺。**半刺は淺鍼疾鍼して鍼で筋肉を傷付けてはいけない。**毛を抜く如く刺鍼する。肺臓に應ず。

□　二つに豹文刺。**豹文刺は左右前後に刺鍼して経脈に中てる。**経脈絡血がある者に刺鍼する。心臓に應ず。

□　三つに關刺。**關刺は直接筋上の左右に刺鍼し筋痺を取る。**出血させてはいけない。肝臓に應ず。淵刺、豈刺とも謂う。

□　四つに合谷刺。**合谷刺は分肉之間に鶏の足の如く鍼鍼して肌痺を治す。**脾臓に應ず。

□　五つに輸刺。**輸刺は深く即刺即抜して骨に至らせ骨痺を治す。**腎臓に應ず。

8 本神

黄帝　一般に刺鍼法はまず病人の神を診てから行わなければいけない。血脈・營氣・精神は五臓の臓する處である。仮にこれらが自分の意志とは関係ない行動をしたり、五臓から離れた行動を取れば、身体の精神は失われて魂魄は飛揚し志意は亂れて朦朧となる。一体智慮が身体から抜け去るのは何が原因して発症するのであろうか、それは天の罪か或いは人の過ちか。また「徳氣は精神魂魄心意志思智慮を生ず」と謂うのを聞きたい。

岐伯　天の作用の中で人の中にあるのは " **徳** " である。

地の作用の中で人の中にあるのは " **氣** " である。

そして天の徳が地の氣に働きかけて " **生** " が維持される。それが生命力の現れで " **精** " と謂う。

そして陰氣と陽氣の両精が合わさりできるモノを " **神** " と謂う。

そして神に従い往來するモノを " **魂** " と謂う。

その精と並んで出入するモノを " **魄** " と謂う。

そしてあれこれと見分ける働きを " **心** " と謂う。

その心があれこれと見分ける働きを " **意** " と謂う。

そして意に従って保存されているモノを " **志** " と謂う。

その志に因って具体的な形に變えていく働きを " **思** " と謂う。

そして抽象的な思考までも至る働きを " **慮** " と謂う。

そして慮に従って事物を處理する働きを " **智** " と謂う。

それ故に智は人を養生していく方便となる。その智に従い生きる人は必ず四時に順じて寒暑に適う暮らしを行い、喜怒を乱さず陰陽剛柔に調和するように和やかに暮らしている。この様に暮らせば僻邪に犯されることもなく長生することが可能となる。

逆に驚き恐れる思慮をする者は傷神する。傷神は恐れおののき（恐懼）が増しエスカレートして留まれず悲哀・動中に因り絶望すれば亡くなる事もある。

喜樂も過度になれば神が憚り散って不安定になる。

49

愁憂も過度になれば氣が閉塞してめぐらなくなる。

盛怒も過度になれば戸惑い困惑して収拾がつかなくなる。

恐懼も過度になれば神が機能せず常に恐懼して収拾がつかなくなる。

心は神を臓する處で傷神すれば**恐懼自失して上下肢の筋肉はやせ細り脱肉する**。脱毛して肌は光沢を失い冬に亡くなる。

脾は意を臓する處で愁憂過度で傷意すれば**四肢が意のままに動かなくなる**。脱毛して肌は光沢を失い春に亡くなる。

肝は魂を臓する處で悲哀過度で傷魂すれば**狂い忘れて常に行うことが正常でなくなり、陰嚢が縮み身体の筋肉、兩脇骨がひきつり大きく呼吸出来なくなる**。脱毛して肌は光沢を失い秋に亡くなる。

肺は魄を臓する處で喜樂過度で傷魄魂すれば狂う。**狂者は自分で意をコントロール出来なくなり皮膚が革く焦げる**。脱毛して肌は光沢を失い夏に亡くなる。

腎は志を臓する處で怒過度で傷志すれば**記憶が減退して前に言った事を忘れる。腰脊を俛仰屈伸することが出来なくなる**。脱毛して肌は光沢を失い夏に亡くなる。

恐懼が何時までも不解であれば**傷精して骨や関節が悉く痛んで厥冷して常に遺精する**。

これからも五臓は精を臓することが分かる故に決して傷付けてはいけないのである。傷付けば守りを失い陰虚し、陰虚は則ち氣無となり、氣無は則ち亡くなる故に鍼師は病人の状態を観察して精神魂魄の存亡得失の意を知る事が大事である。これらが傷付けば鍼治不可である。

9 終始

およそ刺鍼之道理は本篇の『終始編』に悉く謂い尽くしてある。表題の終始は
五臓綱紀は基より陰陽定石を明知することである。陰は主臓、陽は主腑．陽は
四肢末端より陽氣を受け、陰は五臓より陰氣を受ける。故に瀉法は経脈に逆
らって行い、補法は経脈に従って行う。この経脈の順逆を知って行えば経脈氣
が和して可となる。この経脈氣を和す為には必ず陰陽に通じ五臓は陰、六腑は
陽を為す事に精通しなければいけない。そしてこの理を後世に傳へるには血盟
して敬昌した者でなければならない。漫然とする者があればこの理は亡くなっ
てしまう。またこの理道に従わず私に従って行う者は必ず天殃に会う事は必定
である。では「終始」について述べていく。

終始とは十二経脈の始まりと終わりのことである。その終始は脈口人迎を診て
陰陽有餘不足から平生と不平生を知ることができる。これが天道の全てであ
る。

病まない者を「平人」と謂うが、平人の脈口人迎は何時も四時に対応して、身
体の上下が外氣に相應して正しく往來する。それ故に六経脈も結さず正常に動
き、四肢末端の寒温に対する反応も適正であるから形肉血氣の陰陽も必ず調和
している。

少氣者は脈口人迎も倶に少氣で尺寸脈が揃わない。

この如き者は陰陽氣が倶に不足しているので陽氣を補うと陰氣を竭かし、陰氣
を瀉すと陽氣が脱す。

この如者は甘藥で以って補うのが宜しく至劑を以って飲藥は不可とする。

この如者は灸で炙るのは禁忌であり瀉法を行えば五臓氣も壊れる。

人迎一盛は足少陽に病が有り、一盛でしかも躁脈は手少陽に病が有る。

人迎二盛は足太陽に病が有り、二盛でしかも躁脈は手太陽に病が有る。

人迎三盛は足陽明に病が有り、三盛でしかも躁脈は手陽明に病が有る。

人迎四盛で且つ大脈、且つ數脈の場合は「溢陽」と謂われる、溢陽は陰氣との
交流を拒む外格である。

脈口一盛は足厥陰に病が有り、一盛でしかも躁脈は手心主に病が有る。

脈口二盛は足少陰に病が有り、二盛でしかも躁脈は手少陰に病が有る。

脈口三盛は足太陰に病が有り、三盛でしかも躁脈は手太陰に病が有る。

脈口四盛で且つ大脈、且つ数脈の場合は「溢陰」と謂われる。溢陰は陽氣との交流を拒む内關で、内關は陰陽不通であるから死で不治である。

人迎と太陰脈口が倶に四倍以上の場合は「關格」と謂われる。關格は陰陽不交流なので寿命は短い。

人迎一盛では足少陽に瀉法、足厥陰に補法、二穴に瀉法、一穴に補法を一日一回行い必ず切脈して治験を確認する。使用穴は経脈上で取穴して経脈氣が和せば止める。

人迎二盛では足太陽に瀉法、足少陰に補法、二穴に瀉法、一穴に補法を二日一回行い必ず切脈して治験を確認する。使用穴は経脈上で取穴して経脈氣が和せば止める。

人迎三盛では足陽明に瀉法、足太陰に補法、二穴に瀉法、一穴に補法を一日二回行い必ず切脈して治験を確認する。使用穴は経脈上で取穴して経脈氣が和せば止める。

脈口一盛では足厥陰に瀉法、足少陽に補法．二穴に補法、一穴に瀉法を一日一回行い必ず切脈して治験を確認する。使用穴は経脈上で取穴して経脈氣が和せば止める。

脈口二盛では足少陰に瀉法、足太陽に補法、二穴に補法、一穴に瀉法を二日一回行い必ず切脈して治験を確認する。使用穴は経脈上で取穴して経脈氣が和せば止める。

脈口三盛では足太陰に瀉法、足陽明に補法、二穴に補法、一穴に瀉法を一日二回行い必ず切脈して治験を確認する。使用穴は経脈上で取穴して経脈氣が和せば止める。

この時一日二回行うのは陽明胃主である故に穀氣を大いに取り込んでいる為である。

人迎と脈口が倶に盛三倍以上を「陰陽倶溢」と謂う。

この如者は内外不開閉であるから血脈閉塞し、経脈氣が行る處も無く流れず中に淫乱し五臓内傷する。この如者に灸炙すれば變症に變わり易く他病に至る。

刺鍼の道理は経脈氣を調える事を目的に補陰瀉陽すれば病人の視聴覚は益々聡明になる。これに反する者の血氣は不行する。所謂経脈氣が至らず病は益々甚大になる。

虚者は脈大の如くであっても不堅である。その時脈が堅の場合で「良くなりました」と謂っても、病は未だ去っていない。

實者は脈大の如く益々堅である。その時脈が不堅の場合で「良くなりました」と謂っても、病は未だ去っていない故に的確に補法は正氣を實に、瀉法は邪氣を虚にさせれば、痛みがまだ残っていても病は必ず衰去する。

刺鍼は必ずまず十二経脈之處生病に通じて初めて終始の本意を傳えることが可能になる。それは陰陽の時々による變化で生じる虚實を機微に診る目的で経脈を取るのである。

およそ刺鍼は三刺鍼あり刺鍼により穀氣を至らせるのを目的にする。邪氣と穀氣が混在して陰陽経脈氣に至らせる事が出来ず、経脈氣の逆順が乱れて相反し営衛氣の沈浮が異なり、四時に対応できず邪氣が稽留する場合は刺鍼により邪氣を去らせるしかない、故に一刺鍼で淺く刺鍼して陽邪を出させ、二刺鍼でやや深く刺鍼して陰邪を出させ、三刺鍼で穀氣を至らせ穀氣が至れば治療は終わる。所謂「穀氣至者」は虚者に十分補って實にさせ、實者に十分瀉して虚にさせた時に自然に穀氣が至ったと知る感覚である。そうすれば邪氣は自然に除かれて陰と陽が能く調い病は愈える。故に補法で實に瀉法で虚にさせれば痛みが残っていても病は必ず治る。

陰盛で陽虚は先に陽を補い後で陰を瀉せば和す。

陰虚で陽盛は先に陰を補い後で陽を瀉せば和す。

足大指之間で足三脈の拍動部で必ず實虚を審らかにして、虚に瀉法を行えば虚が重なって重虚となる。重虚で病は益々甚大になる。

およそ刺鍼する時は経脈穴を指で押按し脈動實且疾であれば疾に瀉法を行う。虚して徐であれば補法を行うが、これに反する時病は益々甚大になる。その脈動で陽明経脈は足甲上に有り、厥陰経脈は足指中に有り、少陰経脈は足甲下に有る。膺腧は膺中に有り、背腧は背中に有り、肩膊が虚して症状を発する場合は上に取る。

重舌の病は鈹鍼で舌柱に刺鍼する。手屈して不伸の場合病は筋に有る。伸の場合で不屈の場合病は骨に有る、骨に在れば骨が治療ターゲット、筋に在れば筋が治療ターゲットになる。

補法を行う場合は須く一方に於いては實症に対して深く刺入して之を取る。稀にその疥を按えて邪氣を出すようにする。一方虚の場合は淺く刺入しその経脈

を養う、疾くその病を按えて邪氣の來入が無い様にしなければいけない。邪氣が来るのは緊張感があり早いが、穀氣が來るのは徐々にしか至らない。

脈實の者は深く刺入して氣を泄す。

脈虚の者は淺く刺入して精氣が身体から出る事が無い様にしなければいけない。それにより経脈を養い邪氣だけを獨り追い出せばよい。

諸々の邪に対し疼痛刺鍼する場合で、

その経脈が皆實で腰よりも上の場合は手太陰陽明を取ればよい。

その経脈が皆實で腰よりも下の場合は足太陰陽明を取ればよい。

病が上に有れば下方の経脈穴を取る。

病が下に有れば高方の経脈穴を取る。

病が頭に有れば足方の経脈穴を取る。

病が腰に有れば膝膕の経脈穴を取る。

病が頭に有れば頭重する、手に有れば臂重する、足に有れば足重する、この治病は先にその病が生じた處に刺鍼すればよい。

春氣は体毛に有る、夏氣は皮膚に有る、秋氣は分肉に有る、冬氣は筋骨に有る。

これら病者への刺鍼はその時期に従って行えばよい。故に肥人への刺鍼は秋冬の鍼法で行い、痩人への刺鍼は春夏の鍼法で行う。

病で疼痛は陰也。疼痛が手で按じられない者は陰也。深く刺鍼する。

病位が上方に有る者は陽也。病位が下方に有る者は陰也。癢者は陽也。淺く刺鍼する。

病がまず陰から起った者は先に陰を治療し後に陽を治療する。

病がまず陽から起った者は先に陽を治療し後に陰を治療する。

熱厥への刺鍼は二陰一陽、

寒厥への刺鍼は二陽一陰、

二陰者は陰経脈の二経脈穴に刺鍼する、

一陽者は陽経脈の一経脈穴に刺鍼する。

久病者は邪氣が深く侵入しているのでこの病の刺鍼は体内深く刺鍼して久しく留め一日置いて復た刺鍼する。必ず先に左右を調へてその血脈を除く。これが刺道の畢である。

およそ刺法は必ずその形氣を観察する。

54

形肉が未だ脱していないが少氣で脈が躁いている躁厥者は必ず繆刺法を使う。病人の氣が散っていれば収め、氣が聚っていれば拡散させる。

およそ刺鍼する場合は静かな環境で病人の精神状況を観察しなければいけない、部屋を閉じて精神を統一して人の声を聴いても心が乱れず、一途に刺鍼に聚中しなければいけない。その為には病人の鍼に対する恐怖心を除く目的で淺く刺鍼して、恐怖心がなくなればそれよりもやや深く刺鍼し穀氣が得られたら刺鍼を終わる。この時男子は女子よりもやや深く、女子は男子よりもやや淺く刺鍼する。そして病人の精神が安定すれば得氣したのである。
およそ刺鍼禁は以下である。
□　房時直後に刺鍼してはいけない。刺鍼直後に房時をしてはいけない。
□　飲酒で酔っている時に刺鍼してはいけない。刺鍼直後に飲酒で酔ってはいけない。
□　怒氣が強い時に刺鍼してはいけない。刺鍼して直後に怒氣を思い出してはいけない。
□　激しい勞動後に刺鍼してはいけない。刺鍼直後に激しい勞動してはいけない。
□　飲食直後に刺鍼してはいけない。刺鍼直後に満腹になる食事をしてはいけない。
□　飢餓状態のときに刺鍼してはいけない。刺鍼直後に飢える絶食状態になってはいけない。
□　激しく身体が乾いている時に刺鍼してはいけない。刺鍼直後に激しく乾く環境になってもいけない。
□　非常に驚く、激しく恐れている時は必ず氣を鎮めてから刺鍼しなければいけない。
□　車に乗って來た者は暫く臥せて休ませてから刺鍼しなければいけない。
□　外出して歩いて來た者は坐らせて一時間ほど休ませてから刺鍼しなければいけない。
およそこれら十二禁は脈氣が乱れ散って營衛が経脈に逆らい経脈氣が正常に流体していない。因って刺鍼により陽病は陰に入り陰病は陽位に出て、邪氣が新たに復生じることにもなる。粗忽な醫家は観察が不十分な為に病人の身体をよ

55

り壊してしまうので、形體は淫泆して脳髄が乃消するので津液が不化しなくなる。そして五味を感じなくなり氣が失われるのである。

太陽之脈が終わる時は、両目が吊り上がって動かなくなって背骨が反り返り、手足がひきつれて顔色が血の氣を失い脂汗が出る。この脂汗が出れば臨終する。

少陽之脈が終わる時は、耳が聞こえなくなり関節に力が入らなくなり黒目が動かなくなる、黒目が動かなくなれば一日半で亡くなる。その時顔色は青白くなる。

陽明之脈が終わる時は、口や目がやたら動き物事に驚き恐れ身振り手振りをして訳が分からないことを叫ぶようになり顔色は黄色になる。これは手足の経脈が一時的に盛んになってもめぐらず亡くなる。

少陰之脈が終わる時は、顔色が黒くなって歯茎が委縮して歯が長くなったように見えて腹が張り、飲食物が入らず大小便も出なくなって亡くなる。

厥陰脈が終わる時は、胸の中が熱くなって咽喉が乾き小便が良く出て心臓が苦しくなって舌が巻いて話せなくなり、睾丸がひきって亡くなる。

太陰脈が終わる時は、腹が張って大小便が出ず呼吸困難になり吐き、吐く時には顔が赤くなる。仮に氣が上がらなければ大小便を吐くこともなく、顔色が黒くなり皮膚に光沢がなくなれば亡くなる。

10 経脈

雷公が黄帝に問う。禁服編を習った時に、「およそ刺鍼之理は経脈巡行から習
　　わなければいけない。経脈の走行を図り長短や氣血の多少を知って、内
　　病は五臓、外病は六腑に原因がある」ことを教えられた、このことにつ
　　いてさらに教えていただきたい。

黄帝　人の生が始まる時はまず精が成り、精がなって脳髄が生じ、骨が幹とな
　　り、脈が營なわれ、筋が剛くなり、肉が墻し、皮膚が堅く、毛髪が長く
　　なる、穀が胃に入り脈道が通じ血氣が行る。

雷公　経脈之生始について聞きたい。

黄帝　経脈は死生を決す百病が生じる處である。虚實が調わず通らないことが
　　あってはいけない。

訳者　これ以下の文はすでに拙著『愚解経脈論』で詳述しているために割愛す
　　る。

　　肺手太陰之脈．起于中焦．下絡大腸．還循胃口．上膈．屬肺．
　　從肺系橫出腋下．下循臑内．行少陰心主之前．下肘中．
　　循臂内上骨下廉．入寸口．上魚．循魚際．出大指之端．
　　其支者．從腕後．直出次指内廉．出其端．
　　是動則病肺脹滿膨膨．而喘咳．缺盆中痛．甚則交兩手而瞀．
　　此爲臂厥．
　　是主肺處生病者．欬上氣喘渴．煩心胸滿．臑臂内前廉痛．厥．
　　掌中熱．
　　氣盛有餘．則肩背痛．風寒汗出中風．小便數而欠．
　　氣虚．　則肩背痛寒．少氣不足以息．溺色變．
　　爲此諸病．盛則瀉之．虚則補之．熱則疾之．寒則留之．陷下則灸之．
　　不盛不虚．以経脈取之．
　　盛者．寸口大三倍于人迎．
　　虚者．則寸口反小于人迎也．
　　大腸手陽明之脈．起于大指次指之端．循指上廉．出合谷兩骨之間．

57

上入兩筋之中. 循臂上廉. 入肘外廉. 上臑外前廉. 上肩.

出髃骨之前廉. 上出于柱骨之會上. 下入缺盆. 絡肺. 下膈. 屬大腸.

其支者. 從缺盆. 上頸. 貫頰. 入下齒中. 還出挾口. 交人中.

左之右. 右之左. 上挾鼻孔.

是動. 則病齒痛頸腫.

是主津液處生病者. 目黃. 口乾. 鼽衄. 喉痺. 肩前臑痛.

大指次指痛不用.

氣有餘. 則當脈處過者熱腫. 虛則寒慄不復.

爲此諸病. 盛則瀉之. 虛則補之. 熱則疾之. 寒則留之. 陷下則灸之.
不盛不虛. 以経脈取之.

盛者. 人迎大三倍于寸口.

虛者. 人迎反小於寸口也.

胃足陽明之脈. 起於鼻之. 交頞中. 旁勞納太陽之脈. 下循鼻外.

入上上入齒中. 還出挾口. 環脣. 下交承漿. 却循頤後下廉. 出大迎.

循頰車. 上耳前. 過客主人. 循髮際. 至額顱.

其支者. 從大迎前. 下人迎. 循喉嚨. 入缺盆. 下膈. 屬胃. 絡脾.

其直者. 從缺盆. 下乳內廉. 下挾臍. 入氣街中.

其支者. 起于胃口. 下循腹裏. 下至氣街中而合. 以下髀關. 抵伏兔.
下膝臏中. 下循脛外廉. 下足跗. 入中指內間.

其支者. 下廉三寸而別. 下入中指外間.

其支者. 別跗上. 入大指間. 出其端.

是動. 則病洒洒振寒. 善呻數欠. 顏黑. 病至. 則惡人與火. 聞木聲.
則惕然而驚. 心欲動. 獨閉戶塞牖而處. 甚則欲上高而歌. 棄衣而走.
賁響腹脹. 是爲骭厥.

是主血處生病者. 狂瘧. 温淫汗出. 鼽衄. 口喎脣胗. 頸腫喉痺.

大腹水腫. 膝臏腫痛. 循膺. 乳. 氣街. 股. 伏兔. 骭外廉. 足跗上.
皆痛. 中指不用.

氣盛. 則身以前皆熱. 其有餘于胃. 則消穀善飢. 溺色黃.

氣不足. 則身以前皆寒慄. 胃中寒. 則脹滿.

爲此諸病. 盛則瀉之. 虛則補之. 熱則疾之. 寒則留之. 陷下則灸之.
不盛不虛. 以経脈取之.

盛者．人迎大三倍于寸口．

虚者．人迎反小于寸口也．

脾足太陰之脈．起于大指之端．循指内側白肉際．過核骨後．

上内踝前廉．上踹内．循脛骨後．交出厥陰之前．上膝股内前廉．

入腹．屬脾．絡胃．上膈．挾咽．連舌本木．散舌下．

其支者．復從胃別上膈．注心中．

是動．則病舌本強．食則嘔．胃脘痛．腹脹．善噫．得後與氣．

則快然如衰．身體皆重．

是主脾處生病者．舌本痛．體不能動搖．食不下．煩心．心下急痛．

溏瘕泄．水閉．黃疸．不能臥．強立．股膝内腫厥．足大指不用．

爲此諸病．盛則瀉之．虚則補之．熱則疾之．寒則留．陷下則灸之．

不盛不虚．以経脈取之．

盛者．寸口大三倍于人迎．

虚者．寸口反小于人迎．

心手少陰之脈．起于心中．出屬心系．下膈．絡小腸．

其支者．從心系．上挾咽．繫目系．

其直者．復從心系．却上肺．下出腋下．下循臑内後廉．

行太陰心主之後．下肘内．循臂内後廉．抵掌後銳脱骨之端．

入掌内後廉．循小指之内．出其端．

是動．則病嗌乾．心痛．渴而欲飲．是爲臂厥．

是主心處生病者．目黃．脇痛．臑臂内後廉痛厥．掌中熱痛．

爲此諸病．盛則瀉之．虚則補之．熱則疾之．寒則留．陷下則灸之．

不盛不虚．以経脈取之．

盛者．寸口大再倍于人迎．

虚者．寸口反小于人迎也．

小腸手太陽之脈．起于小指之端．循手外側．上腕．出踝中．

直上循臂骨下廉．

出肘内側兩筋之間．上循臑外後廉．出肩解．繞肩胛．交肩上．

入缺盆．絡心．循咽下膈．抵胃．屬小腸．

其支者．從缺盆．循頸．上頰．至目日銳眥．却入耳中．

其支者．別頰．上䪼．抵鼻．至目内眥．斜絡于顴顧．

59

是動．則病嗌痛頷腫．不可以顧．肩似拔技．臑似折．

是主液處生病者．耳聾．目黃．頰腫．頸頷肩臑肘臂外後廉痛．

爲此諸病．盛則瀉之．虛則補之．熱則疾之．寒則留之．陷下則灸之．
不盛不虛．以経脈取之．

盛者．人迎大再倍于寸口．

虛．人迎反小于寸口也．

膀胱足太陽之脈．起于目內眥．上額．交巔．

其支者．從巔至耳上角．

其直者．從巔入絡腦．還出別下項．循肩髆內．挾脊抵腰中．入循膂．
絡腎．屬膀胱．

其支者．從腰中．下挾脊．貫臀．入膕中．

其支者．從髆內．左右別．下貫胛．挾脊內．過髀樞．循髀外．
從後廉．下合膕中．以下貫踹內．出外踝之後．循京骨．至小指外側．
是動．則病衝頭痛．目似脫．項如拔．脊痛．腰似折．髀不可以曲．
膕如結．踹如裂．是爲踝厥．

是主筋處生病者．痔．瘧．狂癲疾．頭顖項痛．目黃．淚出．鼽衄．
項背腰尻膕踹脚皆痛．小指不用．

爲此諸病．盛則瀉之．虛則補之．熱則疾之．寒則留之．陷下則灸之．
不盛不虛．以経脈取之．

盛者．人迎大再倍于寸口．

虛者．人迎反小于寸口也．

腎足少陰之脈．起于小指之下．邪走足心．出于然谷之下．
循內踝之後．別入跟中．以上踹內．出膕內廉．上股內後廉．貫脊．
屬腎．絡膀胱．

其直者．從腎上貫肝膈．入肺中．循喉嚨．挾舌本．

其支者．從肺出絡心．注胸中．

是動．則病飢不欲食．面如漆柴．欬唾則有血．喝喝而喘．坐而欲起．
目䀮䀮如無處見．心如懸若飢狀．氣不足則善恐．心惕惕如人將捕之．
是爲骨厥．

是主腎處生病者．口熱．舌乾．咽腫．上氣．嗌乾及痛．煩心心痛．
黃疸．腸澼．脊股內後廉痛痿厥嗜臥．足下熱而痛．

60

爲此諸病. 盛則瀉之. 虛則補之. 熱則疾之. 寒則留之. 陷下則灸之.
不盛不虛. 以経脈取之. 灸則強食生肉. 緩帶被髮. 大杖重履而步.

盛者. 寸口大再倍于人迎.

虛者. 寸口反小于人迎也.

心主手厥陰心包絡之脈. 起于胸中. 出屬心包絡. 下膈. 歷絡三膲.

其支者. 循胸. 出中脇. 下腋三寸. 上抵腋下. 循臑内.

行太陰少陰之間. 入肘中. 下臂. 行兩筋之間. 入掌中. 循中指.
出其端.

其支者. 別掌中. 循小指次指. 出其端.

是動. 則病手心熱. 臂肘攣急. 腋腫. 甚則胸脇支滿.

心中憺憺大動. 面赤. 目黃. 喜笑不休.

是主脈處生病者. 煩心心痛. 掌中熱.

爲此諸病. 盛則瀉之. 虛則補之. 熱則疾之. 寒則留之. 陷下則灸之.
不盛不虛. 以経脈取之.

盛者. 寸口大一倍于人迎.

虛者. 寸口反小于人迎也.

三焦手少陽之脈. 起于小指次指之端. 上出兩指之間. 循手表腕.
出臂外兩骨之間. 上貫肘. 循臑外. 上肩而交出足少陽之後. 入缺盆.
布膻中. 散落心包. 下膈. 循屬三焦.

其支者. 從膻中. 上出缺盆. 上項. 繫耳後. 直上出耳上角. 以屈.
下頰. 至䪼.

其支者. 從耳後. 入耳中. 出走耳前. 過客主人前. 交頰.
至目自銳眥.

是動. 則病耳聾渾渾焞焞. 嗌腫喉痺.

是主氣處生病者. 汗出. 目銳眥痛. 頰痛. 耳後肩臑肘臂外皆痛.
小指次指不用.

爲此諸病. 盛則瀉之. 虛則補之. 熱則疾之. 寒則留之. 陷下則灸之.
不盛不虛. 以経脈取之.

盛者. 人迎大一倍于寸口.

虛者. 人迎反小于寸口也.

膽足少陽之脈. 起于目銳眥. 上抵頭角. 下耳後. 循頸行手少陽之前.

61

至肩上.

却交出手少陽之後. 入缺盆.

其支者. 從耳後. 入耳中. 出走耳前. 至目銳眥後.

其支者. 別銳眥. 下大迎. 合于手少陽. 抵于頗. 下加頰車. 下頸.

合缺盆. 以下胸中. 貫膈. 絡肝. 屬膽. 循脇裏. 出氣街. 繞毛際.

橫入髀厭中.

其直者. 從缺盆. 下腋. 循胸. 過季脇. 下合髀厭中. 以下循髀陽.

出膝外廉.

下外輔骨之前直下抵絕骨之端. 下出外踝之前. 循足跗上.

入小指次指之間.

其支者. 別跗上. 入大指之間. 循大指岐骨內. 出其端. 還貫爪甲.

出三毛.

是動. 則病口苦. 善大息. 心脇痛. 不能轉側. 甚則面微有塵.

體無膏澤. 足外反熱. 是爲陽厥.

是主骨處生病者. 頭痛頷痛. 目銳眥痛. 缺盆中腫痛. 腋下腫.

馬刀俠癭. 汗出振寒瘧. 胸脇肋髀膝外. 至脛絕骨外踝前.

及諸節皆痛. 小指次指不用.

爲此諸病. 盛則瀉之. 虛則補之. 熱則疾之. 寒則留之. 陷下則灸之.

不盛不虛. 以経脈取之.

盛者. 人迎大一倍于寸口.

虛者. 人迎反小于寸口也.

肝足厥陰之脈. 起于大指叢毛之際. 上循足跗上廉. 去內踝一寸.

上踝八寸. 交出太陰之後. 上膕內廉. 循股陰. 入毛中. 過陰器.

抵小腹. 挾胃. 屬肝. 絡膽. 上貫膈. 布脇肋. 循喉嚨之後.

上入頏顙. 連目系. 上出額. 與督脈會于巔.

其支者. 從目系. 下頰裏. 環脣內.

其支者. 復從肝別. 貫膈. 上注肺.

是動. 則病腰痛不可以俛仰. 丈夫瘄疝. 婦人少腹腫. 甚則嗌乾.

面塵脫色.

是主肝處生病者. 胸滿嘔逆. 飱泄. 狐疝. 遺溺. 閉癃.

爲此諸病. 盛則瀉之. 虛則補之. 熱則疾之. 寒則留之. 陷下則灸之.

不盛不虚．以経脈取之．

盛者．寸口大一倍于人迎．

虚者．寸口反小于人迎也．

手太陰氣絶．則皮毛焦．太陰者．行氣温于皮毛者也．故氣不榮．
則皮毛焦．皮毛焦．則津液去皮節．津液去皮節者．則爪枯毛折．
毛折者．則毛先死．
丙篤丁死．火勝金也．

手少陰氣絶．則脈不通．脈不通．則血不流．血不流．則髦色不澤．
故其面黒如漆柴者．血先死．
壬篤癸死．水勝火也．

足太陰氣絶者．則脈不榮肌肉．脣舌者．肌肉之本也．脈不榮．
則肌肉軟．肌肉軟．則舌萎人中滿．人中滿則脣反．脣反者．肉先死．
甲篤乙死．木勝土也．

足少陰氣絶．則骨枯．少陰者．冬脈也．伏行而濡骨髄者也．
故骨不濡．則肉不能著也．骨肉不相親．則肉軟却．肉軟却．
故齒長而垢．髪無澤．髪無澤者．骨先死．
戊篤己死．土勝水也．

足厥陰氣絶．則筋絶．厥陰者．肝脈也．肝者．筋之合也．筋者．
聚于陰氣．而脈絡于舌本也．故脈弗榮．則筋急．筋急則引舌與卵．
故脣青舌卷卵縮．則筋先死．
庚篤辛死．金勝木也．

五臓の陰氣が絶えると目に関わる全ての経脈絡に支障が出て焦点が合
わなくなりフラつく、肉体よりも神志が先に機能停止したからであ
る。この状態では一日半位で亡くなる。

六腑陽氣が絶えると陰陽交会されずに腠理が閉まらず發泄、汗出して
止まらなくなる。この状態が朝からなれば夕方には亡くなるし、夕方
では翌朝には亡くなる。

黄帝　十二経脈は分肉之間に伏行して深部を行くので見ることはできないが、
　　　足太陰経脈上で外踝を通る處だけ常に見る事ができる。骨上である故に

隠せないからである。それ以外で浮いて見えるのは全て絡脈である。六
経脈絡で手陽明経脈と手少陽之大絡は五指間から起こり肘中に合う。
　飲酒は衛氣が先に皮膚を行り絡脈が満ちる。先に絡脈が陽氣盛になれば
衛氣も同時に発表して後から營氣が満ちて経脈大盛する。これは通常の
生理現象である。しかし酒を飲まない時などでも突然脈が盛大になるこ
とがある。それは皆邪氣が体内に留まり動かず熱を持ったか、堅くなら
ず陥没して窪んだか、いずれも他と同じ様子ではない事からも経脈之動
を知ることができる。

雷公　経脈之與絡脈異を知る方法は何か。

黄帝　経脈者は常に不可見である故に虚實は氣口で知るしかない。脈として見
　　　るのは皆絡脈である。

雷公　未だ細子が釈然としない。

黄帝　諸絡脈は皆大節之間を通経脈することが不能で、必ず体表の皮中を行り
　　　経脈に出入するので皆外に現れる故に諸絡脈へ刺鍼する場合は必堅結上
　　　に刺鍼する。堅結なく瘀血があれば躊躇せず取穴して邪氣を瀉す。瘀血
　　　を留めると痺病になる。
　　　　およそ絡脈を診て絡脈色青則寒且痛、赤則有熱。胃中寒は手魚之絡多
　　　青。胃中有熱は魚際絡赤。暴黒者留久痺。有赤、有黒、有青は寒熱氣。
　　　青短少氣。
　　　　およそ刺寒熱は多血絡にある。必ず二日に一回瀉血して瘀血が悉くなく
　　　なれば止めて虚實を調える。そして脈小短の場合に瀉血して苦悶し言葉
　　　が出なくなった時は急いで坐らせる。

訳者　これ以下の文はすでに拙著『愚解経脈論』で詳述しているために割愛す
　　　る。
　　　□　**手太陰之別**. 名日列缺. 起于腕上分間. 並太陰之経脈. 直入掌中.
　　　　　散入于魚際.
　　　　　其病實則手鋭掌熱. 虚則欠欬. 小便遺數. 取之去腕半寸.
　　　　　別走陽明也.
　　　□　**手少陰之別**. 名日通里. 去腕一寸半. 別而上行. 循経脈入于心中.
　　　　　繋舌本. 屬目系.

其實則支鬲. 虛則不能言. 取之掌後一寸. 別走太陽也.

☐ **手心主之別**. 名曰內關. 去腕二寸. 出于兩筋之間.

循経脈以上繫于心包. 絡心系.

實則心痛. 虛則爲頭強. 取之兩筋間也.

☐ **手太陽之別**. 名曰支正. 上腕五寸. 内注註少陰.

其別者. 上走肘. 絡肩髃.

實則節弛肘廢. 虛則生疣. 小者如指痂疥. 取之處別也.

☐ **手陽明之別**. 名曰偏歷. 去腕三寸. 別入太陰.

其別者. 上循臂. 乘肩髃. 上曲頰偏齒.

其別者. 入耳. 合于宗脈.

實則齲聾. 虛則齒寒痺隔. 取之處別也.

☐ **手少陽之別**. 名曰外關. 去腕二寸. 外遶臂. 注胸中. 合心主.

病實則肘攣. 虛則不收. 取之處別也.

☐ **足太陽之別**. 名曰飛陽. 去踝七寸. 別走少陰.

實則鼽窒頭背痛. 虛則鼽衄. 取之處別也.

☐ **足少陽之別**. 名曰光明. 去踝五寸. 別走厥陰. 下絡足跗.

實則厥. 虛則痿躄. 坐不能起. 取之處別也.

☐ **足陽明之別**. 名曰豐隆. 去踝八寸. 別走太陰.

其別者. 循脛骨外廉. 上絡頭項. 合諸経脈之氣. 下絡喉嗌.

其病氣逆則喉痺瘁瘖.

實則狂顛. 虛則足不收脛枯. 取之處別也.

☐ **足太陰之別**. 名曰公孫. 去本節之後一寸. 別走陽明.

其別者. 入絡腸胃. 厥氣上逆則霍亂.

實則腸中切痛. 虛則鼓皷脹. 取之處別也.

☐ **足少陰之別**. 名曰大鍾. 當踝後繞跟. 別走太陽.

其別者. 并経脈上走于心包. 下外貫腰脊. 其病氣逆則煩悶.

實則閉癃. 虛則腰痛. 取之處別也.

☐ **足厥陰之別**. 名曰蠡溝. 去內踝五寸. 別走少陽.

其別者. 循徑脛上睾結于莖. 其病氣逆則睾腫卒疝.

實則挺長. 虛則暴癢. 取之處別也.

☐ **任脈之別**. 名曰尾翳. 下鳩尾. 散于腹.

實則腹皮痛. 虛則癢掻. 取之處別也.

□　**督脈之別**. 名日長強. 挾膂上項. 散頭上. 下當肩胛左右.
　　別走太陽. 入貫膂.
　　實則脊強. 虛則頭重. 高搖之. 挾脊之有過者. 取之處別也.

□　**脾之大絡**. 名日大包. 出淵腋下三寸. 布胸脇.
　　實則身盡痛. 虛則百節盡皆縱. 此脈若羅. 絡之血者.
　　皆取之脾之大絡脈也.

この十五絡は實症では必ず現れるが虛症では必ず窪んで現れにくい。その時は上下を探せばよい。人の経脈に些異が有る様に絡脈もまた些異がある。

11 経別

黄帝が岐伯に問う。人が天道に合うのは内に五臓有って五音、五色、五時、五味、五位に應じているからと聞いた。内臓の外には六腑あって六律に應じている。その六律は陰陽諸経脈に繫がり十二月、十二、十二節、十二経脈水、十二時、十二経脈へと變化する。これは五臓六腑と天道とが應じるからである。十二経脈は人が生まれた時に発し、病は十二経脈の律に従って発症するのであるから、人の病を治すには十二経脈を駆使して病の発起を探求して対處しなければいけない。因って初学者も経脈経験が深い者も常に學んで工に使わなければいけない。しかし粗雑な醫家は重要性が理解出来ず、上級の醫家程常に苦悩している。改めて十二経脈の離合出入について問いたい。

岐伯が最敬礼をして「真に英明な問でしょう。この問いは粗雑な醫家では問題にもしない處ですが、上級の醫家のみ氣になるところです。この問いに対し悉くお答えしよう。」

訳者 これ以下の文はすでに拙著『愚解経脈論』で詳述しているために割愛する。

□ **足太陽之正**. 別入于膕中. 其一道. 下尻五寸. 別入于肛.
屬于膀胱. 散之腎. 循膂. 當心入散. 直者. 従膂上出于項.
復屬于太陽. 此爲一経脈也.

□ **足少陰之正**. 至膕中. 別走太陽而合. 上至腎. 當十四顀傾.
出屬帶脈. 直者. 繫舌本. 復出于項. 合于太陽大陽. 此爲一合.
成以諸陰之別. 皆爲正也.

□ **足少陽之正**. 繞髀. 入毛際. 合于厥陰. 別者. 入季脇之間.
循胸裏. 屬膽. 散之上肝. 貫心. 以上挾咽. 出頤頷中. 散于面.
繫目系. 合少陽于外眥背也.

□ **足厥陰之正**. 別跗上. 上至毛際. 合于少陽. 與別倶行.
此爲一合也.

□ **足陽明之正**. 上至髀. 入于腹裏. 屬胃. 散之脾. 上通于心.

上循咽. 出于口. 上頞頄. 還繫目系. 合于陽明也.

☐ **足太陰之正**. 上至髀. 合于陽明. 與別俱行. 上結于咽. 貫舌中.
此爲三合也.

☐ **手太陽之正**. 指地. 別于肩解. 入腋. 走心. 繫小腸也.

☐ **手少陰之正**. 別入于淵腋兩筋之間. 屬于心. 上走喉嚨. 出于面而.
合目内眥. 此爲四合也.

☐ **手少陽之正**. 指天. 別于巓. 入缺盆. 下走三焦. 散于胸中也.

☐ **手心主之正**. 別下淵腋三寸. 入胸中. 別屬三焦. 出循喉嚨.
出耳後. 合少陽完骨之下. 此爲五合也.

☐ **手陽明之正**. 從手循膺乳. 別于肩髃. 入柱骨. 下走大腸. 屬于肺.
上循喉嚨. 出缺盆. 合于陽明也.

☐ **手太陰之正**. 別入淵腋. 少陰之前. 入走肺. 散之大腸太陽.
上出缺盆. 循喉嚨. 復合陽明. 此六合也.

12 経水

黄帝が岐伯に問う。十二経脈は外部に十二経水に合い内部の五臓六腑に属す。その十二経水は大小、深浅、廣狭、遠近があり各不同である。また五臓六腑も高下、小大、受穀の多少等があって不同である。この両者には相應性があるのだろうか。経水は水を受けて行り、五臓は神氣魂魄を臟し、六腑は穀を受けて化して氣を受けて上方に揚げる。経脈は血を受けて全身を營み配分する律の生理と治法に基いて行る。この論理による刺鍼の深浅、灸の壯數について聞きたい。

岐伯　善き問い也。天は至高故に度を圖ることが不可、地は至廣故に量を知ることは不可であることと同等の問いである。人は天地之間に生まれ内に六合が生じる。則ち人として天之高さや地之廣さを知ることは至難の事であるが、それが仮に八尺之人であれば皮肉に触れることが可能であるし、外から計測して度量を圖ることも可能である。そして死体を解剖して見ることも可能で、臟の堅脆、腑之大小、穀之多少、脈之長短、血之清濁、氣之多少、十二経脈の多血少氣、少血多氣、多血氣、少血氣等の全てを知ることが可能で、これを基準に刺鍼、艾灸を使い経脈氣を調える治法には定石がある。

黄帝　聞いて耳には心地よいが理解不能である、仔細が聞きたい。

岐伯　人は天地に應じて陰陽の律に營まれているのでよく観察探求しなければいけない。

　　　足太陽、外は清水、内は膀胱に屬して水道に通ず。

　　　足少陽、外は渭水、内は膽に屬す。

　　　足陽明、外は海水、内は胃に屬す。

　　　足太陰、外は湖水、内は脾に屬す。

　　　足少陰、外は汝水、内は腎に屬す。

　　　足厥陰、外は澠水、内は肝に屬す。

　　　手太陽、外は淮水、内は小腸に屬して水道を出す。

　　　手少陽、外は潔水、内は三焦に屬す。

　　　手陽明、外は江水、内は大腸に屬す。

69

手太陰、外は河水、内は肺に屬す。

手少陰、外は濟水、内は心に屬す。

手心主、外は漳水、内は心包に屬す。

およそこの五臓六腑、十二経水は自然界の蒸泄と降雨の如く外に源泉が有り内に稟る處が有る。このように皆内外相貫して無端の環の如く人経脈もまた同様に循環する。

天は陽を爲して地は陰を爲す、腰以上は天を爲して腰以下は地を爲す。

海北を陰と爲して湖北を陰中之陰と爲す。

漳南を陽と爲して河北から至漳を陽中之陰と爲す。

漯南から江に至るのを陽中之太陽と爲す。

このたとえの様に人体と自然界は共通する箇處が多い。

黄帝 経水と経脈は互いに應じる事は理解したが、経水と経脈の長短、遠近深淺も差があり水血の多少も不同である、どのように刺鍼に応用するのか。

岐伯 足陽明は五臓六腑之海で脈は大きく血多、氣盛熱壯であるから刺鍼は深刺でないと邪氣が不弗散するので留めなければ瀉せない。

足陽明は刺深六分、留十呼.

足太陽は刺深五分、留七呼.

足少陽は刺深四分、留五呼.

足太陰は刺深三分、留四呼.

足少陰は刺深二分、留三呼.

足厥陰は刺深一分、留二呼.

手之三陰三陽経脈は氣を受けるのが近く氣來も早いので、刺鍼の深さは皆二分を過ぎないし留鍼も皆一呼を過ぎない。

但し病人の少長、大小、肥痩により醫家の時々の判断で適宜變えることがあり、その判断を「天之常法」と謂う。灸も同様に過灸すると火邪の害となり骨枯、脈濇となる。刺鍼の過は則ち脱氣となる。

黄帝 経脈の大小、血の多少、膚の厚薄、肉の堅脆、膕の大小等は何を基準にするのか。

岐伯 基準は中程度で脱肉が甚だしくなく血氣が衰えていない者を標準にする。仮に痏痩して形肉脱の者は基準にならない、そのような病人は審ら

かに切診して寒温、盛衰を確認して調え適切に治療すればよい。

13 経筋

訳者　本編はすでに拙著『愚解経脈論』で詳述しているために割愛する。

足太陽之筋．起于足小指．上結于踝．邪上結于膝．其下循足外側．結于踵．
上循跟．結于膕．

其別者．結于踹外．上膕中内廉．與膕中并．上結于臀．上挾脊．上項．

其支者．別入結于舌本．

其直者．結于枕骨．上頭．下顔．結于鼻．

其支者．爲目上網．下結于頄．

其支者．從腋後外廉．結于肩髃．

其支者．入腋下．上出缺盆．上結于完骨．

其支者．出缺盆．邪上出于頄．

其病小指支跟腫痛．膕攣．脊反折．項筋急．肩不擧．腋支缺盆中紐痛．
不可左右搖．

治在燔鍼劫刺．以知爲數．以痛爲輸．名曰仲春痹．

足少陽之筋．起于小指次指．上結外踝．上循脛外廉．結于膝外廉．

其支者．別起外輔骨．上走髀．前者結于伏兔之上．後者結于尻．

其直者．上乘眇季脇．上走腋前廉．繋于膺乳．結于缺盆．

其直者．上出腋．貫缺盆．出太陽之前．循耳後．上額角．交巓上．下走頷．
上結于頄．

其支者．結于目眥．爲外維．

其病小指次指支轉筋．引膝外轉筋．膝不可屈伸．膕筋急．前引髀．後引尻．
即上乘眇季脇痛．上引缺盆膺乳．頸維筋急．從左之右．右目不開．上過右角．
並蹻脈而行．左絡于右．故傷左角．右足不用．命曰維筋相交．

治在燔鍼劫刺．以知爲數．以痛爲輸．名曰孟春痹也．

足陽明之筋．起于中三指．結于跗上．邪外上加于輔骨．上結于膝外廉．
直上結于髀樞．上循脇．屬脊．

其直者．上循骭髀．結于膝．

其支者．結于外輔骨．合少陽．

其直者．上循伏兔．上結于髀．聚于陰器．上腹而布．至缺盆而結．上頸．

上挾口. 合于頄. 下結于鼻. 上合于太陽. 太陽爲目上網. 陽明爲目下網.

其支者. 從頰結于耳前.

其病足中指支脛轉筋. 脚跳堅. 伏兔轉筋. 髀前腫. 㿉潰疝. 腹筋急.

引缺盆及頰. 卒口僻. 急者. 目不合. 熱則筋縱. 目不開. 頰筋有寒.

則急引頰移口. 有熱. 則筋弛縱緩不勝收. 故僻.

治之以馬膏. 膏其急者. 以白酒和桂. 以塗其緩者. 以桑鉤鉤之. 即以生桑灰.

置之坎中. 高下以坐等. 以膏熨急頰. 且飲美酒. 噉美炙肉. 不飲酒者自強也.

爲之三拊而已.

治在燔鍼劫刺. 以知爲數. 以痛爲輸. 名曰季春痺也.

足太陰之筋. 起于大指之端內側. 上結于內踝.

其直者. 絡于膝內輔骨. 上循陰股. 結于髀. 聚于陰器. 上腹. 結于臍.

循腹裏. 結于肋. 散于胸中. 其內者. 著于脊.

其病足大指支內踝痛. 轉筋痛. 膝內輔骨痛. 陰股引髀而痛. 陰器紐痛.

下引臍兩脇痛. 引膺中脊內痛.

治在燔鍼劫刺. 以知爲數. 以痛爲輸. 命曰孟秋痺也.

足少陰之筋. 起于小指之下. 並足太陰之筋. 邪走內踝之下. 結于踵.

與太陽之筋合. 而上結于內輔之下. 並太陰之筋. 而上循陰股. 結于陰器.

循脊內. 挾膂. 上至項. 結于枕骨. 與足太陽之筋合.

其病足下轉筋. 及處過而結者. 皆痛及轉筋. 病在此者. 主癇瘛及痙. 在外者.

不能俛. 在內者不能仰. 故陽病者. 腰反折. 不能俛. 陰病者. 不能仰.

治在燔鍼劫刺. 以知爲數. 以痛爲輸. 在內者. 熨引飲藥. 此筋折紐.

紐發數甚者. 死不治. 名曰仲秋痺也.

足厥陰之筋. 起于大指之上. 上結于內踝之前. 上循脛. 上結內輔之下.

上循陰股. 結于陰器. 絡諸筋.

其病足大指捕支內踝之前痛. 內輔痛. 陰股痛轉筋. 陰器不用. 傷於內.

則不起. 傷於寒. 則陰縮入. 傷於熱. 則縱挺不收. 治在行水清陰氣.

其病轉筋者. 治在燔鍼劫刺. 以知爲數. 以痛爲輸. 命曰季秋痺也.

手太陽之筋. 起于小指之上. 結于腕. 上循臂內廉. 結于肘內銳骨之後.

彈之應小指之上. 入結于腋下.

其支者. 後走腋後廉. 上繞肩胛. 循頸. 出走太陽之前. 結于耳後完骨.

其支者. 入耳中.

73

其直者. 出耳上. 下結于頷. 上屬目外眥.

其病小指支肘內銳骨後廉痛. 循臂陰. 入腋下. 腋下痛. 腋後廉痛. 繞肩胛.

引頸而痛. 應耳中鳴痛. 引頷. 目瞑. 良久乃得視. 頸筋急. 則爲筋瘻頸腫.

寒熱在頸者. 治在燔鍼劫刺之. 以知爲數. 以痛爲輸. 其爲腫者. 復而銳之.

本支者. 上曲牙. 循耳前. 屬目外眥. 上頷. 結于角. 其痛當處過者. 支轉筋.

治在燔鍼劫刺. 以知爲數. 以痛爲輸. 名曰仲夏痺也.

手少陽之筋. 起于小指次指之端. 結于腕. 上循臂. 結于肘. 上繞臑外廉.

上肩. 走頸. 合手太陽.

其支者. 當曲頰. 入繫舌本.

其支者. 上曲牙. 循耳前. 屬目外眥. 上乘頷. 結于角.

其病當處過者. 即支轉筋. 舌卷.

治在燔鍼劫刺. 以知爲數. 以痛爲輸. 名曰季夏痺也.

手陽明之筋. 起于大指次指之端. 結于腕. 上循臂. 上結于肘外. 上臑.

結于髃.

其支者. 繞肩胛. 挾脊. 直者. 從肩髃上頸.

其支者. 上頰. 結于頄. 直者. 上出手太陽之前. 上左角. 絡頭. 下右頷.

其病當處過者. 支痛及轉筋. 肩不擧. 頸不可左右視.

治在燔鍼劫刺. 以知爲數. 以痛爲輸. 名曰孟夏痺也.

手太陰之筋. 起于大指之上. 循指上行. 結于魚後. 行寸口外側. 上循臂.

結肘中. 上臑內廉. 入腋下. 出缺盆.

結肩前髃. 上結缺盆. 下結胸裏. 散貫賁. 合賁. 下抵季脇.

其病當處過者. 支轉筋痛. 甚成息賁. 脇急吐血.

治在燔鍼劫刺. 以知爲數. 以痛爲輸. 名曰仲冬痺也.

手心主之筋. 起于中指. 與太陰之筋並行. 結于肘內廉. 上臂陰. 結腋下.

下散前後挾脇.

其支者. 入腋. 散胸中. 結于臂.

其病當處過者. 支轉筋. 前及胸痛息賁.

治在燔鍼劫刺. 以知爲數. 以痛爲輸. 名曰孟冬痺也.

手少陰之筋. 起于小指之內側. 結于銳骨. 上結肘內廉. 上入腋. 交太陰.

挾乳裏. 結于胸中. 循臂. 下繫于臍.

其病內急. 心承伏梁. 下爲肘網. 其病當處過者. 支轉筋筋痛.

治在燔鍼劫刺. 以知爲數. 以痛爲輸. 其成伏梁唾血膿者. 死不治.

經脈筋之病. 寒則反折筋急. 熱則筋弛縱不收. 陰痿不用. 陽急則反折.
陰急則俛不伸.

焠刺者. 刺寒急也. 熱則筋縱不收. 無用燔鍼. 名曰季冬痺也.

足之陽明. 手之太陽. 筋急則口目爲僻. 眥急不能卒視. 治皆如右方也.

14 骨度

黄帝が伯高に問う。脈度は経脈の長短を謂うが何を基準にして正確に計るのか。

伯高　先に骨節之大小、廣狹、長短を基準にして脈度を定める。

黄帝　衆人の基準を七尺五寸にすると、骨節の大小長短はどうか。

伯高　頭之大骨圍　　　　　　　　　　　二尺六寸.

　　　胸圍　　　　　　　　　　　　　　四尺五寸.

　　　腰圍　　　　　　　　　　　　　　四尺二寸.

　　　髮處覆者.　顱至項.　　　　　　　一尺二寸.

　　　髮以下至頤.　　　　　長　　　　一尺.

但し君子の場合は両者を同時に計って定める。

　　　結喉以下至缺盆中.　　　長　　　　　　四寸.

　　　缺盆以下至𩩲骭.　　　　長　　　　　　九寸.　過則肺大.　不滿則肺小.

　　　𩩲骭以下至天樞.　　　　長　　　　　　八寸.　過則胃大.　不及則胃小.

　　　天樞以下至横骨.　　　　長　　　　　　六寸半.　過則廻腸廣長.

　　　　　　　　　　　　　　　　　　　　　　　　　　不滿則狹短.

　　　横骨　　　　　　　　　　長　　　　　　六寸半.

　　　横骨上廉以下.　至内輔之上廉.　長一尺八寸.

　　　内輔之上廉以下至下廉.　　長　　　　　　三寸半.

　　　内輔下廉下至内踝.　　　長　　　　一尺三寸.

　　　内踝以下至地.　　　　　長　　　　　　三寸.

　　　膝膕以下至跗屬.　　　　長　　　　一尺六寸.

　　　跗屬以下至地.　　　　　長　　　　　　三寸.　故骨圍大則大過.

　　　　　　　　　　　　　　　　　　　　　　　　　　小則不及.

　　　角以下至柱骨.　　　　　長　　　　一尺.

　　　行腋中不見者.　　　　　長　　　　　　四寸.

　　　腋以下至季脇.　　　　　長　　　　一尺二寸.

　　　季脇以下至髀樞.　　　　長　　　　　　六寸.

　　　髀樞以下至膝中.　　　　長　　　　一尺九寸.

膝以下至外踝.	長	一尺六寸.
外踝以下至京骨.	長	三寸.
京骨以下至地.	長	一寸.
耳後當完骨者.	廣	九寸.
耳前當耳門者.	廣	一尺三寸.
兩顴之間.	相去	七寸.
兩乳之間.	廣	九寸半.
兩髀之間.	廣	六寸半.
足長		一尺二寸. 廣四寸半.
肩至肘.	長	一尺七寸.
肘至腕.	長	一尺二寸半.
腕至中指本節.	長	四寸.
本節至其末.	長	四寸半.
項髮以下至背骨.	長	二寸半.

膂骨以下至尾骶. 二十一節. 長　三尺.

上部七節の長さは一寸四分之一厘で若干の端数は七節以下に有る。

故上七節至于膂骨. 九寸八分分之七.

これが衆人の骨度である。これを基準に経脈之長短を定める。故身体を観て経脈が浮堅而大で現れる者は多血、細而沈者は多氣である。

15 五十營

黄帝　五十營について聞きたい。

岐伯　天が二十八宿を周る時の宿毎の距離は三十六分で、天周行一昼一夜
　　　は三十六分×二十八宿で一周千八分、人の経脈は上下、左右、前後に
　　　二十八脈ある、周身十六丈二尺を行り天の二十八宿に應じる。漏水下百
　　　刻を一日の基準にして晝夜を分けると、

　　　人は一呼で脈は二動、氣は三寸行る。

　　　　　一吸で脈は二動、氣は三寸行る。そして呼吸が定まっていれば氣は
　　　　　六寸行る。

　　　　　　　十息で氣は六尺行り日に二分行る。

　　　　　二百七十息で氣は十六丈二尺行る。この間に氣は上下交流して身体
　　　　　一周して　　　　　　　　　　　　下水二刻で日に二十五分行る。

　　　　　五百四十息で氣は身体を二周行り下水四刻で日に四十分行る。

　　　　　二千七百息で氣は身体を十周行り下水二十刻で日に五宿二十分行る。

　　　一万三千五百息で氣は身体を五十營行り下水百刻で日に二十八宿行る。
　　　漏水が悉くなくなり経脈も五十周行り終わる。

　　　所謂経脈が上下に一昼一夜交通する者を漏水下百刻で計算するとおよそ
　　　八百十丈行る。

16 營氣

黄帝　營氣が行るには飲食から得た水穀の精氣を受納することが最も大事である。穀が胃に入り腐熟されて精微と化した後肺傳して流溢し外に布散する。精専者は経脈隧行して常に營み途切れることはなく終っても復び始まる事で「天地之紀」と謂う。そして氣が太陰より出て手陽明に注ぎ、上行して足陽明に至る。

下行して跗上に至り大指間から太陰に合う。

上行して脾を抵り脾経脈を経て注心中から手少陰を行る、腋下臂より出て小指から手太陽に合う。

上行して乘腋頤内を出て目内眥、上巓下項から足太陽に合い脊を循って尻に下る。

下行して小指之端から足心を行り足少陰に注ぐ。

上行して腎に注ぎ腎経脈に従い心外から胸中に散じて心主脈を行り、腋下臂より出て兩筋之間から掌中に入り中指之端に出て小指次指之端還り手少陽に合う。

上行して膻中から三焦に散じて從三焦、膽から脇より出て足少陽に注ぐ。

下行して跗上に至り復た從跗注大指間から足厥陰に合う。

上行して肝に至り肝より上り肺に至る。

上方は喉嚨を行り頏顙之竅より入って畜門で究える。

其支別は額に上って巓を行り項中を下って脊入骶を行る、これが督脈である。

陰器を絡い過ぎて毛中に上がり臍中に入り上って腹裏を行る、そして缺盆に入って下り肺中に注ぎ復た太陰に出るのが營氣行で絶え間なく順行する。

79

17 脈度

黄帝　脈度について聞きたい。

岐伯　手之六陽は手から頭に至る。各経脈の長さが五尺なので五尺×六脈は三丈である。

手之六陰は手から胸中に至る。各経脈の長さが三尺五寸なので三尺×六脈は一丈八尺、五寸×六脈は三尺、合わせて二丈一尺である。

足之六陽は足から頭上に至る。各経脈の長さが八尺なので六脈×八尺は四丈八尺である。

足之六陰は足から胸中に至る。各経脈の長さが六尺五寸なので六尺×六脈は三丈六尺、五寸×六脈は三尺、合わせて三丈九尺である。

蹻脈は足から目に至る。各経脈の長さが七尺五寸なので二脈×七尺は一丈四尺、二脈×五寸は一尺、合わせて一丈五尺である。

督脈と任脈は各経脈の長さが四尺五寸なので二脈×四尺は八尺、二脈×五寸は一尺、合わせて九尺でおよそ十六丈二尺となる。これが大経脈を行る基準度量である。

経脈は内裏を行くので見えないが経脈から分岐して経脈よりも外を行るのを「絡脈」と謂う、絡脈より分岐してさらに外を行るのを「孫絡脈」と謂う。この絡脈と孫絡脈が血盛になれば二絡脈により邪氣を除く為に瀉法を行い、虚者は飲藥で補法を行えばよい。

五臓氣は常に上方の七竅より臓内の様子を閲卵することができる。

故肺氣は鼻に通じるので肺氣が和せば則ち鼻は能く臭香を知る。

　心氣は舌に通じるので心氣が和せば則ち舌は能く五味を知る。

　肝氣は目に通じるので肝氣が和せば則ち目は能く五色を辨つ。

　脾氣は口に通じるので脾氣が和せば則ち口は能く五穀を知る。

　腎氣は耳に通じるので腎氣が和せば則ち耳は能く五音を聞く。

五臓不和は七竅が不通となる。

六腑不和は氣は留まって癰を爲す。

故邪氣が腑に在れば陽脈不和になり、陽脈不和は氣が留まり、氣留は陽氣盛となる。

陽氣大盛は陰経脈不利なり、陰脈不利は血が留まり、血留は則陰氣盛となる。

陰氣大盛は陽氣不能して榮えない「關」と謂う。

陽氣大盛は陰氣が正常に身体を営めない「格」と謂う。

陰陽倶盛は相互に交流出来なくなる「關格」と謂う。關格は予期せずに死ぬ。

黄帝　蹻脈は何處に始まり至るのか、その働きは。

岐伯　蹻脈は少陰之別脈で然骨之後に起こり内踝より陰股に向かい直上する、そして陰部より胸裏に上がり缺盆に入って人迎前に出て頄に入り目内眥に致る。太陽経脈と陽蹻脈は合わさって上行し濡目の作用を行う。氣が不榮では目は閉合できない。

黄帝　獨り脈氣が五臓を行って六腑を不榮するのは何故か。

岐伯　脈氣には行らない處は無く水流の如く日月行に不休が無い如く、陰脈は臓を榮い陽脈は腑を榮う様子は無端の環の如くである。その流溢した氣が内の臓腑を灌漑し外の腠理を濡す。

黄帝　蹻脈に陰陽有る、その準脈はどちらか。

岐伯　男子は陽、女子は陰數が基準になるので男子は陽蹻脈が基準、女子は陰蹻脈が基準になり、それ以外は互いに絡脈になる。

81

18 營衞生會

黄帝が岐伯に問う。人は氣を何處から受けるのか、陰陽は何處で會するのか、
　　　何れの氣を營と爲すのか、何れの氣を衞と爲すのか、營は何處で生じ、
　　　衞とは何處で會するのか、老壯の氣は不同であるから陰陽で行る部位が
　　　異なるはずである、その會する状況を聞きたい。

岐伯　人は穀より受氣する。穀は胃に入り精微に化して肺に傳わり五臓六腑は
　　　皆受氣することになる。
　　　化成される精微の清者を營と爲し濁者を衞と爲す。營は脈中を行り衞は
　　　脈外を行る。營氣は不休身周して五十周し復た大會に戻る、陰陽相貫は
　　　無端の環の如きである。
　　　衞氣は陰部を二十五度行り、陽部を二十五度行り、晝夜を通して五十度
　　　行る故に衞氣は頭部の陽から起こり陰部の脚に至り止まる。
　　　衞氣が日中に陽部位を循行する時は陽が重なるので「重陽」と謂い、
　　　　　　夜半に陰部位を循行する時は陰が重なるので「重陰」と謂う。
　　　營氣が脈中を行る時は太陰から始まり太陰に戻るので「内主」と謂い、
　　　衞氣が脈外を行る時は太陽から始まり太陽に戻るので「外主」と謂う。
　　　このように營氣と衞氣は晝夜で行り方が分かれ各二十五度順行する。
　　　夜半は陰氣が盛んになる時間帯だが、夜半過ぎて明け方近くになり陰氣
　　　が衰え、日照すれば陰氣は悉く衰退し陽氣が盛んな時間帯になる。
　　　日中は陽氣が盛んになる時間帯だが、夕方過ぎて日没近くになり陽氣が
　　　衰え、日没すれば陽氣は悉く衰退し陰氣が盛んな時間帯になる。
　　　このように營氣と衞氣は晝夜一日で交錯公会する。そして夜半に大會し
　　　ても萬民が皆臥せる時間帯で「合陰」と謂う。そして日照と倶に陰氣が
　　　悉く衰退し陽氣が盛んになる天地同紀と同じ循環を繰り返す。

黄帝　老人に不夜瞑な者が多いのは何故だろう。少壯の人は晝間不瞑なのは何
　　　故だろう。

岐伯　壯者は氣血盛、肌肉滑、氣道が通り營衞之順行が狂わないので晝は精が
　　　滿ち夜は瞑黙する。
　　　老者は氣血衰、肌肉枯、氣道が澁り五臓氣が乱れて相搏し營氣衰少、衞

氣内伐するので晝は精が滿ちず夜不眠になる。

黄帝　營衛は何處から発するのかを聞きたい。

岐伯　營は中焦より出て、衛は下焦より出る。

黄帝　三焦について聞きたい。

岐伯　上焦は胃上口より出て咽喉に沿い上がる、膈貫して胸中散布して腋下に走る、手太陰経脈に沿って下行し至れば手陽明に沿い還って上行し舌に至る、その後足陽明に沿って下行する。常に營氣と倶に行り陽時間に二十五度、陰時間に再び二十五度順行して身体を一周する故に五十度循行して手太陰で太會する。

黄帝　人は有熱飲食して下って胃に至っても未だ穀氣にもなっていないのに汗出することがある、或いは面から出る、或いは背から出る、或いは身体の半分から出る、それは衛氣之道に従わずに出ることか。

岐伯　これは外部の傷風邪により内の腠理が開き、腠理が蒸泄して衛氣がそこに聚まったからで、通常の固定されたその道は循らない、衛氣は慓悍滑疾で腠理が開いている部位に現れる故に固定されたその道は循らない事もあり「漏泄」と謂う。

黄帝　中焦の出る處を聞きたい。

岐伯　中焦も亦上焦と並び胃中にあり上焦之後から出る、中焦の受氣は泌す糟粕を搾り津液を蒸して精微と化す、肺脈に上げて注ぎ化して血を爲して身体を奉生する。これよりも貴いモノはない故に獨りでも経脈隧を行り得る「營氣」と謂う。

黄帝　血と氣が異名同類なのは何故か。

岐伯　營衛者は精氣也。血者は神氣也。故に血と氣は異名同類に為す故に奪血者は無汗、奪汗者は無血である。人の生で血と氣の両方が死ねば生きることは無い。

黄帝　下焦の出る處を聞きたい。

岐伯　下焦は廻腸の過程で別に膀胱に注ぎ滲入させる故に水穀は常に胃中で糟粕に化成されて精微が取り込まれ、後の残りは大腸に下り下焦の氣と成る、この機能が下焦の重要な機能で滲入されたモノはその後膀胱へと送られて排出される。

黄帝　人は飲酒で胃に酒が入るが、食穀未熟でも小便が先に下るのは何故か。

83

岐伯　酒者は熟穀之液で酒氣は悍く清い故に穀よりも後から入っても先に入った穀よりも先に液になって出るからである。

黄帝　理解した。上焦は霧の如く、中焦は漚の如く、下焦は涜の如くと謂うのはこのことである。

19 四時氣

黄帝が岐伯に問う。四時氣は各不同で異なるが故に百病の原因になり発生する部位も異なる。變化する四時氣が原因する病を灸刺で対處する時の定法はあるのか。

岐伯　四時氣が原因して各處に症状を見る時に対處する灸刺法は四時毎に旺氣する氣穴に施す。

春は経脈、血脈の分肉之間に取り、甚者深刺、軽者淺刺する。

夏は盛経脈の孫絡脈に取り、分肉之間の皮膚直ぐに取る。

秋は経脈穴、腧穴に取り、邪が腑に在れば合穴を取る。

冬は井穴、滎穴に取り必ず深刺して留める。

温瘧で汗不出は**治熱五十九穴**を取る。

風疢、膚脹は**治水五十七穴**を取る。皮膚に血絡があれば悉く取る。

殮泄は**三陰交**に補法、**陰陵泉**に補法をして久しく留める。穴周辺に熱が聚まれば止める。

轉筋が陽位にあれば陽治、轉筋が陰位にあれば陰治するが速やかに刺す。

徒疢の病は先に腫れている**患部の下三寸**に取穴する。この時鈹鍼を腫に刺して中に入れて水を汲み出し、水が無くなって堅くなるまで反復して行う、この時水の出方が緩であれば病人はイライラするが急であれば安静する、一日毎に行い水が全く出なくなれば止める。再発防止に飲藥がよい。この場合の鍼灸法では治療前後に服薬だけして食事をしてはいけない。また食事の前後に服薬もいけない。そして病氣に有害な食物は百三十五日間食べてはいけない。著痺不去、久寒不已の場合は卒に**三里**を取る、骨に沿って取穴する。

腸中不便は三里に取る、盛は瀉法、虚は補法を行う。

癘風は腫れた上に刺鍼した後、鋭鍼でその處を刺し惡氣を排除して腫れが治れば止める。病人は常に無害な食事をして有害な食事は避ける。

腹中常鳴して氣が胸部に上衝して喘いで久しく立てないのは邪が大腸にある**盲之原、巨虚上廉、三里**に刺鍼する。

85

小腹から睾丸、腰脊に至り引き攣り心に上衝するのは邪が小腸にある。小腸は睾丸から脊部、肝肺を貫いて心系を絡う為に氣盛則厥逆は腸胃上衝し燻肝して盲膜に散る。臍に結する場合は**盲原**を取って散らせばよい。**手太陰に補法、足厥陰に瀉法**する。**巨虚下廉**で小腸邪氣を除くと同時に症状の経脈を調えればよい。

善嘔吐して苦味がある、長い大息して心中憺憺、将に人に捕えられないかと恐れるのは、邪氣が膽にあり胃を犯している為で胃氣逆で嘔苦を「嘔膽」と謂う。三里を取って胃氣逆を治す。少陽血絡を刺して膽逆を治し虚實を調え去邪する。

飲食下らず膈塞不通は胃脘に邪がある。上脘に邪が在れば抑刺して下し、下脘に邪が在れば散じて除けばよい。

小腹痛腫で小便不利は三焦に邪が有り**足太陽経脈大絡**を取る。足厥陰小絡に結血があり腫れて胃脘に及べば**三里**を取る。

治療は目の色を覯察して快復状況を知る。目色で病の存亡が分かる。病の形勢を知るには病人の動静を視聴する以外に氣口人迎脈に頼ればよい。脈を診て堅且盛且滑の場合病は悪化している。脈軟であれば病は後退して諸経脈が實であれば病は三日で治る。氣口は陰を人迎は陽を候う。

20 五邪

邪在肺にあれば病は皮膚痛、寒熱、上氣喘、汗出、欬動肩背する。その場合は
膺中外腧、背部三節目、五臓之傍に取り手で疾やかに按じ快よくなれば刺鍼
する。**缺盆**で邪を除く。

邪在肝にあれば兩脇中痛、寒中、惡血が内に有る、脚の関節痛時々腫れる。そ
の場合は**行間**を取って両脇の痛みを下方に引き**補三里**で温胃中して血脈を行
らせて惡血を散らす。耳間の青脈を取って邪を除く。

邪在脾胃にあれば病肌肉痛になる陽氣有餘、陰氣不足は熱中して善飢。陽氣不
足、陰氣有餘は寒中して腸鳴腹痛。陰陽倶有餘、倶不足は有寒有熱する**三里**
で調えればよい。

邪在腎にあれば骨痛陰痺の病になる。陰痺者は按えると得られない腹脹腰痛、
大便難. 肩背頚項痛、時に眩であれば**湧泉、崑崙**に取る、有血があれば悉く
除く。

邪在心にあれば心痛、喜悲、時眩仆、有餘不足であればその輸穴で調えればよ
い。

87

21 寒熱病

皮膚に寒熱がある者は椅子にもたれかかれなくなる、毛髪が焦げて縮れ、鼻が乾き、汗が出ない場合は**三陽之絡**を取って**手太陰**を補う。

肌に寒熱がある者は肌痛、毛髪が焦げて縮れ、脣が乾く、汗が出ない場合は**三陽**取って瘀血を除き、**足太陰**を補い汗出を治す。

骨に寒熱がある者は安堵することが出来ない、汗が止まらず、齒が乾く場合は、陰股に絡む**少陰経脈**を取る。齒が乾けば不治で死ぬ。骨厥の病も同じ。

骨痺で関節不擧而用痛の場合で汗注煩心する場合は**三陰之経脈**を補う。

身体に傷が有り血出多い時に風寒に中った、仮に墮墜して四肢に力が入らない場合を「體惰」と謂う。**小腹臍下三経脈が交わる穴**を取る。三結交者は任脈、陽明、太陰である臍下三寸の**關元**である。

厥痺は厥氣が腹上する病で**陰陽之絡**を取る。主病を視て陽瀉、補陰経脈する。

頸側動脈を「人迎」と謂う。人迎は足陽明である。

嬰筋之前と嬰筋之後に有るのは手陽明脈の扶突である。

次脈は足少陽脈の**天牖**である。

次脈は足太陽脈の**天柱**である。

腋下動脈と臂の間は手太陰脈の**天腑**である。

陽氣に襲われると頭痛して胸滿し不得息になる**人迎**を取る。

突然声が出なくなって舌が強ばれば**扶突**を取り舌本より出血させる。

突然聞こえなくなって朦朧として耳目が効かなくなった時は**天牖**を取る。

突然痙攣が起こり癲癇様に眩が起こり足に力が入らなくなった時は**天柱**を取る。

突然発熱して肝肺を襲い鼻口から血溢する時は**天府**を取る。

この五穴を「大牖五部」と謂う。

臂陽明経脈で頬骨下方にある穴を**大迎**と謂い、下齒齲の時に取穴する惡寒すれば補法、不惡寒は瀉法。

足太陽経脈で頬骨上方にある穴を**角孫**と謂い、上齒齲の時に取穴する脈盛であれば瀉法、虚であれば補法する。一説に鼻外に取穴する。

足陽明経脈で挾鼻から入面する穴を**懸顱**と謂い、胃経脈はこれより口を経て目

に繋がる。有餘は瀉法、不足は補法するが反すれば益甚になる。

足太陽経脈は項から脳に入り目に属すので眼系に繋がる経脈である、頭目苦痛する時は項中兩筋間に取る。また脳に入り陰蹻脈、陽蹻脈と陰陽相交して陽位から陰に入り、陰位から陽に出て目鋭眥で交わる、陽氣盛は瞋目、陰氣盛は瞑目する。

熱厥は足太陰と少陽を取って留める。

寒厥は足陽明と少陰を取って留める。

舌が縦びて涎が出て止まらない、煩悗する時は**足少陰**を取る。

振寒して洒洒鼓頷、汗出せず、腹脹、煩悗する時は**手太陰**を取る。虚の刺鍼は経脈氣に従い行い、實の刺鍼は経脈氣に逆らい行う。

春は絡脈、夏は分腠、秋は氣口、冬は経脈輸を取穴する。四時取穴の刺鍼の深さは春の絡脈は皮膚治、夏の分腠は肌肉治、秋の氣口は筋脈治、冬の経脈輸は骨髄治である。

五臓身体に繋がる五部がある。一は伏兎、二は腓腹、三は背部、四は五臓之腧、五は項で、五部に癰、疽ができると死ぬ。

病が手臂より始まれば先に**手陽明、太陰**を取って汗出させる。

病が頭首より始まれば先に**項太陽**を取って汗出させる。

病が足脛より始まれば先に**足陽明**を取って汗出させる。

臂太陰でも**足陽明**でも汗出は可能である故に陰を取り汗出が甚だしくなれば陽を取って止め、陽を取って汗出が甚だしくなれば陰を取って止める。

およそ刺鍼之害は淺い位置で邪を不去せず精を泄らし、深い位置で邪氣を聚めて精を泄らし病を甚だにして癰疽を生じさせる。

89

22 癲狂

面で目眥の外を「鋭眥」と謂う。鼻に近い内を「内眥」と謂う。上瞼は外眥、下瞼は内眥に属す。（**他編からの転文**）

癲疾始生ではまず不樂、頭重痛、上目、目赤が甚だしく極まると煩心する。顔を候いながら**手太陽、陽明、太陰から瀉血**して顔色が變れば止める。

癲疾始作で口が痙攣して啼呼、喘悸する場合は**手陽明、太陽を比較して、左強の場合は右、右強の場合は左の穴を使い瀉血**して顔色が變れば止める。

癲疾始作でまず反り返り脊痛する場合は**足太陽、陽明、太陰、手太陽を比較して瀉血**し、顔色が變れば止める。

癲疾を治す場合は常に倶に居て観察して病の變遷を確認し過が有れば瀉す。

瓠壺の中に病人より取った瘀血を入れて置くと、發作が起こった時に瓠壺の血も同調して獨りでに動く、この時不動であれば灸を**窮骨**に二十壯する。窮骨は骶骨である。

骨癲疾は顑齒の諸腧が堅くなって分肉せず腫れて痩せ骨だけになり汗出、煩悗、嘔多、沃沫．放屁が泄れる場合は不治である。

筋癲疾は身倦、痙攣急大する項の足太陽経脈之**大杼**に刺鍼する。嘔多、沃沫、放屁が泄れる場合は不治である。

脈癲疾は突然倒れ四肢脈が全て膨張して弛緩する、その場合は**脈滿を悉く刺鍼して出血**させる、仮に脈滿でなければ灸を太陽経脈で項の**天柱**と**大杼**にする、**灸を腰相去三寸の帶脈周辺にある分肉の窪み**に行うが沃沫が多く放屁する場合は不治である。

癲疾で發作が起こった時に狂えば死病で不治である。

狂始の前に自悲、喜忘、苦怒、善恐するのは憂と飢が原因するので、**手太陰、陽明**を取って瀉血し顔色が變れば止める。さらに**足太陰、陽明**を取ってよい。

狂始發作の時に不眠少臥、空腹がない不飢、自惚れて知識をひけらかし自尊貴、日夜不休で善罵詈する時は**手陽明、太陽、太陰、舌下少陰から全て瀉血**すれば治る。激しくなければ適宜でよい。

狂言、驚、善笑、好歌樂、妄行、不休は大恐が原因する。**手陽明、太陽、太陰**

90

から全て瀉血すれば治る。

狂目妄見して幻覚、幻聴妄聞、善呼は少氣が原因する。**手太陽、太陰、陽明、足太陰、頭兩顑から全て瀉血**すれば治る。

狂者多食、善幻覚して鬼神を見る、善笑っても声が出せないのは大喜が過ぎたのである**足太陰、太陽、陽明から全て瀉血**し、後から**手太陰、太陽、陽明から全て瀉血**すれば治る。

狂而新發で未だこれらの症状が現れなければ先に**曲泉の左右動脈を取る盛血から瀉血**すれば治る。まだ治らなければ前の治方で治る。**骨骶に灸二十壯**でもよい。

訳者　以下は他編からの転文

　　風逆で突然四肢が腫れ、身漯漯、唏然時寒、飢則煩、飽則善變の場合は、**手太陰経脈の表裏二経脈、足少陰、陽明之経脈を取り、肉清は榮穴を取り、骨清は井穴**を取る。

　　厥逆の病は足が突然清、胸若將裂、腸若將以刀切之、煩而不能食、脈が大から小に變わる、その時足が温かければ**足少陰**を取る、冷えている時は**足陽明**を取る、冷えている時は補法を温かければ瀉法を行なえばよい。

　　厥逆で腹脹滿、腸鳴、胸滿不得息は、**胸下で左右両脇に手を当てて咳をして響く處と背腧穴で手按立快處に取穴**する。

　　小便が出ない時は**足少陰、太陽に刺鍼して骶上に長鍼**する.

　　氣逆は**太陰、陽明、厥陰**を取る。甚だしい場合は**少陰、陽明上で變動する處**に取る。

　　少氣は身漯漯で吸吸と発す。骨痠體重、懈惰不能動する時は**足少陰補**。

　　短氣、息短不屬、動作氣索する時は**足少陰を補**して血絡の瘀血を除く。

91

23 熱病

偏枯は身偏不用而痛む、言葉が不變で志が不亂であれば病は分腠之間に有るので巨鍼法で治す。不足は益し有餘は瀉せば可復する「痱病」である。痱病は身体無痛、四肢不收、智亂不甚で言葉が微に話せれば可治であるが、病が甚だしく不能言は不可治である。病が先に陽経脈から起り、後に陰経脈に入った時は先に陽経脈を後から陰経脈を取るが淺く刺鍼する。

熱病三日目で氣口靜、人迎躁の場合は邪が諸陽にあるので**五十九穴**に刺鍼して熱瀉汗出させる。實症の時は不足を補陰する。身熱甚だしく陰陽皆靜の場合は刺鍼不可である。刺鍼可能になれば急いで治療する。不汗出の時は治療して除く、處謂刺鍼不可の場合とは死徵が有るからである。

熱病七日八日目で脈口動、喘而短の時は急刺して発汗すればよい**手大指と次指の間**に淺刺する。

熱病七日八日目で脈微小、病人は溲血している、口中が乾けば一日半で死ぬ。脈代は一日で死病。

熱病で已に汗出しているのに脈が尚躁、喘且復熱する時は刺膚への刺鍼はできない。喘が甚だしい者は死病。

熱病七日八日目で脈不躁である。躁不散數は三日後に有汗する。三日後に不汗であれば四日後に亡くなる。汗出させる目的とはいえ淺刺してはいけない。

熱病で先に皮膚痛、鼻窒面腫の時は淺く皮膚に**鑱鍼で五十九刺**する。鼻にでき物が出来た場合は肺経脈上の皮膚に取る。効果が無ければ火経脈に取る。火者心也。

熱病で先に身濇倚、発熱煩悗、乾脣口嗌する時は淺く皮膚に**鑱鍼で五十九刺**する。皮膚膨張、口乾、冷寒汗出を診る場合は心経脈上に取る。効果が無ければ水経脈に取る。水者腎也。

熱病で嗌乾多飲、善驚、臥不能起する時は膚肉に**員利鍼で五十九刺**する。目眥が青ければ脾経脈上の肉を取る。効果が無ければ木経脈上に取る。木者肝也。

熱病で顔色が青く、腦痛、手足躁の時は筋間に**鋒鍼で刺絡**して四肢厥逆を治す。筋躄、目浸する時は肝経脈上の筋を取る。効果が無ければ金経脈に取る。

金者肺也。

熱病で數驚、瘈瘲して狂う時は脈に**鋒鍼で刺絡**して急いで有餘を瀉せば治る。

癲疾、毛髮去する時は心経脈上の血を取る。効果が無ければ水経脈に取る。水者腎也。

熱病で身重、骨痛、耳聾して好瞑する時は骨に**鋒鍼で五十九刺**する。骨病、不食、齧齒、耳青する時は腎経脈上の骨を取る。効果が無ければ土経脈に取る。土者脾也。

熱病で痛處不知、耳聾、不能自收、口乾する、陽熱甚、陰虚有寒する時は熱在髓で死病不可治である。

熱病で頭痛、顳顬、目瘝脈痛、善衄は厥熱病である。**鍉鍼で有餘不足に対處す**ればよい。

熱病で體重、腸中熱がある時は**鋒鍼で足諸指間に瀉法**する。胃絡得氣して邪氣を除く。

熱病で挾臍急痛して胸脇滿する時は**湧泉、陰陵泉、嗌裏に鋒鍼で刺鍼**する。

熱病で汗出する時に脈も順じて可汗する直前であれば**魚際、大淵、大都、大白**に瀉法すれば熱去するが、補せば汗出する。

汗出が甚だしい時は内踝上方の**三陰交**を取穴して止汗する。

熱病で得汗しても脈がなお躁盛の時は陰脈の極で死ぬ。得汗後脈靜の者は生きる。

熱病で脈なお盛躁の時でも得汗しなければ陽脈之極で死ぬ。

脈盛躁で得汗して脈靜者であれば生きる。

熱病に効果が無い場合に九つある。

□　一日、汗不出、大顴發赤、噦者死。

□　二日、泄而腹滿甚者死。

□　三日、目不明、熱不已者死。

□　四日、老人嬰兒、熱而腹滿者死。

□　五日、汗不出、嘔下血者死。

□　六日、舌本爛、熱不已者死。

□　七日、欬而衄、汗不出、出不至足者死。

□　八日、髓熱者死。

93

□　九日、熱而痓者死、腰折瘈瘲、齒噤齘也。

　　九者は不可刺鍼である。

熱病五十九刺とは、

□　両手外内側（**少沢、関衝、商陽、少商、中衝、少衝**）各三、十二痏。

□　手五指間（**後谿、中渚、三間、少腑**）足五指間（**束骨、臨泣、陥谷、太白**）各一。八痏。

□　頭入髮一寸傍三分（**五處、承光、通天**）各三。六痏。

□　更入髮三寸邊（**頭臨泣、目窓、正營、承靈、腦空**）各五。十痏。

□　耳前後（**聽会、完骨**）各二。口下者（**承漿**）各一。項中（**瘂門**）各一。六痏。

□　巓上（**百会**）各一。顖會（**顖会**）各一。髮際（**神庭**）各一。**廉泉**一。**風池**二。**天柱**二。である。

氣滿、胸中喘息、取**足太陰**。大指之端去爪甲如薤葉。寒則留之、熱則疾之、氣下乃止。

心疝、暴痛、取**足太陰厥陰**、盡刺去其血絡。

喉痺、舌卷、口中乾、煩心、心痛、臂内廉痛、不可及頭、

取手**小指次指爪甲下去端如韭葉**。

目中赤痛、從内眥始、取**陰蹻**。

風痙、身反折、先取**足太陽、及膕中**、及血絡出血。

中有寒、取三里、癃。

取之陰蹻、及三毛上、及血絡出血、男子如蠱、女子如怚、身體腰脊如解、不欲飲食、先取**湧泉見血**、視跗上盛者盡見血也。

24 厥病

訳者 「厥頭痛」は経脈中の邪氣が逆上して痛む頭痛を謂う。

厥頭痛で面若腫起而煩心の時は取**足陽明、太陰**。

厥頭痛で頭脈痛、心悲善泣、視頭動脈反盛の時は刺**盡去血**、後調**足厥陰**。

厥頭痛で貞貞、頭重痛の時は瀉**頭上五行**、先取**手少陰**、後取**足少陰**。

厥頭痛で意善忘、按之不得の時は取頭面**左右動脈**、後取**足太陰**。

厥頭痛で項先痛、腰脊爲應の時は先取**天柱**、後取**足太陽**。

厥頭痛で頭痛甚、耳前後脈湧有熱の時は瀉**出其血**、後取**足少陽**。

訳者 「眞頭痛」は腦中に邪氣が侵入して痛む頭痛を謂う。

眞頭痛で頭痛甚、腦盡痛の時は手足寒至節、死病不治。

眞頭痛は常に経脈で治療できるとは限らない。撃墮で惡血が内在する場合もある。肉傷が無いのに痛むのは外傷であるから、その部に治療を行う遠隔にしてはいけない。(**眞欠字**)

眞頭痛で刺鍼不可の場合は大痺甚である。毎日発作があるのは少愈しても不可である。(**眞欠字**)

眞頭痛で寒痛の場合は先取**手少陽、陽明**、後取**足少陽、陽明**。(**眞欠字**)

訳者 「厥心痛」は五臓の邪氣が心臓に侵入して心臓が痛む心痛を謂う。

厥心痛で背中まで痛みが響き引き攣って前傾になるのは腎心痛である。先**京骨、崑崙**を取る。残れば**然谷**を取る。

厥心痛で腹脹、胸滿、心尤痛甚は胃心痛である。取之**大都、大白**を取る。

厥心痛で錐鍼其心刺如痛、心痛甚は脾心痛である。取之**然谷、大谿**を取る。

厥心痛で色蒼蒼如死状、終日不得大息は肝心痛である。取之**行間、大衝**を取る。

厥心痛で臥若徒居、心痛間、動作痛益甚、色不變は肺心痛である。取之**魚際、大淵**を取る。

眞心痛で手足青至節、心痛甚、朝方に發した場合は夕方死ぬ、夕方に發した場合は朝方に死ぬ。

95

眞心痛で刺鍼不可の場合で体中に盛聚が有る時に臑穴を取っても不可である。
（眞欠字）

訳者　以下の文は他編からの混入である。

腸中に蟲瘕、及蛟蛕がいる場合は皆**小鍼では不可**である。

心腸痛懊、作痛腫聚、往來上下行、痛有休止、腹熱、喜渴、涎出するのは蛟蛕が原因する。

手で腫聚を按じて堅く持ち得移し無いようにして腫聚を**大鍼で刺して**久しくすれば蟲は不動であるから死ねば鍼を抜く。悲腹、懊痛する場合は身体中の蟲が上っている。

耳聾、無聞時は取**耳中**を取る。

耳鳴は**耳前動脈**を取る。

耳痛で刺鍼不可は耳中有膿の場合である。仮に有乾、耵聹でも耳は無聞になる。

耳聾は**手小指、次指の爪甲上**を取る。

耳鳴は**手中指、爪甲上**に取る。左取右、右取左、先取手、後取足。

足髀不可擧は**患側の樞合に員利鍼**で行う。**大刺鍼は不可**。

病で下血する時は取**曲泉**を取る。

風痺で淫濼して已不可の場合で足履冰如である、時入湯中の如股脛淫濼、煩心、頭痛、時嘔時悗、眩已汗出、久則目眩、悲以喜恐、短氣不樂であれば三年に至らず死ぬ。

25 病本

先病而後逆者の治病は本。

先逆而後病者の治病は本。

先寒而後生病者の治病は本。

先病而後生寒者に治病は本。

先熱而後生病者の治病は本。

先泄而後生他病者の治病は本、必ず且調之、乃治病は他病もある。

先病而後中滿者の治病は標。

先病而後泄者の治病は本。

先中滿而後煩心者の治病は本。

有客氣、有同氣、大小便不利、治病は標。

　　　　　　　　　大小便利、　治病は本。

病發而有餘、本而標之の先治は本、後治は標。

病發而不足、標而本之の先治は標、後治は本。

謹詳察間甚、以意調之、間者并行、甚爲獨行、先小大便不利、而後生他病者、

治病は本。

26 雜病

訳者 「厥病」は陰陽氣が交流せず四肢末端から冷えて来る病を謂う。

厥病で挾脊痛者、至頂、頭沈沈然、目䀮䀮然、腰脊強時は**足太陽膕中の血絡を瀉せ**ばよい。

厥病で胸滿、面腫、脣漯漯然、暴言難、甚則不能言は**足陽明**を取る。

厥病で氣走喉、不能言、手足青、大便不利は**足少陰**を取る。

厥病で腹嚮嚮然、多寒氣、腹中穀穀、便溲難は**足太陰**を取る。

嗌乾、口中熱如膠は**足少陰**を取る。

膝中痛は**員利鍼で犢鼻**を取る。適度な日間隔で行うとよい。員利鍼は馬の尾ぐらいの大きさである。大如氂、膝への刺鍼にはよい。

喉痺、不能言は**足陽明**を取る。能言は**手陽明**を取る。

瘧、不渴、隔日に発作があれば**足陽明**を取る。渴而毎日発作があれば**手陽明**を取る。

齒痛、清飲不惡時は**足陽明**を取る。清飲惡は**手陽明**を取る。

聾而不痛者は**足少陽**を取る。聾而痛者は**手陽明**を取る。

衄而不止、衄血流は**足太陽**を取る。衃血は**手太陽**を取る。治らなければ**宛骨**に刺鍼。治らなければ**膕中**に刺鍼して出血させる。

腰痛で痛上寒は**足太陽陽明**を取る。痛上熱は**足厥陰**を取る。不可以俛仰は**足少陽**を取る。中熱而喘は**足少陰**を取り膕中より血絡させる。

喜怒而不欲食、言益小は**足太陰**に刺鍼する。怒而多言は**足少陽**に刺鍼する。

顑痛は**手陽明**に刺鍼して**顑之盛脈**より出血させる。

項痛、不可俛仰は**足太陽**に刺鍼する。不可以顧の場合は**手太陽**に刺鍼する。

小腹滿大、上走胃至心、淅淅身時寒熱、小便不利は**足厥陰**を取る。

腹滿、大便不利、腹大、亦上走胸嗌、喘息、喝喝然は**足少陰**を取る。

腹滿、食不化、腹嚮嚮然、不能大便は**足太陰**を取る。

心痛、引腰脊、欲嘔は**足少陰**を取る。

心痛、腹脹、嗇嗇然、大便不利は**足太陰**を取る。

心痛、引背不得息は**足少陰**に刺鍼する。治らなければ**手少陽**を取る。

心痛、引小腹滿、上下無常處、便溲難は**足厥陰**に刺鍼する。

心痛、但短氣不足以息は**手太陰**に刺鍼する。

心痛は當に**九節下**に刺鍼する。按じて直ぐ刺鍼しまた直ぐ按じれば直ぐ効果が現れる。治らなければ上下に経脈穴を探ればよい。正しい穴が得られると直ぐ治る。

顑痛は足陽明曲周動脈に刺鍼して瀉血すれば治る。よくならなければ**人迎**を按えると良くなる。

氣が膺中に逆上する時は陷んでいる處と胸下の動脈に刺鍼する。

腹痛は臍の左右動脈に刺鍼して直ぐに按えると直ぐ治る。不治は**氣街**に刺鍼して按えると直ぐ治る。

訳者　「痿厥病」は四肢が冷えて痿え自由に動かなくなる病を謂う。

痿厥病で四肢が冷えて痿えて自由に動かなくなった時は一日に二回治療する。麻痺であっても十日には治る。その間無休で治療して治れば止める。

噦は草で鼻嚔を刺激すれば治り嚔が出れば治る。息を止めて嚔が出そうになれば逆に息を吸い込んでも止まるが大驚でも止まる。

27 周痺

黄帝が岐伯に問う。「周痺」と謂う病は特定の箇處だけではなく、病邪が経脈
に従って上下に移動して至らない處はない。その原因は血脈が病邪に中
る事によるのか、分肉之間に邪氣が入る事で発するのか、何が理由で発
病するのかが分からず痛みの移動が速く対處が遅れる。止まっている時
に鍼を行っても治療が終わらない間に痛みがなくなって完全な治療が出
来ない。何故このようになるのか理由を聞きたい。

岐伯　それは衆痺で、周痺ではない。

黄帝　衆痺とは何か。

岐伯　衆痺は病邪が身体の至る處で散在して相互に疼痛を不規則で発する。右
かと思えば左、左かと思えば右に出る。これは周身ではなく絶え間なく
発しているだけである。

黄帝　理解した。刺法は。

岐伯　刺法は疼痛が止んでも必ず今まで疼痛があった處に刺鍼を行って再び症
状を発しないようにする。

帝日　理解した。周痺とは何か。

岐伯　周痺は病邪が血脈にあり、その血脈に随って上下する。衆痺のように疼
痛が左右で発することはない。

黄帝　刺法は。

岐伯　疼痛が上から下に降りた場合は先に降りてきた疼痛を治療し、後から今
まで疼痛が現れていた上を治療する。逆に下から上に疼痛が上がった場
合はその逆で治療すればよい。

黄帝　理解した。周痺が発生する理由は。

岐伯　風寒濕の三氣が分肉之間に外邪として客すと沫が生じる。この沫は寒邪
の聚りで大きくなり分肉を分裂させて痛みの基になる。そして疼痛があ
れば神氣も同様に聚まり、神氣が聚まると熱が生じるが、発熱しても発
表されず分肉の間に留まり厥症になり痺症が作られる。則ち体内の内臓
には侵入せず体表皮部だけに邪があっても発表されることもなく、獨り
分肉之間に邪氣が留まり眞氣が周身を行う事が出来ないので「周痺」と

謂う。刺法は必ず先に六経脈を切経し虚實を確認して大絡が窪んで血が結して不通になっていないかを確認する。そして窪んでいる處に熨法を行って通し堅い處を柔らかくする。

黄帝　病因も治法も理解した。九鍼法と十二経脈の陰陽病理が最も大切である。

28 口問

黄帝が居間にいる時に左右の臣下を避けさせて岐伯に尋ねた。九鍼之経脈、陰
　　陽逆順論、六経脈は已に聞いた。これからは口傳のみ尋ねたい。
岐伯は席を下がって再拝して「善い問である、先に師より承った口傳を話そ
　　う。」
黄帝　お願いする。
岐伯　百病之始生は皆風雨寒暑、陰陽喜怒、飲食居處、大驚卒恐より生じる、
　　則ち血氣分離して陰陽破散し経脈絡厥絶、脈道不通、陰陽相逆、衛氣稽
　　留、経脈虚空、血氣不次にてその恒常を失う、この論は極秘の論で、こ
　　れ以外のことなら何でも尋ねよ。
黄帝　**欠伸**は何氣によるか。
岐伯　衛氣は晝日陽行して夜半は陰行する。陰者は夜主で夜は臥せていなけれ
　　ばいけないが、しかし夜眠らないと欠伸が出るのは、陽は人の頭部上方
　　を管理し陰は人の足部下方を管理するからである。しかし夜でも陰氣が
　　上がらず陽氣も下がらないので正常に戻そうとして陰氣を下げ、陽氣を
　　上げて上下で交流させるために欠伸が出て次第に陰陽が本来の位置に戻
　　ると目瞑する。そして朝になり陰氣が悉く下がり陽氣が上方で盛んにな
　　ると寤りから覚める。治療は足少陰**照海**を瀉し、足太陽**申脈**を補せばよ
　　い。
黄帝　**噦者**は何氣によるか。
岐伯　穀が胃に入り胃氣が上方肺に注ぐが、胃に寒氣が有れば新しく穀氣が
　　入っても胃で寒氣と穀氣が乱れ通常の生理現象にならない為に肺より全
　　身を行らず、邪氣になって横隔膜を下から突き上げて噦を発する。**手太
　　陰**に補法、**足少陰**に瀉法を行えばよい。
黄帝　**唏者**は何氣によるか。
岐伯　陰氣盛んで陽氣虚の為に陽氣が陰氣盛を発散出来ず口や鼻から押し出さ
　　れ唏を発する。**足太陽**に補法、**足少陰**に瀉法を行えばよい。
黄帝　**寒振**は何氣によるか。
岐伯　寒氣が皮膚に客して陰氣盛、陽氣虚になるが故に振寒、寒慄する。**諸陽**

102

に補法を行えばよい。

黄帝　**噫者**は何氣によるか。

岐伯　寒氣が胃に客している時に下方から上方に向けて厥逆して胃より復た出すのが噫である。**足太陰、陽明**に補法を行えばよい。眉本の**攅竹**補法でもよい。

黄帝　**嚏者**は何氣によるか。

岐伯　陽氣虚の時に陰氣が陽氣に代わり邪氣を出そうとしても出ないときに、陽氣が快復して心氣が滿ちて鼻から出るのが嚏である。足太陽経脈の**攅竹**補法でもよい。眉上でもよい。

黄帝　**軃者**は何氣によるか。

岐伯　胃不實は諸脈の虚になる。諸脈虚は筋脈懈惰、筋脈懈惰は陰部用力不可、陽氣快復すれば軃は癒える。**分肉間**を補う。

黄帝　**哀による泣涕出者**は何氣によるか。

岐伯　心者は五臓六腑之主。目者は脈之宗聚處で上方の体液の道。口鼻者は氣門戸の故に悲哀愁憂の感情で心動すると、その心動は五臓六腑の脈氣が聚まる目が開き体液の泣涕が出る。液者は空竅を潅す様に機能するので、上方から体液が開いて泣くと同時に不止ないと体液が竭いて不足する。それにより目球も動かず視力も低下する「奪精」と謂う。経脈挾の**天柱**に補法を行えばよい。

黄帝　**大息者**は何氣によるか。

岐伯　憂思は心系が引きつり氣道狭窄になり、狭窄は呼吸不利する故に大息して欠伸が出る。**手少陰、心主**に補法を行い、**足少陽**に留めればよい。

黄帝　**涎下者**は何氣によるか。

岐伯　飲食物は皆胃に入った後胃中有熱になる。その時蟲がいれば動いて胃緩すると廉泉が開いて涎下する。**足少陰**補法がよい。

黄帝　**耳中鳴者**は何氣によるか。

岐伯　耳者は脈之宗聚處故に胃中空虚になり宗脈が虚せば下方に留まって上方に聚まれず脈氣が竭いて耳鳴する。**客主人**補法がよい。手大指爪甲上で肉交する**少商**もよい。

黄帝　**自齧舌者**は何氣によるのか。

岐伯　厥逆上走は脈氣至らない時に見る症状である。少陰氣が至らなければ齧

103

舌、少陽氣が至らなければ齧頬、陽明氣が至らなければ齧脣になる。主病を視て補えばよい。

以上述べた十二邪者は皆奇邪であり上方顔にある空竅に至る。奇邪は正氣不足によるので、

上氣の正氣が虚すと耳苦鳴、頭苦傾、目眩。

中氣の正氣が不足すると溲便之變、腸苦鳴。

下氣の正氣が不足すると痿厥、心悗。足外踝下に補法を行い留めればよい。

黄帝　治法は。

岐伯　欠伸は腎主であるから**足少陰**。

　　　噦は肺主であるから**手太陰、足少陰**。

　　　唏は陰氣が強く陽が虚であるから**足太陽補、足少陰瀉**。

　　　振寒は**諸陽補**。

　　　噫は**足太陰、陽明補**。

　　　嚏は**足太陽眉本補**。

　　　軃は**分肉間補**。

　　　泣出は**天柱経脈侠頸補**。**頸は頭中分**。

　　　大息は**手少陰、心主、足少陽補留**。

　　　涎下は**足少陰補**。

　　　耳鳴は**客主人補**、**手大指爪甲上與肉交**。

　　　自齧舌は主病を見て補。

　　　目眩頭傾は**足外踝下補留**。

　　　痿厥心悗は**足大指間上二寸刺留**、**足外踝下留刺**でもよい。

29 師傳

黄帝　先達の師は口傳により極意を傳えて書物には残さなかったと聞く。余も
　　　同様に師より傳え聞いて心に残そうと思う。そして大きくは治民、小さ
　　　くは治身により百姓が無病になる政治をしたいと思う。国民の上下に関
　　　わらず徳が受けられれば子孫に憂もないだろう。その大法を後世に傳え
　　　て終わる時が無いようにしなければならない。その極意を尋ねる。

岐伯　遠大な問哉。醫療治という小さい事と政治という大きい事は全く同じ
　　　で、逆に國治という大きな事が出来ない者は醫治と謂う小さな事も出来
　　　ない。つまり国治も醫治も同じである。

黄帝　どうすれば順になるか。

岐伯　他國を尋ねた時はその國の習慣に従い、他家を尋ねた時はその家の約束
　　　に従う様に、病人を診る時は病人の環境を見ることが大切で有効な處置
　　　と原因が何かを探すことである。

黄帝　有効な處置とは何か。

岐伯　熱中により食欲が異常に亢進する時の消癉の病は寒が有効である。
　　　寒中による幾つかの症状には熱が有効である。
　　　胃中熱は消穀を高ぶらせ善く飢える。
　　　臍から上方に皮熱があれば腸中熱で糜様の排便をする。
　　　臍から下方に皮寒があれば胃中寒で腹脹、腸中寒、腸鳴殖泄する。
　　　胃中寒で腸中熱は脹而且泄。
　　　胃中熱で腸中寒は疾飢、小腹痛脹。

黄帝　胃に寒飲がある時と腸に熱飲が有る時の治療は逆になる。その時は何を
　　　根拠に治療すればよいか、また王や公家は生来傲慢で自惚れが強いので
　　　醫家が謂う様にしない。たとえ強制的に養生させても服従しないので精
　　　神が破壊する。この様に肉体と精神が相反する場合は何を根拠に治療す
　　　ればよいのだろう。

岐伯　人の感情は大差はなく死を恐れない者はない。そのような傲慢な者には
　　　遠慮なく告知すればよく、その後で適切な指導をすればよい。それでも
　　　謂う様にしなければ氣付くまで待って泣きついて来た時にまた指導すれ

105

黄帝	ば氣付かない人はいない。
黄帝	治法は。
岐伯	春夏は先に標治、後で本治。秋冬は先に本治、後で標治すればよい。
黄帝	胃腸で寒熱が逆の場合は。
岐伯	飲食や衣服で寒温を適切にすればよい。衣服で調整する時は薄着でも寒くて振るえる様ではいけないし、厚着でも多汗ではいけない。飲食で調整する時には温めるにしても口が火傷する様ではいけないし、冷やすにしても身体が硬直する様ではいけない。この様に適切にすれば邪氣は悉く鎮まっていく。
黄帝	『本臓編』に身形肢節䐃肉を見て五臓六腑の小大を候う事が書かれているが、王や公家はあまりに遠くて外からうかがって中を知る事は出来ない。そのような場合はどうすればよいか。
岐伯	身体の肢節形態は臓腑之蓋であるから面部以外でも大体のことは分かる。
黄帝	五臓之氣が面で分かるのは已に知っているが肢節で知る智は知らない。
岐伯	五臓六腑で肺は蓋を為す。両肩の張りと咽の陷みから肺の強弱が候える。
黄帝	理解した。
岐伯	五臓六腑で心は主を為し缺盆は脈の道であるから、缺盆がある鎖骨や胸骨の有餘から胸骨体が分かるので心の強弱が候える。
黄帝	理解した。
岐伯	肝は將を為して常に外邪の侵襲に備えているのであるから目の小大で候える。
黄帝	理解した。
岐伯	脾は衞を為して糧を取り入れているので脣舌の形で吉凶が候える。
黄帝	理解した。
岐伯	腎は外の氣を配って遠聽を為すので耳の形で腎の様子が候える。
黄帝	理解した。六腑之候も尋ねる。
岐伯	六腑の胃は海で飲食を取り込むので骨格が廣く頸が太く胸が張っていれば五穀が容れられる。大腸は鼻隧の長さで候える。

106

小腸は唇の厚さと人中の長さで候える。

膽は目下の膨らみの大きさで候える。

膀胱は鼻孔の向き具合から小便の漏泄が候える。

三焦は鼻柱中央が突起していればよいと候える。

この様子で六腑の情況が分かり上下三焦が調和していれば内臓も正常に機能している。

30 決氣

黄帝　人に精氣津液血脈があっても基は一氣であるのに六名ある理由を尋ねる。

岐伯　陰陽兩**神**が融合して形が成る。先に身體に生まれるのを「**精**」と謂う。

黄帝　**氣**とは何か。

岐伯　上焦で五穀の精を發し皮膚熏、身體充、毛澤する。霧露の如く灌漑するのを「**氣**」と謂う。

黄帝　**津**とは何か。

岐伯　腠理發泄して汗出湊湊するのを「**津**」と謂う。

黄帝　**液**とは何か。

岐伯　穀が入り氣滿して淖澤と骨に注ぎ関節の屈曲を円滑にする。さらに脳髄を補益して皮膚を潤澤にするのを「**液**」と謂う。

黄帝　**血**とは何か。

岐伯　中焦が受けて化した汁氣を赤く變化させたものを「**血**」と謂う。

黄帝　**脈**とは何か。

岐伯　營氣の運行に制限を加えながら遏かない様に滞りなく行らせるのを「**脈**」と謂う。

黄帝　六氣の有餘不足、氣之多少、脳髄之虚實、血脈之清濁は何で知るのか。

岐伯　精脱は耳聾。

　　　氣脱は目不明。

　　　津脱は腠理開、汗大泄。

　　　液脱は骨屬屈伸不利、色夭、脳髄消、脛痠、耳數鳴。

　　　血脱は色白夭然不澤、その脈空虚。これで候う。

黄帝　六氣に貴賤優劣は有るのか。

岐伯　六氣はそれぞれ役割があるので貴賎も優劣もなく一つも不要はない。強いて謂うと五穀を化す胃はやや尊いかも知れない。

31 腸胃

黄帝が伯高に問う。六腑の傳穀について尋ねる。腸胃之小大長短、受穀之多少
はどれぐらいか。

伯高 悉く謂う。穀が從って入り出るまでの深淺、遠近、長短之度は、

唇至齒長九分、　　　　口廣二寸半、齒以後至會厭深三寸半、大容五合。

舌重　十兩、長七寸、　廣二寸半。

咽門重十兩、　　　　　廣二寸半。至胃長一尺六寸、

胃は紆曲屈伸之して長二尺六寸、大一尺五寸、徑五寸、大容三斗五升。

小腸は後附脊、左環廻周疊積、其注于、

廻腸は外附于臍上、廻運環十六曲、大二寸半、徑八分分之少半、

長は三丈三尺。

廻腸は臍の位置で左に環り、幾度も折り重なって都合十六曲がり下行す
る。大四寸、徑一寸寸之少半、長二丈一尺。

廣腸は臍に近いところで廻腸から続いて左にまわり、背の近くを上から
下へとかたよってくだる。腸胃處入至處出、長六丈四寸四分、廻曲環反
三十二曲である。

32 平人絶穀

黄帝　人が七日不食で死ぬのは何故か。

伯高　胃の大きさは一尺五寸、徑五寸、長二尺六寸、水穀は三斗五升入る、其中之穀は常に二斗留まる、

　　　水は一斗五升で滿ちて精微は慓悍滑疾して上焦で泄氣となり出て下焦で諸腸を灌漑する。

　　　小腸の大きさは二寸半、徑八分に少半分、長三丈二尺、受穀は二斗四升入る、水は六升三合の大半入る。

　　　廻腸の大きさは四寸、徑一寸に少半寸、長二丈一尺、受穀は一斗入る、水は七升半入る。

　　　廣腸の大きさは八寸、徑二寸に大半寸、長二尺八寸、受穀は九升三合八分に一合入る。

　　　腸胃之長さはおよそ五丈八尺四寸、水穀は九斗二升一合に大半入る。

　　　これが腸胃に入る水穀之數である。

　　　平人は何時もこれだけを蓄えているのではなく胃滿の時は腸虚になり、腸滿の時は胃虚になる、つまり虚と滿を繰り返し上下に氣を得ながら五臓を安定させて血脈を和しているので、精神は水穀之精氣が基になる故に腸胃之中には常に穀二斗、水一斗五升が留まっている。基本的に平人は排泄を二回するので二升半×二回、一日五升排泄するから、七日では五升×七日の三斗五升排泄する為に絶食して水穀が悉く留まらなければ空になる。このことから平人が不食飲で七日目に死すのは水穀、精氣、津液が皆悉くなくなるからである。

33 | 海論

黄帝　黄帝が岐伯に問う。刺法は夫子より聞いた、子が謂うように營衞血氣を離れず
　　　十二経脈は腑臓に屬し外は肢節に絡んでいる。これを四海にたとえる事
　　　は出来ないか。

岐伯　人には四海十二経水有り、経水は皆海に注ぐ、海に東西南北有り「四
　　　海」と謂う。

黄帝　人では何に應じるのか。

岐伯　人に髓海有り、血海有り、氣海有り、水穀之海有り、およそこの四者が
　　　四海に應じる。

黄帝　嗚呼そう謂うことか。人と天地四海を合せるとは何か、さらに仔細を尋
　　　ねる。

岐伯　必ず陰陽、表裏、滎輸の處在を明知して四海を定める。

黄帝　基準は。

岐伯　胃者は水穀之海で輸上は**氣街**に有り下は**三里**に至る。
　　　衝脈者は十二経脈之海を爲して輸上は**大杼**に有り下は**巨虚之上下廉**より
　　　出る。
　　　膻中者は氣之海を爲して輸上は**柱骨之上下**に有り前は**人迎に有る**。
　　　脳は髓之海を爲して輸上は**その蓋**に有り下は**風府**に有る。

黄帝　四海者の生理と利害は何か生死に如何様に関わるのか。

岐伯　順で生き逆では死ぬ。不調の時に調える知があれば利して不知であれば
　　　害になる。

黄帝　四海之逆順とは何か。

岐伯　氣海有餘は氣滿胸中、悗息面赤。
　　　氣海不足は氣少不足以言。
　　　血海有餘は常想其身大、佛然不知其處病。
　　　血海不足は亦常想其身小、狹然不知其處病。
　　　水穀之海有餘は腹滿。
　　　水穀之海不足飢不受穀食。
　　　髓海有餘は輕勁多力、自過其**度**。（**黒字は欠字**）

111

髓海不足腦轉耳鳴、脛痠眩冒、目無處見、懈怠安臥。

黄帝　逆順の調え方は。

岐伯　それぞれの海の氣が出入りする輸から虚實を調え、何が何を犯しての被害かを審にして順に復活させればよい。逆では必ず死ぬ。

黄帝　理解した。

34 五亂

黄帝　経脈十二者は五行に分けられたり四時に分けられたりするが、何かの原
　　　因でこの秩序が亂れ秩序を失った時は何によって治めればよいのか。
岐伯　五行は秩序が有り四時による区分が有る、そして相互の秩序が順であれ
　　　ば亂れていても治るが、相互が逆であれば亂れは治らない。
黄帝　相互の順とは何か。
岐伯　経脈十二者は十二月に應じ、十二月者は四時に分けられる。
　　　四時者は春秋冬夏ごとに氣が各々異なり營衞がその時々で相隨して陰陽
　　　が四季に和す、そして清濁が互いに干渉しなければ四季に順じた生理と
　　　なり治められる。
黄帝　逆亂とは何か。
岐伯　陽在の清氣が陰に有り陰在の濁氣が陽に有るときに營氣は経脈を順で順
　　　行しても、衞氣が逆行して清濁が相互に干渉して胸中を亂すのを「大
　　　悗」と謂う。
　　　氣亂が心に影響を与えると煩心、密嘿、俛首靜伏。
　　　　亂が肺に影響を与えると俛仰喘喝、接手以呼。
　　　　亂が腸胃に影響を与えると霍亂。
　　　　亂が臂脛に影響を与えると四厥。
　　　　亂が頭に影響を与えると厥逆、頭重、眩仆。
黄帝　五亂者への刺法に定法はあるのか。
岐伯　人の生理は一定の法則があり、その生理法則に沿えば五亂を鎮めること
　　　ができる。大事なことは五亂が発症した道理を知る事が最も大事なこと
　　　である。
黄帝　理解した。その道理とは。
岐伯　氣在于心者は取之**手少陰心主之輸**。
　　　氣在于肺者は取之**手太陰滎足少陰輸**。
　　　氣在于腸胃者は取之**足太陰陽明**。それでも下らなければ取之**三里**。
　　　氣在于頭者は取之**天柱、大杼**。それで効かなければ取**足太陽滎輸**。
　　　氣在于臂足は取之先**去血脈**、後取其**陽明**、**少陽之滎輸**。

113

黄帝　補瀉は。

岐伯　徐々に刺入して徐々に抜出するのを「導氣」と謂うが、これは通常の有
　　　形無形を対象にする補瀉法ではないので「同精」とも謂う。これは有餘
　　　不足を対象にする治療には不向きで亂氣之相逆を対象に鎮める治療方法
　　　である。

黄帝　嗚呼そう謂うことか。これは玉版の著に刻んで「治亂」と命名しよう。

35 脹論

黄帝 　脹病は如何なる脈が寸口に現れるのか。

岐伯 　寸口脈が大堅以濇を表せば脹病である。

黄帝 　臓腑それぞれの脹病は何を以って知ればよいのか。

岐伯 　寸口脈が陰脈であれば臓が原因の脹病、寸口脈が陽脈であれば腑が原因
　　　の脹病。

黄帝 　人氣が原因して脹病が現れると聞くが、それは血脈之中に有る氣か、臓
　　　之内に有る氣か。

岐伯 　血脈、五臓、六腑の三者は皆依存しているのでどれも脹病の原因には有
　　　り得るが、しかし単独で脹病になる事はない。

黄帝 　脹病が発する原因が聞きたい。

岐伯 　脹病の原因は皆臓腑之外に有り臓腑を押し除いて胸脇を拡張させ皮膚を
　　　膨張させる故に「脹病」と謂う。

黄帝 　臓腑は胸脇腹裏之内に有り、臓はあたかも蓋で締められた箱の中に大切
　　　に納められ各々有る處は違って名を異にしても内に有るのは同じであ
　　　る。その同じ空間域の中でその氣が各々異なる理由を聞きたい。

黄帝 　その理由が未だ解さないので再び問う。

岐伯 　胸腹は臓腑之郭である。

　　　膻中者は心主之宮城。

　　　胃者は大倉。

　　　咽喉小腸者は傳送。

　　　胃之五竅者は閭里門戸。

　　　廉泉玉英者は津液之道。

　　　故に五臓六腑者は各々畔界が有り病も形状が有る。そして營氣は脈中を
　　　循行し、衞氣は脈外を循行するが、その衞氣が本来の循行に従わず違え
　　　ば脹病が現れる。衞氣が経脈に循行して膚脹を爲す場合は三里に瀉法を
　　　行う、発病後間がない場合は一回で下るが、久病の場合は三回下せばよ
　　　い、この時虚實は問題にはせず疾やく瀉法する工夫だけでよい。

黄帝 　脹病の形態を聞きたい。

115

岐伯　心脹者は煩心、短氣、臥不安。

　　　肺脹者は虛滿して喘欬。

　　　肝脹者は脇下滿、小腹痛引。

　　　脾脹者は善噦、四肢煩悗、體重不能勝衣、臥不安。

　　　腎脹者は腹滿引背、央央然腰髀痛、六腑脹。

　　　胃脹者は腹滿、胃脘痛、鼻聞焦臭、妨于食、大便難。

　　　大腸脹者は腸鳴、痛濯濯、冬日重感于寒、則飧泄不化。

　　　小腸脹者は少腹䐜脹、引腰而痛。

　　　膀胱脹者は少腹滿、氣癃。

　　　三焦脹者は氣滿于皮膚中、輕輕然、不堅。

　　　膽脹者は脇下痛脹、口中苦、善大息。

　　　およそ諸々の脹病の治療方法は一つしかない、それは逆順を明らかにし
　　　て鍼法の手技を間違える事なく虛補瀉實を適切に行う事である。しかし
　　　治療が適切でなければ神が去って護りが失われ、邪氣が正氣に代わり空
　　　間に充填して正常に生命活動が営めなくなる。それは粗雑な治療による
　　　ものか病人の夭命であろうか。正しく虛を補い實を瀉せば神氣が空間に
　　　充填して満たされる、その様な治療ができる者を「良工」と謂う。

黄帝　脹病者は何處で発生して何が原因するのか。

岐伯　衞氣は身体に有る時は常に血脈と並行して分肉の間を循行するが逆順が
　　　有る。その時陰陽に従って順行すれば天地の動きと連動調和して五臓の
　　　働きが正常に行われ、そして四時の機序に従い五穀は消化される。しか
　　　し厥氣が下焦に有り營衞の流行が留まって止まり寒氣が逆上すると、眞
　　　氣と邪氣の攻争が生じ兩氣相搏した結果脹病が生じる。

黄帝　理解した。脹病を生じさせる邪氣の位置の見分け方に疑念がある。

岐伯　症状から五臓六腑、血脈の何れが犯されているかを知ればよい。

黄帝　理解した。

黄帝が岐伯に問う。今「発病後間がない場合は一回で下るが、久病の場合は三
　　　回下せばよい、この時虛實は問題にはせず疾やく瀉法する工夫だけでよ
　　　い。」と聞いたが、三回下しても治らなければ何が間違っているのか。

岐伯　この場合の瀉法は肉肓深い氣穴の中に陥没している邪氣に対して行う術
　　　を謂い、中氣穴まで至らなければ邪氣が内に閉ざされて癒えない。鍼を

116

邪が要る深い處に至るまで行わないと正氣不行になり返って肉中に邪氣を誘導する。その様になれば衛氣と邪氣が相亂して陰陽が亂れ脹病に至る。瀉法が適切でなければ邪氣が正常に下せないので、三回下しても治らなければ必ず正常な治療ではない、その場合は改めて邪氣を下す治療をやり直さなければいけない。脹病は必ずその脈を審らかにして適切に補瀉をすればよい。これは鼓を桴で叩けば直ぐに音が出る様に適切に行えば決して治らない事はない。

36 五癃津液別

黄帝が岐伯に問う。水穀が口より入り腸胃に輸送されて液別により五種に分けられる。

　天氣が寒く衣服が薄ければ溺與氣を爲す。

　天氣が熱く衣服が厚ければ汗と爲す。

　悲哀氣が合わされば泣と爲す。

　中焦が熱して胃が緩むと唾と爲す。

　邪氣が内逆すれば氣閉塞して不行と爲し、不行は則ち水脹と爲す。

　は知っていても何れの理由で生じるのかは知らないので尋ねる。

岐伯　水穀は皆口より入り味には五味が有り味毎にその海に各々注がれる、水穀の精微から生じる津液は各々を灌漑する故に三焦より出た氣で肌肉を温め皮膚を充たす、この体表を潤すのを「津」と謂い、体内を流れて留まる事なく流れるのを「液」と謂う。

　天氣が暑く衣服も厚ければ腠理は開く故に汗出する。寒氣が分肉之間に留まって聚れば痛を爲す。

　天氣が寒ければ腠理が閉じて氣濕して不行になり、下焦の膀胱に水が留まれば溺與氣が合わさって尿となる。

　五臓六腑は心が主を爲して耳は聴覚、目は候覚を行う、肺は相を爲し、肝は將を爲し、脾は衞を爲し、腎は主に外部の灌漑を爲す故に五臓六腑の津液は悉く上がり目を滲む。悲氣が心を襲うと心経脈が急にひきつり、心経脈のひきつりは肺氣を擧げる、その肺氣が上がると液が上方に溢れるが心経脈のひきつりと肺氣の常擧は同時には起こらない、通常は一方が上がれば片方は下がる故に欷をすれば泣が出る事が良くあるのである。

　中焦が熱ければ胃中の水穀は消化されて、水穀が消化されれば腹中の蟲が上下に動いて腸胃が郭充する故に胃が緩み、胃が緩むと氣逆が生じる故に唾液が出る。

　五穀之水穀の精液が和合して膏と爲して内の骨空を滲して脳髄を補益し下方の陰股に流れる。仮に陰陽不和は精液が溢れて下方の陰股に流れ髄

液は皆下方より減る、そして過度に下方に流れれば虚になる故に腰背痛、脛痠になる。

陰陽氣道が不通になれば四海が閉塞して三焦氣機が停止して津液が化せず、水穀は腸胃之中で消化される事もなく廻腸で分別されて下焦に留まるので膀胱に滲入されず、下焦が膨脹して水溢に至り水脹の病を爲す、これは津液が五種類に正常に分別された時とそうでないときに生じる症状である。

37 五閲五使

黄帝が岐伯に問う。刺鍼に五官五閲が有ると聞く。それは五臓から発する五色五氣を觀察することで内の五臓をうかがう事が可能と聞く。また四時五時にも対応する五使の使い方が聞きたい。

岐伯　五官者は五臓の働きを外に現す事を謂う。

黄帝　現す處を知って診察の常規としたい。

岐伯　五臓で脈は氣口に出現し、色は明堂に出現する。そして常に五色は五時に應じて時々の色を現すが、経脈を経て邪氣が臓に入ると必ず特有の色を現すので、その裏臓を治療しなければいけない。

帝曰　理解した。五色は明堂に現れる色だけで決してもよいのか。

岐伯　否、それだけではない。五官が恒に正常であれば闕庭は必ず張っている。その状態を「明堂が立つ」と謂う。明堂が廣大で鼻が大きく頬がふっくらとして張り、顎がしっかりとして耳は大きく垂れ下がり、顔に現れる五色は四時と合致して全体的にゆったりとしている。おおらかな人は百年の寿命を全うする。この様な人は病に罹っても刺鍼で必ず癒える。それは血氣が有餘で肌肉が堅緻である故に刺鍼に適しているからである。

黄帝　五官について聞く。

岐伯　鼻者は肺之官也。
　　　目者は肝之官也。
　　　口脣者は脾之官也。
　　　舌者は心之官也。
　　　耳者は腎之官也。

黄帝　これらの官で何を候うのか。

岐伯　これらで五臓を候う、
　　　肺病者は喘息鼻張。
　　　肝病者は眥青。
　　　脾病者は脣黄。
　　　心病者は舌巻短顴赤。

腎病者は顴與顔黒。

黄帝　五脈、五色も正常で四時に応じた色を現しているのに突然危篤になるのは如何なる理由か。

岐伯　病人の五官は正常で問題はないが、生まれに五官の機能が弱く眉間が狭く鼻は小さい、頬は落ち込んで張りがなく顎が小さく耳は薄く反り返っている、この様な人は病に罹らなくても長く生きる事はなく病邪にかかれば立ちどころもない。

黄帝　五色が明堂に現れるのを見て五臓之氣を觀察するのは理解したが、その時左右高下に現れる色に法則は有るのか。

岐伯　臓腑は各々順序がある様に現れる色にも左右上下に順序がある。

38 逆順肥痩

黄帝　黄帝が岐伯に問う。子より鍼道について教えを請い多くの事柄が悉く理解でき
　　　た。そして教えられた鍼道を行うと病が消える様に無くなり未だ治らな
　　　い症状を見ない。それは子が學問に成熟しているからか、それとも心眼
　　　とでも呼べる程の感性が強いのだろうか。

岐伯　聖人之道者は、上は天に叶い下は地に乗っ取り、中は人事に従うなら必
　　　ならず明確な法が有る。それは定まった度數により決められ法式により
　　　人に傳える事ができる故に言葉に重みがある。匠人でも尺寸を計測する
　　　のに物差しがなければ短長を測る事が出来ない、また繩墨がなければ水
　　　平が分からず、工人は規が無ければ員が書けず、矩が無ければ方が書け
　　　ない如くである。この理は自然の摂理でモノの道理である。

黄帝　自然の摂理を知るにはどうすればよいのか。

岐伯　深い池の水を掻き出す場合は特に人力を使わなくても溝を掘って傾斜を
　　　使えば、水は傾斜溝に従って掻き出せる。このように氣の流行が滑濇で
　　　あるか、血の流行が清濁であるかを考えて治療する事が自然の摂理に
　　　叶った治療になる。

黄帝　人は白黒、肥痩、小長で体型も体質も異なるが各々の刺鍼にセオリーが
　　　有るのか。

岐伯　壮年で体質が大きな人は血氣充盈して膚革堅固なので邪氣に襲われた場
　　　合の刺鍼は深く留める。これは肥人の人を治療するセオリーである。肩
　　　腋が廣くても項頸の肉は薄い、皮膚は厚く黒色で口唇が垂れ下がる程厚
　　　く血で黒く濁っている様に見える、氣は濇って遅く物欲が強い場合の刺
　　　鍼は深く留めると同時に多くの回数を治療しなければいけない。

黄帝　痩人者にはどの様に刺鍼するのか。

岐伯　痩人者は皮薄色少の為に筋肉が露骨に現れている。唇が薄く言葉が軽く
　　　力が無い、血液循環は清氣滑で氣虚脱し易く血損もしやすいために刺鍼
　　　は淺く疾く行う。

黄帝　常人にはどのように刺鍼するのか。

岐伯　皮膚色の白黒を見てその時々で対応する。身体が端正で敦厚な者は血氣

が調和しているので刺鍼も定石に行えばよい。

黄帝　骨格が強固な壮士の者へはどのように刺鍼するのか。

岐伯　骨格が強固な壮士への刺鍼は筋肉が堅く関節は緩い、仮にその人の行動がゆっくりであれば則ち氣が濇り血濁であるから刺鍼は深く留め多數刺鍼する。仮にその人の行動が早く機敏であれば則ち氣が滑で血清であるから刺鍼は淺く疾くする。

黄帝　嬰兒への刺鍼はどのように行なうのか。

岐伯　嬰兒者の筋肉は脆弱で血少氣弱であるから刺鍼は毫鍼で淺く疾く鍼鍼する。一日に再びしても可能である。

黄帝　深く臨んで水を決すとはどのような意味か。

岐伯　血清氣濁の人に疾く瀉せば氣が竭くということである。

黄帝　掘を循って衝を決すとはどのような意味か。

岐伯　血が濁り氣が**清（滑に訂正）**な場合は、疾く瀉せば経脈氣が通可であるということである。

黄帝　脈行の逆順はどうか。

岐伯　手之三陰は臓から手の経脈に従って走る、手之三陽は手の経脈に従って頭に走る、足之三陽は頭の経脈に従って足に走る、足之三陰は足の経脈に従って腹に走る。

黄帝　少陰之脈だけが獨り下行しているのは何故か。

岐伯　そうではない、これは衝脈が五臓六腑之海を為して五臓六腑は皆この衛脈より稟けている、其上行者は頏顙於出て諸陽を滲じ諸精を潅す。其下行者は少陰之大絡に注ぎ氣街于出て陰股内廉を循り、膕中に入り骭骨内を伏行して内踝之後から別れて下に至る。其下行の過程で少陰之経脈と並び足三陰に滲る。また別に前方に流注するのは跗屬下より出て伏行して大指間を循る、諸肌肉を温めて滲す故に別絡が結して跗上不動になれば則ち動かず厥し寒症となる。

黄帝　それは何を以って明らかにするのか。

岐伯　それは言葉で認識して實技で確認して経驗する、それでも必ず逆順之行が明らかにされることではないが。

黄帝　本当にそう思う。聖人の示す道は日月よりも明らかで毫釐よりも微かである。その道を教えてくれるのは夫子意外にはいない。

123

39 血絡論

黄帝　奇邪が経脈以外にある場合について聞きたい。

岐伯　血絡である。

黄帝　血絡に刺鍼して仆れる者は何故か。

　　　出血したときに噴射する様になるのは何故か。

　　　血少で黒く濁っているのは何故か。

　　　出血の質が清く半ば汁の様なのは何故か。

　　　抜鍼後腫れるのは何故か。

　　　出血量が時に多く時に少ないのに面色が蒼蒼になるのは何故か。

　　　抜鍼しても面色は不變であるのに煩悗するのは何故か。

　　　多出血しても動搖しないのは何故か。以上聞きたい。

岐伯　脈氣盛んであるのに血虚者様に刺鍼すれば脱氣して仆れる。

　　　血氣倶盛んで陰氣多者は血滑であるから刺鍼すれば出血したときの様に噴射する。

　　　陽氣が蓄積して久しく留まり瀉されたことがない者は血が黒く濁っているので出血が噴射のようにはならない。

　　　水を飲んで絡脈に入っても血液に滲み込まず血と和合しないので出血したときが汁のようになる。

　　　水を飲まない者は身中に水が有るので久しくなれば腫れる。

　　　陰氣が陽に蓄積し絡に於いて留まっている者は、刺鍼すれば出血の前に氣が先に行くので腫れる。

　　　陰陽之氣が未だ和合していないときに瀉法を行うと陰陽が倶に脱し、表裏相離するので面が脱色して蒼蒼になる。

　　　刺鍼により出血が多くても面色不變で煩悗するのは絡脈に刺鍼したことで経脈が虚したからであり、虚経脈が屬す陰者が陰脱するので煩悶する。

　　　陰陽相合して痺を爲す者は内の経脈に溢れ外の絡脈に注いだからである。是如者は陰陽倶に有餘で出血が多いと雖えども能く虚することはない。

黄帝　どのようにして血脈を観察するのか。

岐伯　血脈者は盛んで見ると赤く堅くなって上下に不規則になっている。そして小さくは鍼の様で大きくは筋の如くである。この場合は全てを瀉すが、仮に取り残せばまた全てを瀉せばよい。

黄帝　刺鍼後に筋肉が絡みついて抜けなくなるのは何故か。

岐伯　身体の熱氣に因って筋肉に鍼が絡む為に抜けなくなるからである。

40 陰陽清濁

黄帝　「十二経脈は十二経水に以って應じる」と聞くが、しかし五色は各々異なり清濁は不同である。なのに「人の血氣は皆同じで区別がないが十二経水に應じると」は如何なることか。

岐伯　人の血氣が仮に一つで区別がなければ、天下の人民も一つであるから天下を亂す惡人が存在するだろうか。

黄帝　余は人の身体のことを問うている。天下の衆のことを問うているのではない。

岐伯　一人の者にも亂氣あり、天下の衆にもまた亂人が有り合わせて比べれば同じである。

黄帝　人氣之清濁について聞きたい。

岐伯　穀の受納は濁氣となる、天氣の受納は清氣で、清氣者は陰臓に注ぎ、濁氣者は陽腑に注ぐ。そして濁氣の中の清氣は咽に上がって出て、清氣の中の濁氣は下行するが、このとき清濁両氣の方向が正しくなくなった氣を「亂氣」と謂う。

黄帝　清氣は陰臓に濁氣は陽腑に入ると聞いたが、濁氣の中に清氣が有り、清氣の中に濁氣が有るというが、どのように清氣と濁氣を区別するのか。

岐伯　人氣を大別すると清氣は上がって肺臓に注ぎ、濁氣は下って胃腑に走る。そして胃の濁氣から化生した清氣は上って口より出て、肺の清氣から化生した濁氣は下って経脈に注がれて氣海に於いて内積する。

黄帝　諸陽は皆濁氣であれば最も獨氣が甚だしい陽脈は何か。

岐伯　手太陽経脈だけが獨り陽之濁氣を受け、手太陰経脈だけが獨り陰之清氣を受ける。そして清き者は上がって空竅に走り、濁氣者は下がって諸経脈を行る、諸陰経脈は皆清きであるが足太陰経脈だけが獨り受ける。

黄帝　陰陽清濁の亂れを治すのは奈何に。

岐伯　清氣者の氣は滑、濁氣者の氣は濇で、これが氣之常である故に陰者への刺鍼は深く留め、陽者への刺鍼は淺く疾くする、清氣濁氣が相混じる者はその時々に應じて調えるとよい。

41 陰陽繋日月

黄帝 「天は陽を爲し地は陰を爲す。日は陽を爲し月は陰を爲す。」と聞くが、
これは人ではどのように合うのか。

岐伯 腰以上は天、腰以下は地を爲す故に天は陽を爲し地は陰を爲す。つまり
手足之十二経脈は十二月に應ずる、月は水を生じる故に下に有る者は陰
を爲す。つまり手之十指は十日に應ず。日は火を主る故に上に有る者は
陽を爲す。

黄帝 十二月と十日はどのように脈と合うのか。

岐伯 寅者は正月で生陽也。主左足之少陽。

未者は六月で　　　主右足之少陽。

卯者は二月で　　　主左足之太陽。

午者は五月で　　　主右足之太陽。

辰者は三月で　　　主左足之陽明。

巳者は四月で　　　主右足之陽明。これは少陽と陽明の兩陽が合わさ
る故に「陽明」と謂う。

申者は七月で生陰也。主右足之少陰。

丑者は十二月で　　　主左足之少陰。

酉者は八月で　　　主右足之太陰。

子者は十一月で　　　主左足之太陰。

戌者は九月で　　　主右足之厥陰。

亥者は十月で　　　主左足之厥陰。これは兩陰が悉く尽きる時なので
故に「厥陰」と謂う。

甲主左手之少陽。

己主右手之少陽。

乙主左手之太陽。

戊主右手之太陽。

丙主左手之陽明。

丁主右手之陽明。これ兩火并合である故に陽明を為す。

庚主右手之少陰。

127

癸主左手之少陰。

辛主右手之太陰。

壬主左手之太陰。

足之陽者は陰中之少陽也。

足之陰者は陰中之太陰也。

手之陽者は陽中之太陽也。

手之陰者は陽中之少陰也。

腰以上者は陽を爲し、腰以下者は陰を爲す。

その五臓は、心は陽中之太陽を爲し、肺は陽中之少陰を爲し、肝は陰中之少陽を爲し、脾は陰中之至陰を爲し、腎は陰中之太陰を爲す。

黄帝　具体的な治方への活用は。

岐伯　正月二月三月は、　人氣は左に有るので左足経脈への刺鍼は慎重にしなければいけない。

　　　四月五月六月は、　人氣は右に有るので右足経脈への刺鍼は慎重にしなければいけない。

　　　七月八月九月は、　人氣在右に有るので右足経脈への刺鍼は慎重にしなければいけない。

　　　十月十一月十二月は、人氣は左に有るので左足経脈への刺鍼は慎重にしなければいけない。

黄帝　五行で「東方は以爲甲乙木、主春、春者蒼色、主肝、肝者は足厥陰」であるが、今の話の「甲主左手之少陽」とは理屈が合わないが。

岐伯　これは天地之陰陽のことで四時五行の順序配列ではない。陰陽者は有名無形であるから数えると十にも百にも千にも萬にもなるとはこの事なのでこだわりすぎてはいけない。

128

42 病傳

黄帝　私はすでに夫子より九鍼の法を受けた。しかし諸方を覽ると導引、或氣
　　　行、摩蕎、熨灸、刺炳、藥飲等が有る。これらを一つに絞ってするべき
　　　か或いは悉く行うべきだろうか。

岐伯　これら種々の治療方法は衆人の治療方で、一人の人に悉く全部を行う治
　　　療方法ではない。

黄帝　それは一種の治療方法を守って行えば他の治療にも精通するということ
　　　だろうか。すでに陰陽之要、虛實之理、傾移之過、治療の可等を聞いた
　　　が、さらに病之變化で間違った傳變をして淫絶敗して治療不可になった
　　　場合についても聞きたい。

岐伯　その問は至極醫道の要である。その明らかなこと旦に醒めるが如き、そ
　　　の窘とりが無いことに瞑るが如きで、その道理を能く被服したなら人與
　　　神が俱に成り、心眼が開いて病人を診なくても状態がよく分かるように
　　　なる。しかしその様になるには他から得ることはなく自から得なければ
　　　ならない。つまり文字として残しても真意は後世には傳わらないのであ
　　　る。

黄帝　旦に醒めるが如きとは何か。

岐伯　陰陽が明らかになることで、惑が解けるが如く醉が醒めるが如く悟るこ
　　　とである。

黄帝　夜に瞑るが如きとは何か。

岐伯　瘖の如く聲が聞こえず漠然としてその形が無くなり、毛が折れ腠理が發
　　　して正氣の統率が取れず自由に動き淫邪が泮衍して血脈に傳わって留ま
　　　る。そして大氣の邪氣は臟に入り腹痛して淫らに下り致死することもあ
　　　る故に致生することは不可となる。

黄帝　大氣の邪氣が臟に入るとは何か。

岐伯　病で先に**心**に於いて發せば一日目は**肺**、三日目は**肝**、五日目は**脾**に傳わ
　　　る。三日を過ぎても不已であれば死。冬は夜半、夏は日中に亡くなる。
　　　病で先に**肺**に於いて發せば一日目は**肝**、さらに一日過ぎれば**脾**、五日目
　　　は**胃**に傳わる。十日を過ぎても不已であれば死。冬は日入、夏は日出に

129

亡くなる。

病で先に**肝**に於いて發せば三日目は**脾**、五日目は**胃**、さらに三日を過ぎると**腎**に傳わる。三日を過ぎても不已であれば死。冬は日入、夏は蚤食に亡くなる。

病で先に**脾**に於いて發せば一日目は**胃**、二日目は**腎**、三日目は**膂膀胱**に傳わる。十日を過ぎても不已であれば死。冬は人定半、夏は晏食中に亡くなる。

病で先に**胃**に於いて發せば五日目は**腎**、さらに三日目は**膂膀胱**、五日目は上がって**心**に傳わる。二日を過ぎても不已であれば死。冬は夜半、夏は日映に亡くなる。

病で先に**腎**に於いて發せば三日目は**膂膀胱**、さらに三日目は**心**、三日目は**小腸**に傳わる。三日を過ぎても不已であれば死。冬は大晨、夏は早晡に亡くなる。

病で先に**膀胱**に於いて發せば五日目は**腎**、さらに一日目は**小腸**、一日目は心に傳わる。二日を過ぎても不已であれば死。冬は雞鳴、夏は下晡に亡くなる。

これらの諸病は随時相傳する。是如皆死期が有り刺鍼不可である。相生の順で一臓ずつ二三四臓と傳わる場合は刺鍼してもよい。

43 淫邪發夢

黄帝　淫邪が分散泮衍する場合について聞きたい。

岐伯　正邪は外部から内部に侵入して襲うが定まった處から侵入するわけではない。反って内臓に於いて淫行しても定まった根處はなく營衛と俱に邪氣は淫行して魂魄に飛揚する。このため人は臥位になっても不安で安心を得られず喜夢する。この時腑に邪氣が淫行すれば外有餘内不足、臟に邪氣が淫行すれば内有餘外不足になる。

黄帝　有餘不足を見分ける形は有るのか。

岐伯　陰氣盛は大水を渉き恐懼する夢をみる。

　　　陽氣盛は大火で燔焫する夢をみる。

　　　陰陽俱に盛んは相殺する夢をみる。この時上焦盛は飛ぶ夢、下焦甚は墮ちる夢、飢餓が盛んな時は物を取る夢、滿腹で苦しいときは予える夢をみる。

　　　肝氣盛は怒る夢をみる。

　　　肺氣盛は恐懼、哭泣、飛揚する夢をみる。

　　　心氣盛は善笑、恐畏する夢をみる。

　　　脾氣盛は歌い樂しい夢をみる。身體が重く不擧らない夢をみる。

　　　腎氣盛は腰と脊の兩方が解けて動かせない夢をみる。

　　　およそこの十二盛の夢を見る場合は瀉せば直ぐ已える。

　　　厥氣が**心**に於いて客せば丘や山に煙火が上がる夢を見る。

　　　厥氣が**肺**に於いて客せば飛び揚がる夢や金鐵出来た奇物を見る。

　　　厥氣が**肝**に於いて客せば山林樹木の夢をみる。

　　　厥氣が**脾**に於いて客せば丘陵、大澤、風雨で壊われた部屋の夢をみる。

　　　厥氣が**腎**に於いて客せば淵に臨んだり水中に潜ったりする夢をみる。

　　　厥氣が**膀胱**に於いて客せば遊行する夢をみる。

　　　厥氣が**胃**に於いて客せば飲食の夢をみる。

　　　厥氣が**大腸**に於いて客せば田野の夢をみる。

　　　厥氣が**小腸**に於いて客せば衢に聚まる夢をみる。

　　　厥氣が**膽**に於いて客せば闘論して訟ったえたり、自分も怪我をしたりす

131

る夢をみる。

厥氣が**陰器**に於いて客せば房事の夢をみる。

厥氣が**項**に於いて客せば斬首の夢をみる。

厥氣が**脛**に於いて客せば走行しても前に進めず深地に居て後進も出来ない夢をみる。

厥氣が**股肱**に於いて客せば禮節拜起する夢をみる。

厥氣が**胞膹**に於いて客せば小便が洩れ大便する夢をみる。

およそこの十五は精氣不足であるから之を補えば直ぐ已える。

44 順氣一日分爲四時

黄帝　百病が始生するには必ず起燥濕寒暑風雨による外感、陰陽失調、喜怒等
　　　の感情、飲食不適、居處不具合が起因する。そして邪氣が合わさり有形
　　　となり内臟に至り名が付く疾患となることはすでに知っているが、百病
　　　の多くが陽旦は慧明、晝間は安泰、夕方は病勢がやや激しく、夜間に甚
　　　だしくなるのは何故か。
岐伯　四時之氣が原因する。
黄帝　四時之氣について聞きたい。
岐伯　春は生まれ夏は長じ秋は收めて冬は臟するのが天氣之常である。人もこ
　　　れに應じて一日も四時に分け朝は春、日中は夏、日入は秋、夜半は冬と
　　　爲す。
　　　朝は人氣が始生するので病氣も衰えるために陽旦は慧明である。
　　　日中は人氣が長じるので邪氣に勝つために安泰である。
　　　夕方は人氣が衰え始め邪氣が生まれ始めるので病勢がやや激しくなる。
　　　夜半は人氣が内臟に入るので邪氣が身に獨り居るために甚だしくなる。
黄帝　しかし病には時に反する場合もあるが。
岐伯　それは病が四時氣に應じず五臟單獨で主病する場合で、必ず五行臟氣間
　　　の不勝處で甚だしくなり勝處で軽微になる。
黄帝　治療法は。
岐伯　天氣に順じて治療する時は予後良好である。つまり順ずるが故に工は順
　　　するが粗忽は逆らう。
黄帝　理解した。刺鍼に五變有り五輸を主ると聞くがその數について聞きた
　　　い。
岐伯　人に五臟有り、五臟は五變有り、五變は五輸有る故に五五二十五輸穴で
　　　五時に應じている。
黄帝　五變について聞きたい。
岐伯　肝爲牡臟.　其色青.　其時春.　　其音角.　　其味酸.　　其日甲乙.
　　　心爲牡臟.　其色赤.　其時夏.　　其日丙丁.　其音徴.　　其味苦.
　　　脾爲牝臟.　其色黃.　其時長夏.　其日戊己.　其音宮.　　其味甘.

133

肺爲牝臟. 其色白. 其音商.　其時秋.　其日庚辛. 其味辛.
腎爲牝臟. 其色黒. 其時冬.　其日壬癸. 其音羽.　其味鹹. これが五
變である。

黄帝　五輸以主とは何か。

五臟は冬に相当する。　　冬は井穴に刺鍼する。

五色は春に相当する。　　春は滎穴に刺鍼する。

五時は夏に相当する。　　夏は輸穴に刺鍼する。

五音は長夏に相当する。長夏は経穴に刺鍼する。

五味は秋に相当する。　　秋は合穴に刺鍼する。

これが五變の五輸に相当する方である。

黄帝　諸経脈には原穴があり六輸穴はどのように対応するのか。

岐伯　原穴は獨り五時には應じず経脈に合わせてその數に対応している故に
六六三十六輸穴ある。

黄帝　五臟は冬に相当する、五時は夏に相当する、五音は長夏に相当する、五
味は秋に相当する、五色は春に相当するのは何故か。

岐伯　病が五臟に有る者は井穴を取る。

病變して五色を現す者は滎穴を取る。

病の時間が時に甚だしい場合は輸穴を取る。

病變して五音を発する者は経穴を取る。

経脈が滿ちて血症を見る者は病が胃に有る、また飲食が不適切で病に
なった場合は合穴を取る故に五味に相当すると謂う。これが五變であ
る。

45 外揣

黄帝　余は親しく九鍼九篇の授業を受けて大意を頗る会得した。九鍼は一鍼から始まり九鍼で終わる要道は一編から九編で詳述されているが、九鍼の要道は細かいようでもあり大雑把なようでもあって限りが無く、理論が限りなく深くその底もなく効果の程も際限がない、則ち鍼道は恍惚として極められることはなく用法の限度は流れる川の水が溢れるようである。余はすでに天道の四時變が人事に合うことを知っているが、しかし雑多な毫毛を束ねて一つの網を作るように大要項を作ることは可能だろうか。

岐伯　英明な問であろうか。この事は獨り鍼道には非らず治國にもまた通じることである。

黄帝　鍼道を聞きたいのであって國事には非ずだが、

岐伯　夫々治國を行うことは鍼道と同じで道は違わない。小大深淺な出来事は一人で決められると思うか。

黄帝　理解したので悉く聞きたい。

岐伯　日と月、水と鏡、鼓と響を例にして述べると。日月の明りは必ず影を作る。水鏡には必ず形が映る、鼓を打つと音として聲に響く、これら影、映り、響きは全て本体に連動して発現する。つまりこの道理を明らかにすればよい。

黄帝　難答である。日月の明りは何も覆い隠すことは出来ない。覆い隠すことが出来ないので陰陽は失われることはなく陰陽規律とを合わせて切診と望診で得た知識で治療に望めば、水明鏡に映し出される形の如く間違うことがない。五音が基準に反し五色が不安定な場合は、五臓の機能が波蕩している。これは内外が互いに影響し合っているからで、桴で鼓を叩けば音が出るように、聲を発すれば響くように、影が形を映すのと同じである。故に遠く離れて外から内を知るように、近くから内を望んで外を知る如くである。これを「陰陽之極」と謂い、天地の法則に叶うことである。これは靈蘭之室に入れて収臓して妄りに漏れ出ないようにしよう。

135

46 五變

黄帝が少兪に問う。余は諸々の疾患が発生する初期は必ず風雨寒暑の邪氣から
　　　生じ、毫毛腠理から侵入して経脈を行り或いは復還り、或いは留まって
　　　止まり、或いは風腫になって出汗を爲したり、或いは消癉を爲したり、
　　　或いは寒熱を爲したり、或いは留痺を爲したり、或いは積聚を爲したり
　　　することを聞いている。この様な奇邪が淫溢することを数えるのは不可
　　　であることは知っているが、何故数えられないのかその理由を聞きた
　　　い。同時に天の邪氣を得てもこのような病になったり、或いは彼のよう
　　　な病になったりするのは、天が爲す風邪によるためであろうか、何が異
　　　なるのであろうか。

少兪　そもそも天が生じる風はその人にだけ吹くのではなく公平に誰にでも吹
　　　く、その風に中って病になった場合は、風が原因ではなくその風に対応
　　　出来ないその人に責任がある対応不足の無知が原因である。

黄帝　ある時に風に中っても病になる處とならない處があるのは何故か。

少兪　善い問である。匠人に比喩して論じると、匠人は斧を砺刀、斤を磨いて
　　　材木を削断する。木にも陰陽があり堅い脆いが有る。堅い木は斧斤が入
　　　らないが、脆い木の皮は緩くても節が交じる處に至ると斤斧が缺けるこ
　　　ともある。一本の木でも堅い脆いがあって不同で堅い處は削り難く脆い
　　　處は削り易い、況んや一本の木材でも不同であるのに他の種類が違う皮
　　　の厚い薄い、樹液が多い少ない等の材木毎で各々違うのが普通である。
　　　木に咲いた花や葉が多く茂って美しくても、春の霜や強烈な風が吹けば
　　　花は落ちて葉は萎えてしまう。久しく猛烈な日照りで旱魃にあえば皮が
　　　薄い木は樹液が少なくなり葉が萎えて枯れることもある。久しく雨が降
　　　れば皮が薄く樹液が多い木は皮が腐ってしまう、卒に猛烈な風に吹かれ
　　　ると剛い木も柔らかい木も折れやすく耐えきれずに枝が折れて幹だけに
　　　なる。秋の霜や疾風が吹くと剛い木も柔らかい木も根から搖れて葉が落
　　　ちる。

　　　およそこれら五つの場合はその時々に受けた傷で枯れる場合である、つ
　　　まり人もこれに準じて考えればよい。

黄帝　それを人に置き換えればどうか。

少兪　木が傷む場合は枝が傷むように、枝が脆くなく堅ければ傷むことはない。同じように人の病も常に有り骨、間接、皮膚、腠理が堅固でなければ邪が處々宿る故に常に病となる。

黄帝　人が風厥病に善くかかり漉汗する者は何を以って候うのか。

少兪　筋肉が堅くなく腠理が疏の者は善く風厥病にかかる。

黄帝　何を以って筋肉の不堅を候うのか。

少兪　膕肉が不堅で締まりが無く腠理が粗く皮膚が緻密でない者である。

黄帝　人が消癉病に善くかかる者は何を以って候うのか。

少兪　五臓が皆柔弱の者は善く消癉病にかかる。

黄帝　何以五臓之柔弱を知るのか。

少兪　柔弱者は必ず剛強が有り、剛強な者は多怒、柔者は消癉を傷み易い。

黄帝　五臓が柔弱なのに剛強な心を有している場合は何を以て候うのか。

少兪　その様な人の皮膚は薄く、目が堅固で深く奥目、眉毛は長く真っ直ぐ瞳は開いている。その様な人の心は剛く多怒で怒れば上方に氣逆して胸中に畜積する。そして血氣が逆留して臆部の皮膚に充満する。血脈不行になれば熱轉し消癉を為す。この様にその人が暴剛であっても肌肉が弱いのはこの理由による。

黄帝　人が寒熱病に善くかかる者は何を以って候うのか。

少兪　小骨で肌肉が弱い者は寒病熱に善くかかる。

黄帝　骨の小大、肌肉の堅脆、神色の不一は何を以って候うのか。

少兪　顴骨は骨之本で顴骨が大きければ骨大、顴骨が小さければ骨小、皮膚が薄ければ筋肉も締まりが無く臂の筋肉も弱々しい。顔の下半分の色が汚れて煤けたように見えて他と異なれば臂胃の筋肉が薄い、骨髓が滿ちない者は寒熱病に善くかかる。

黄帝　人が痺病に善くかかる者は何を以って候うのか。

少兪　腠理が粗く筋肉が堅くない者は痺病にかかりやすい。

黄帝　痺病が現れる位置には高下が有るが。

少兪　痺病が現れる位置の高下が知りたければその部をよく見ればよい。

黄帝　人が腸中積聚病に善くかかる者は何を以って候うのか。

少兪　皮膚が薄く光澤がなく筋肉が堅くない淖澤の者は、腸胃が悪く邪氣が留

137

まり易く積聚して傷む。脾胃間で寒温に適応出来なければ邪氣が隅々まで至り稽積して留まり大きく聚って塊まりになる。

黄帝　病形はすでに聞いて知っているので発症する時が聞きたい。

少兪　病人の生年から運氣に合わせた時を知り、法則に合わせ主氣に客氣が重なる時に発症する。つまり客氣が主氣よりも強ければ発病は軽いが弱ければ発病は重く急である。この様にその歳の運氣と病の形体を考慮し五行に合わせて発病の仔細を知る事を「五變之紀」と謂うのである。

47 本臓

黄帝が岐伯に問う。

> 人の血氣、精神は身体を周わって生命を奉生する。
>
> 経脈は血氣を行って陰陽を營み筋骨を濡して關節を利する。
>
> 衞氣は分肉を温めて皮膚を充實させて腠理を肥やし開闔を主る。
>
> 志意は精神を管理し魂魄を收めて寒温に適い喜怒を和する。
>
> 血が和せば経脈流行、陰陽營覆、筋骨勁強、關節清利する。
>
> 衞氣が和せば分肉解利、皮膚調柔、腠理緻密する。
>
> 志意が和せば精神専直、魂魄不散、悔怒不起、五臓不受邪する。
>
> 寒温が和せば六腑化穀、風痺不作、経脈通利、肢節得安する。
>
> これが人之平常である。
>
> 五臓は精神、血氣、魂魄を臓する者である。
>
> 六腑は水穀を化して行津液する者である。
>
> これが天から受けた生理で愚智でも賢人でも誰もが變わらない不變の生理である。しかし獨り天壽を悉く全うして邪氣に僻されて病にもならず、百年も衰ろえず風雨、卒寒、大暑にも犯されない人がいるかと思えば、室内を屏で蔽い世間から離れて引きこもり、恍惚して恐れることもなければ哀れむ事もないのに病になるのは何故かを聞きたい。

岐伯 なんと難しい問であろうか、五臓は天地に交わり陰陽に寄り添い四時に連なって五節に化す者である、故に五臓は小大、高下、堅脆、端正と偏傾等の固有があり、六腑もまた小大、長短、厚薄、結直、緩急等が有る、よってこれらはおよそ二十五に弁別出来て不同で或いは善く、或いは悪く、或いは吉、或いは凶である、以下に述べる。

> □ 心臓が小さい場合は心氣が安定して邪に傷つき難いが憂により傷つき易い。
>
> □ 心臓が大きい場合は憂により傷つき難いが邪に傷つき易い。
>
> □ 心臓の位置が高い場合は肺を滿中にさせて悗然として善く忘れさせ言葉を発しなくなる。
>
> □ 心臓の位置が低い場合は心臓が外に近いので傷寒し易く言葉に恐れ

139

易くなる。

- ☐ 心臓が堅ければ心臓が安定して固守する。
- ☐ 心臓が脆ければ善く消癉熱中病にかかる。
- ☐ 心臓が端正であれば和利して傷つき難い。
- ☐ 心臓が偏傾であれば一定が保てず主を守り難い。
- ☐ 肺臓が小さい場合は少飲で喘喝の病になり難い。
- ☐ 肺臓が大きい場合は多飲で善胸痺、喉痺、逆氣の病になり易い。
- ☐ 肺臓の位置が高い場合は上氣して肩息、欬をみる。
- ☐ 肺臓の位置が低い場合は賁口に居て肺に迫まり善く脇下痛をみる。
- ☐ 肺臓が堅ければ欬、上氣病になり難い。
- ☐ 肺臓が脆ければ傷つき易く消癉病に苦しむ。
- ☐ 肺臓が端正であれば和利して傷つき難い。
- ☐ 肺臓が偏傾であれば胸偏痛をみる。
- ☐ 肝臓が小さい場合は肝臓が安定して脇下病は無い。
- ☐ 肝臓が大きい場合は胃に逼り迫咽して膈中脇下痛に苦しむ。
- ☐ 肝臓の位置が高い場合は上方の賁口を支えさせ胸脇が引き攣り息賁に苦しむ。
- ☐ 肝臓の位置が低い場合は胃に逼迫して脇下空しくなり邪を受け易くなる。
- ☐ 肝臓が堅ければ肝臓は安定して傷つき難い。
- ☐ 肝臓が脆ければ善く消癉病に傷つき易い。
- ☐ 肝臓が端正であれば和利して傷つき難い。
- ☐ 肝臓が偏傾であれば脇下痛になり易い。
- ☐ 脾臓が小さい場合は安定して邪に傷つき難い。
- ☐ 脾臓が大きい場合は湊胗に苦しみ痛み疾行不能となる。
- ☐ 脾臓の位置が高い場合は胗が引き攣り季脇は痛む。
- ☐ 脾臓の位置が低い場合は下方の大腸に負荷が加わり臓の働きが苦しく邪を受ける。
- ☐ 脾臓が堅ければ脾臓が安定して傷つき難い。
- ☐ 脾臓が脆ければ善く傷つき易く消癉病になる。
- ☐ 脾臓が端正であれば和利して傷つき難い。

□　脾臓が偏傾であれば善く満脹する。

　　□　腎臓が小さい場合は安定して傷つき難い。

　　□　腎臓が大きい場合は善く腰痛病になり俛仰出来ず邪に傷つき易い。

　　□　腎臓の位置が高い場合は背脊痛に苦しみ俯仰出来ない。

　　□　腎臓の位置が低い場合は腰尻が痛み俛仰出来ない狐疝をみる。

　　□　腎臓が堅ければ腰背痛病にならない。

　　□　腎臓が脆く堅ければ消癉病に苦しみ傷つき易い。

　　□　腎臓が端正であれば和利して傷つき難い。

　　□　腎臓が端正であれば腰尻痛に苦しむ。

　　およそこの二十五變は人が日常で苦しむ病である。

黄帝　何によってこれらを知るのか。

岐伯　赤色小理者は心小、粗理者は心大。無髑骬者は心高、髑骬小短擧者は心
　　　下。髑骬長者は心下堅、髑骬弱小以薄者は心脆。髑骬直下不擧者は心端
　　　正、髑骬倚一方者は心偏傾也。

　　　白色小理者は肺小、粗理者は肺大。巨肩反膺陷喉者は肺高、合腋張脇者
　　　は肺下。好肩背厚者は肺堅、肩背薄者は肺脆。背膺厚者は肺端正、脇偏
　　　疏者は肺偏傾也。

　　　青色小理者は肝小、粗理者は肝大。廣胸反骹者は肝高、合脇兔骹者は肝
　　　下。胸脇好者は肝堅、脇骨弱者は肝脆。膺腹好相得者は肝端正、脇骨偏
　　　擧者は肝偏傾也。

　　　黄色小理者は脾小、粗理者は脾大。掲脣者は脾高、脣下縱者は脾下。脣
　　　堅者は脾堅、脣大而不堅者は脾脆。脣上下好者は脾端正、脣偏擧者は脾
　　　偏傾也。

　　　黒色小理者は腎小、粗理者は腎大。高耳者は腎高、耳後陷者は腎下。耳
　　　堅者は腎堅、耳薄不堅者は腎脆。耳好前居牙車者は腎端正、耳偏高者は
　　　腎偏傾也。

　　　一般にこの様に身体に變があってもそれを理解すれば病にはならない
　　　し、無くても疎かにすれば病になる。

黄帝　理解したが、しかし余が問いたいのはそこではない。人が病む場合で深
　　　憂、大恐、怵惕之志等があっても精氣が減ずることもなく、甚だしい大
　　　寒熱があっても天壽を悉く全うする場合もあれば、室内を屏で蔽い隠し

141

　　　　て周囲方から離しても、また怵惕の恐れが無くても病から免れない場合
　　　　等の理由が聞きたい。
岐伯　五臓六腑に邪が舎るからである。その理由を述べる。
　　　　五臓皆小者は病にかかることも少なく苦燋心、大愁憂する。
　　　　五臓皆大者は事に於いて緩慢で使い難く憂える。
　　　　五臓皆高者は高い上から目線で謂いたがるのを好む。
　　　　五臓皆下者は人にへり下った態度を好む。
　　　　五臓皆堅者は病みにくい。
　　　　五臓皆脆者は病から離れることはない。
　　　　五臓皆端正者は人心が和やかで利得する。
　　　　五臓皆偏傾者は心に邪が多く善く盗み正しい行いが出来ず言語はよく反
　　　　覆する。
黄帝　六腑のことも聞きたい。
岐伯　肺合は大腸で、大腸者は皮に應ず。
　　　　心合は小腸で、小腸者は脈に應ず。
　　　　肝合は膽で、膽者は筋に應ず。
　　　　脾合は胃で、胃者は肉に應ず。
　　　　腎合は三焦と膀胱で、三焦と膀胱者は腠理毫毛に應ず。
黄帝　應ずとは何か。
岐伯　肺應皮、皮厚者は大腸厚。
　　　　　　　　皮薄者は大腸薄。
　　　　　　　　皮緩腹裏大者は大腸大而長。
　　　　　　　　皮急者は大腸急而短。
　　　　　　　　皮滑者は大腸直。
　　　　　　　　皮肉不相離者は大腸結。
　　　　心應脈、皮厚者は脈厚、脈厚者は小腸厚。
　　　　　　　　皮薄者は脈薄、脈薄者は小腸薄。
　　　　　　　　皮緩者は脈緩、脈緩者は小腸大而長。
　　　　　　　　皮薄而脈沖小者は小腸小而短。
　　　　　　　　諸陽経脈で皆多紆屈者は小腸結。
　　　　脾應肉、肉䐃堅大者は胃厚。

肉䐃麼者は胃薄。

肉䐃小而麼者は胃不堅。

肉䐃不稱身者は胃下、胃下者は下管約不利。

肉䐃不堅者は胃緩。

肉䐃無小裏累者は胃急。

肉䐃多少裏累者は胃結、胃結者は上管約不利也。

肝應爪、爪厚色黄者は膽厚。

爪薄色紅者は膽薄。

爪堅色青者は膽急。

爪濡色赤者は膽緩。

爪直色白無約者は膽直。

爪惡色黒多紋者は膽結也。

腎應骨. 密理厚皮者は三焦膀胱厚。

粗理薄皮者は三焦膀胱薄。

疏腠理者は三焦膀胱緩。

皮急而無毫毛者は三焦膀胱急。

毫毛美而粗者は三焦膀胱直。

稀毫毛者は三焦膀胱結也。

黄帝　厚薄、美惡は皆有形であり、それが病因になる理由は。

岐伯　外から應を見てその内臓を知れば病む處が分かる。

143

48 禁服

雷公が黄帝に問う。余は仔細に授業を受けて『九鍼六十篇』を旦暮に於いて勤
　　勉に通読した。そして最近の書物は編集の糸が切れ古い書物は手垢で汚
　　れてしまった。しかしなお諷誦を休んだことはないが未だに悉く意を解
　　したわけではなく、『外揣編』で謂う「渾束爲一」の意味が未に知る處
　　ではない。さらに九鍼の「大則無外、小則無内、大小無極、高下無度」
　　が未だに理解不能でどのようにこれを束ねれば善いのかもわからない。
　　士の才力には厚薄が有り、或智慮が徧淺な者には博大、深奥の事を理解
　　するのは不可能である。そして自分で勉強して學ぶには努力が必要であ
　　り、仔細が後世に散逸して無くなる事が危惧される恐れもある。子孫に
　　絶えることなく傳わるにはどのように要約すればよいかを問いたい。

黄帝　善い問い哉。これは先師も禁談していた事である。秘密裡に私傳するこ
　　とで臂を切って割き血を歃る盟約が必要である。子が本当に得ようと欲
　　するなら何かをして身を肅正しなければならない。

雷公は再拝して立ち上がって謂う。請われるように命を聞き、その後三日間齋
　　正して再び黄帝に請う、今日は正陽日であるから血盟の約をするので仔
　　細を願わくは教えを受けたい。

黄帝と雷公は倶に齋室に入って臂を割いて血歃した。

黄帝は親しく祝って謂う。今日は正陽日で歃血したので貴殿に方を傳えるが、
　　この言に敢えて背むく事が有れば反って殃を受ける。

雷公は再拝して謂う。その仔細を受ける。

黄帝は左手で手を握り右手に書を持って授けて謂う。愼しんで愼しんで悟れば
　　貴方の爲にこれを謂う。
　　　およそ刺鍼の理は経脈を始めと爲して營の行く處の度量を知る。内は五
　　臓に刺鍼、外は六腑に刺鍼する。そして審く衛氣を察すれば百病の母を
　　爲すことが分かり、虚實が調えられて、虚が實すれば血絡は瀉されて血
　　が悉く清浄になれば終わる。

雷公　その仔細はすでに知っているが要約は未知である。

黄帝　その要約というのは囊の口を締めるようなものである。囊が滿ちている

144

のに口を締めなければ中のものが輸泄する。治療の要点を理解しないま
まに行っても決して満足な治療はできない。

雷公　才能が低い者でも要約が理解できれば治療ができるだろうか。

黄帝　満足に要約が知らないで醫療を行っても天下が認める師になることは不
可である。

雷公　要約が聞きたい。

黄帝　寸口は中を主り人迎は外を主る、そして兩者が相い應じ倶に往き來る事
が繩を引くようで、その力は大小齊等である。「春夏は人迎微大、秋冬
は寸口微大」是如者の名を「平人」と謂う。
人迎大一倍于寸口の場合病は足少陽に有り一倍而躁は病手少陽にある。
人迎二倍　　　　の場合病は足太陽に有り二倍而躁は病手太陽にある。
人迎三倍　　　　の場合病は足陽明に有り三倍而躁は病手陽明にある。
盛則爲熱、虚則爲寒、緊則爲痛痺で代脈の場合は甚だしくなるときもあ
れば軽快になるときもある。
盛則瀉之、虚則補之、緊痛則取之分肉で代脈の場合は血絡を取り且つ飲
藥させる。
陷下則灸之、不盛、不虚であれば経脈を取る。「経脈刺」と謂う。
人迎四倍者で且つ大、數は「溢陽」と謂う。溢陽は外格を爲し不治で
死。必ず審くその本末を按じ以って臟腑之病を驗べなければいけない。
寸口大于人迎一倍の場合病は足厥陰に有り一倍而躁は手心主にある。
寸口二倍　　　　の場合病は足少陰に有り二倍而躁は手少陰にある。
寸口三倍　　　　の場合病は足太陰に有り三倍而躁は手太陰にある。
盛則脹滿、寒中食不化、虚則熱中出、糜少氣溺色變、緊則痛痺、代脈の
場合は痛くなるときもあれば止まるときもある。
盛則瀉之、虚則補之、緊則先刺鍼後灸する。代脈の場合は血絡を取った
後調える。陷下則徒灸をする。陷下者は脈血が中に結している。中に瘀
血が有れば血寒である故に灸が宜しい。不盛、不虚であれば経脈を取
る。
寸口四倍者を「内關」と謂う。内關者で且つ大で數は不治で死。必ず審
らかにして本末の寒温を察し臟腑之病を驗べなければいけない。要約す
ると経脈や経脈穴に通じ大數を傳授しなければいけない。大數とは盛則

145

之を瀉し虚則之を補う、緊では灸と刺鍼して且つ飲藥、陷下では之に
灸をする。そして不盛不虚では経脈を取ることである。所謂経脈刺は飲
藥、灸、刺鍼を行うことを謂う。そして脈急は邪を外に引き、脈大以弱
は安靜して力を用いず無勞にしなければいけない。

49 五色

雷公が黄帝に問う。五色は獨り明堂だけで決するのだろうか、仔細を知りたい。

黄帝　明堂は鼻である。闕は眉間である。庭は顔である。蕃は頰側である。蔽は耳門である。その間は少し大きい方がよい。それより離れた處は皆その外に現れる。如是者は必ず百歳の壽がある。

雷公　五官の辨は奈何にするのか。

黄帝　明堂骨が高く隆起して平らで直であれば五臓は中央にあり六腑をその兩側から挾んでいる。心は君主の官で五宮に属すので両目の間にある。五臓が胸腹中に安定していれば眞色が現れて病色は現れない。明堂が潤澤で清であれば五官は惡くなりようがない。

雷公　その色で辨、不辨の者を判断することはできるか。

黄帝　五臓の病色は面部に投射するが一定の法則がある。そして有る部位の骨が陥没の場合は必ず病を免れられない。その部に他の色が乗襲する場合は病が甚だしいと雖えども不死である。

雷公　五官は何を意味するのか。

黄帝　青黒は痛、黄赤は熱、白は寒で五官という。

雷公　病が益々甚だしくなる場合と衰える場合の症状鑑別は何か。

黄帝　病が外内のどちらにあっても、

- □　脈口を見て滑小緊以沈者は病が中に有って益々甚だしくなる。
  人迎脈が大緊以浮者は病が外に有って益々甚だしくなる。
- □　脈口が浮滑者は病は進行する。
  人迎脈が沈而滑者は病が減退している。
- □　脈口が滑以沈者は病が内に有って進行している。
  人迎脈が滑盛以浮者は病が外に進行している。
- □　脈の浮沈で人迎と寸口脈が小大等者の病は已に難えにくい。
- □　病が臓に有り沈而大者の病は癒え易い。この時小は逆である。
- □　病が腑に有り浮而大者の病は癒え易い。
- □　人迎が盛堅者は傷寒。

147

□　氣口は盛堅者は傷食。

雷公　色を以って病の軽重は判断できるのか。

黄帝　色が明るければ病は軽い。

　　　色が沈んで夭ければ甚だしい。

　　　色が上行傾向の者は病が益々甚だしい。

　　　色が下行傾向の者で雲が散る如き者の病は軽快方向にある。

　　　五臓の病は面の一定の部に艶として現れる。外部と内部が有る。

　　　色が外部から内部に走る場合は、病も外から内に向かって進む。

　　　色が内部から外部に走る場合は、病も内から外に向かって進む。

　　　病が内に於いて生じる者は先に陰を治し後からその陽を治す。これに反者は益々甚だしくなる。

　　　病が陽に於いて生じる者は先に外を治し後からその内を治す。これに反者は益々甚だしくなる。

　　　脈滑大以代而長者は病が外から来たことを現す。

　　　目で色々と見えたり何事にも悪く思うのは陽氣によるためであるから臨機応變に対處する。

雷公　風邪は百病之始、厥逆は寒濕により発症することを聞いているが見分け方は。

黄帝　闕中により候う。薄く光澤があれば風、深く濁っていれば痺、下方に光が広がる様に見えるのは厥で判断する。色はその病を現す。

雷公　人が病でもなく卒死するのは何で知ればよいのか。

黄帝　大きな邪氣が臓腑に侵入した場合は病でなくても卒死する。

雷公　病が少し愈えているのに卒死するのは何で知ればよいのか。

黄帝　赤色が両顴に出て母指の如く大きい場合病は少し愈えていても必ず卒死する。黒色が庭に於いて出て母指の如く大きい場合は必ず病まずに卒死する。

雷公は再び最敬礼して、善い話である。卒死の場合でも死期があるのか。

黄帝　色で察してその時を知る。

雷公　さらに聞きたい。

黄帝　庭者首面也。闕上者咽喉也。闕中者肺也。下極者心也。直下者肝也。肝左者膽也。下者脾也。方上者胃也。中央者大腸也。挾大腸者腎也。

當腎者臍也。面王以上者小腸也。面王以下者膀胱子處也。顴者肩也。
顴後者臂也。臂下者手也。目内眥上者膺乳也。挾繩而上者背也。
循牙車以下者股也。中央者膝也。膝以下者脛也。當脛以下者足也。
巨分者股裏也。
巨屈者膝臏也。
これは五臟六腑、肢節の様子が現れる部である。つまり顔部の色を見て
診察できる醫家は陰を用いて陽を和し、陽を用いて陰が和せる様に部分
から全体を明らかにできるので萬に一つも間違いがなく治療できる。こ
のように能く左右を使い分ける事ができる醫家を「大道を進む」と謂
う。そして男女で部位が異なるので陰陽と謂う。この様に審かに光澤の
有無を察して治療できる醫家を「良工」と謂う。
顔色が沈濁は内。浮澤は外。黄赤は風。青黒は痛。白は寒。黄色で膏が
潤は膿。
赤色が甚だしいのは血。
疼痛が甚だしいのは攣。
寒が甚だしいのは皮不仁。
各部に現れる五色の浮沈を診察して病の深淺を知る。
光澤の有無を診察して生氣の成敗を觀る。
散搏を診察して遠近を知る。
色の上下の広がりを見て病處を知る。
神心を積めて往今を知る故に醫家の氣が聚中せず離散している状態では
是非を知る事は出来ないが、醫家の意識が損なわれないようにすれば病
の新故を知ることができる。
色が明らかでなく沈んで昏い場合は甚だしく、色が明らかでなく光澤も
ない場合病は甚だしくない。
色が散って定まりなく聚まらないのは病が散って氣痛はあるが、未だ聚
まっていない状態である。
腎の色が心の眉間に現れれば心が先に病み、腎がこれに應じた事が分か
る、色は皆此如くである。
男子で色が面王に有る場合は小腹痛を爲す、下腹に卵痛があり圜直で莖
痛を爲す。この時面王よりも下にあれば狐疝が癀陰に屬する。

149

女子で面王に有る場合は膀胱子處の病を爲す。その時色が散じていれば氣痛を爲す、聚まって方圓して左右に色形が變わっていれば積聚がある。その色が下がって胝に至る場合は淫を爲して潤の如き膏状の汚物が有るか暴食により不潔を見る。

病色では左は左、右は右に現れる。その色が有邪色かは聚まり散じて端がなく面色の指す處に現れる。

色者は青黒赤白黄で正常であれば端正で滿が有るが別の部位に現れる時、たとえば赤者が別の部位に現れた場合で、その色が楡莢の如く大きさで面王に在れば日が過ぎることなく變化がある。そしてその色が上方に鋭角であれば首空の向きに邪が上がっていく傾向にあり、下方に鋭角であれば下方に邪が向かっていく。先端が左右の場合もこの如く同様に考えればよい。

五色で臓に配当すれば青は肝、赤は心、白は肺、黄は脾、黒は腎を爲し、さらに肝は筋と相合し、心は脈と相合し、肺は皮と相合し、脾は肉と相合し、腎は骨と相合する。

50 論勇

黄帝が少兪に問う。今此處に数人いると仮定する。彼らは同じように行動し年
　　も長少あっても同等で衣服の厚薄も均しい。この時卒然烈風、暴雨に遭
　　遇しても或る人は病むが或る人は病まない、或る人は皆病人、或る人は
　　皆病まないのは何故か。
少兪　帝の問いは何と急であるか。
黄帝　願わくは悉く聞きたい。
少兪　春は青風、夏は陽風、秋は涼風、冬は寒風が吹く、およそこれが四時の
　　風で、それにより病む處は各々同形ではない。
黄帝　四時の風が人を病ますとは如何に。
少兪　皮膚が黄色で薄皮弱肉者は春之虚風に不勝。
　　皮膚が白色で薄皮弱肉者は夏之虚風に不勝。
　　皮膚が青色で薄皮弱肉者は秋之虚風に不勝。
　　皮膚が赤色で薄皮弱肉者は冬之虚風に不勝である。
黄帝　黒色は病まないのか。
少兪　皮膚が黒色は皮厚肉堅で固く四時之風に傷付かない。
　　皮膚が薄く肉も不堅で色も不一者は長夏に至り虚風に合えば病む。
　　皮膚が厚く肌肉が堅い者は長夏に至り虚風に合っても病まない。
　　皮膚が厚く肌肉が堅い者は必ず重ねて寒邪を感じて内外が皆病む。
黄帝　理解した。
黄帝　人が痛みに耐えて忍ぶか、痛みに耐え忍べないかは勇怯の分ではない。
　　勇士で痛みに耐え忍べない者でも難を見れば前に進めるが痛みがあれば
　　止まる。
　　怯士でも痛みに耐え忍ぶ者は難を聞けば恐れるが痛みに遭遇しても動じ
　　ない。
　　勇士で痛みに耐え忍ぶ者は難を見ても恐れなく痛みに遭遇しても動じな
　　い。
　　怯士で痛みに耐え忍べない者は難と痛みが現れると目が轉り面眇し、恐
　　れて言が発せず失氣して驚き顔色が變化して死ぬような、生きるような

151

状況になる。

余はそのような状況を見たが理由を知らないので願わくは聞きたい。

少兪 痛みに耐え忍ぶ者と痛みに耐え忍べない者は皮膚の薄厚と肌肉の堅脆、緩急の区分によるもので勇怯ではない。

黄帝 願わくは勇怯の区分の理由が聞きたい。

少兪 勇士者は目が深く堅固で両肩が張り出して身体が真っ直ぐでがっしりしている。三焦腠理は出鱈目で規律はなく心臓は端直、肝臓は大きく堅く、膽は汁が満ちて張り出している。怒れば氣盛で胸が張る、肝が擧がり膽が横に広がって落ち着く、眥は裂けて目がつり揚がり毛が起きて面が蒼くなる。これが勇士の姿形である。

黄帝 怯士がそのようになる理由が聞きたい。

少兪 怯士者は目が大きくぼんやりして陰陽相失している。その三焦腠理も正常ではなく䯏骬は短小で肝経脈は緩み、膽は汁が満ちず縦て型である。腸胃は緩んで機能せず脇下まで下がって空虚である。例えば大いに怒ったときでもその胸が満ちることもなく、肝肺が擧がったとしても氣衰して復た下がる故に久しく怒れないために怯士になるのである。

黄帝 怯士が酒を得て怒ると勇士を避けようとしなくなるのは何臓がそうさせるのか。

少兪 酒者は水穀之精の熟穀之液で、その氣は慓悍で胃中に入れば則ち胃が脹り氣が上逆して胸中に於いて満ちる、肝が浮いて膽が落ち着くので、この時は勇士と遜色なくなるが氣衰すると則ち悔やむ、飲酒時は勇士と同類でも避けることを知らない「酒悖」と謂う。

51 背腧

黄帝が岐伯に問う。五臓之腧穴で背于出者について願わくは聞きたい。

岐伯　胸中大腧は杵骨之端に有る。

肺腧は三焦之間に有る。

心腧は五焦之間に有る。

膈腧は七焦之間に有る。

肝腧は九焦之間に有る。

脾腧は十一焦之間に有る。

腎腧は十四焦之間に有る。皆脊を挾んで三寸を去る處に有る。

則ちこれらの穴を得たければその處を按えて應中に有り痛みが緩解するところが腧穴で、その處は**灸則可で刺鍼は則不可**である。氣盛は瀉し虚は補う。そして灸火で補う時は火を吹いてはいけない、自然に滅する迄待てばよい。灸火で瀉す場合は火を疾く吹いてその艾に次々に傳え火が自然に滅する迄待つことなく消せばよい。

153

52 衞氣

黄帝　五臟者は精神魂魄者を臟し、六腑者は水穀を受けて化して物を行らせる者である。その氣は内は五臟を養い外は肢節を絡す。そしてその氣の中で浮いて経脈を不循する者を衞氣と爲す。その精氣の中で経脈を行る者を營氣と爲す。陰陽相隨して外内相貫し無端の環の如く亭亭淳淳と行るが、その複雑の中に整然とする順行を一体誰が見極められるというのか。然してその陰陽の分別は全て標本、虚實が離れる處に頼っている。陰陽十二経脈を能く分別できる者は病之生する處を知って虚實之處在を候う者である。能く病之高下を得て六腑之氣街を知る者は解結する為のプロセスを知っているので門戸から追い出す事ができる。能く虚石之堅軟を知る者は補瀉之處在を知る、能く六経脈標本を知る者は天下に於いて無惑となる。

岐伯　博学哉。聖帝之論である。家臣として悉く知っている事について話す。

- □　足太陽之本は**跟以上五寸中**に有り、標は**兩絡命門**に有る。命門者は目。
- □　足少陽之本は**竅陰之間**に有り、標は**窓篭之前**に有る。窓篭者は耳。
- □　足少陰之本は**内踝下上三寸中**に有り、標は**背腧**に有る。且つ舌下兩脈にも有る。
- □　足厥陰之本は**行間上五寸處**に有り、標は**背腧**に有る。
- □　足陽明之本は**厲兌**に有り、標は**人迎**、頬挾頏顙に有る。
- □　足太陰之本は**中封前上四寸之中**に有り、標は**背腧**でかつ舌本に有る。
- □　手太陽之本は**外踝之後**に有り、標は**命門之上一寸**に有る。
- □　手少陽之本は**小指次指之間上二寸**に有り、標は**耳後上角**で下外眥に有る。
- □　手陽明之本は**肘骨中から上がって別陽に至る處**に有り、標は顔下で**鉗上に合う處**に有る。
- □　手太陰之本は**寸口之中**に有り、標は**腋内で動く處**に有る。
- □　手少陰之本は**鋭骨之端**に有り、標は**背腧**に有る。

□　手心主之本は**掌後兩筋之間二寸中**に有り、標は**腋下下三寸**に有る。
およそこれら十二経脈の病候は下が虚せば厥、下が盛んは熱、上が虚せば眩、上が盛んは熱痛故に實者は瀉して之を止め、虚者は補して之を起こす。

氣街について謂う。胸に氣が聚まる街が有り、腹に氣が聚まる街が有り、氣が聚まる街が有り、脛氣が聚まる街が有る故に

□　氣が頭に有る者は腦于之を止める。

□　氣が胸に有る者は膺與背腧で之を止める。

□　氣が腹に有る者は背腧與臍左右之動脈・衝脈に於いて之を止める。

□　氣が脛に有る者は氣街與承山から踝の上か下に於いて之を止める。

およそこれを取る者は毫鍼を用いるが必ず先に久しく有る處を按んで手に應じた時に刺鍼する。頭痛、眩仆、腹痛、中滿、暴脹、及び新積痛は治療対象で治り易いが、積が不痛の場合は難治である。

155

53 論痛

黄帝が少兪に問う。筋骨の強弱．肌肉の堅脆．皮膚の厚薄．腠理の疏密は各々
　　　不同であるが、鍼石、火焫の疼痛の感じ方が異なるのは何如なる理由
　　　か。腸胃の厚薄、堅脆も不等であるが毒、藥の効果が異なるのは何如な
　　　る理由か願わくは悉く聞きたい。

少兪　人の骨が強く、筋肉が弱く、肉が緩んで皮膚が厚い者は疼痛に耐える。
　　　鍼石の痛みにも火焫にも亦然りである。

黄帝　火焫の熱さに耐える者とは何を以って知るのか。

少兪　身体壮健に加えて皮膚が黒色で骨格が美しい者は火焫に耐える。

黄帝　鍼石の痛みに耐えられない者は何を以って知るのか。

少兪　筋肉が堅く皮膚が薄い者は鍼石の痛みには耐えられない、また火焫も然
　　　りである。

黄帝　人の病で同時に発傷したのに治り易い、或いは治り難いのは何故か。

少兪　同時に発傷した場合でも身体多熱の者は治り易く多寒の者は治り難い。

黄帝　人が毒に勝るのは何を以って知るのか。

少兪　胃が厚く色が黒く大骨及び肥なる者は皆毒に勝つ故に痩せて胃が薄い者
　　　は皆毒に勝てない。

54 天年

黄帝　黄帝が岐伯に問う。人の始生は何の氣が基になって築かれて、どのようにして作られていくのであろうか、そして何を失うと死に、何を得れば生きるのかを聞きたい。

岐伯　人は母の血氣を以て基と爲し父の後ろ楯で成長する。そして神を失う者は死に神を得る者は生をなす。

黄帝　神者とは何か。

岐伯　血氣が已に和し榮衞が已に通じて五臟が成る。神氣が心に舍り魂魄が具に畢して人と成る。

黄帝　人の壽夭は各々不同で或いは夭壽、或いは卒死、或いは久病があるがその違いを聞きたい。

岐伯　五臟が堅固で血脈の調和が取れて肌肉が通利して解け、皮膚が緻密で營衞の通行は常を失わず、呼吸が微かに徐く氣は適度に行り、六腑は穀を化して津液は全体に布く揚る、各々が常の如くであれば能く長久に生きる。

黄帝　人の壽命が百歳にして至り死ぬのは何故か。

岐伯　長壽の人は鼻孔と口唇上の溝が長く、面の顎と四周が高く角張って分厚くて四角い顔をしている。
　　　営衞も調って通じ面三部も三里を反映して頬骨が高く起きて顔肉も満ちていれば百歳乃壽命が有る。

黄帝　人氣の盛衰から死に至るまでを聞いて得たい。

岐伯　人生十歳は五臟始めて定まり血氣が已に通り氣は下方に有る故に好んで走る。
　　　二十歳は血氣始めて盛んで肌肉が縦にも横にも長じる故に好んで趨る。
　　　三十歳は五臟大いに安定して肌肉は堅固になり血脈が盛滿するので故に好んで歩く。
　　　四十歳は五臟六腑、十二経脈が皆大いに盛んで平定し、腠理は疏が始まり榮華は頬落して髪は頗ぶる班に白くなる、平常は盛んで搖がない

ので故に好んで坐る。

　五十歳は肝氣が衰え始め肝葉は薄くなり始めて膽汁が減り始め目が明るくなくなる。

　六十歳は心氣が衰え始め善く憂悲する。血氣が懈惰になる故に好んで臥せる。

　七十歳は脾氣が虚して皮膚が枯れる。

　八十歳は肺氣が衰えて魄が離れる故に善悞を謂う。

　九十歳は腎氣が焦げて四臓、経脈が空虚になる。

　百歳は五臓が皆虚して神氣が皆去り形骸が獨居して終わる。

黄帝　壽命を全うせずに死ぬ者は何如か。

岐伯　五臓が皆不堅で鼻孔は外に向かって張開し息が喘いで暴疾する。又本来の栄養も卑しく脈来も薄く少血で筋肉は堅くない、風寒に數々中り血氣が虚して脈不通で眞邪に攻められて邪氣を体内に引きこむ、故に邪に中り壽命が全うできないのである。

158

55 逆順

黄帝が伯高に問う。氣に逆順有り、脈に盛衰有り、刺鍼に大約有りと聞くが何のことか。

伯高　氣の逆順者は天地陰陽四時五行に應ずること。

脈の盛衰者は血氣之虚實有餘不足を候うこと。

刺之大約者は必ず知病して刺鍼の不可を明らかにすることで刺鍼の可か不可か、すでに可鍼の必要がないかを知ることである。

黄帝　「候う」とは何のことか。

伯高　兵法に「逢逢之氣を迎うること無く、堂堂之陣を撃っことは無い」と謂う様に、刺鍼法に「熇熇之熱を刺すこと無く、漉漉之汗を刺すこと無く、渾渾之脈を刺すこと無く、病與脈相逆者は刺すことは無い」と謂う。

黄帝　「刺鍼可を候う」とは何のことか。

伯高　上工は未生者に刺鍼する也。

その次は未盛者に刺鍼する也。

その次は已に衰者に刺鍼する也。

下工は身体を襲者形之盛者、病與脈相逆者に刺鍼する。故に邪が盛んな者、毀傷した者には敢えて刺鍼することはない。刺鍼は已に邪氣の勢いが衰えたときにすれば必ず上手くいく。故に「上工は未病を治し、已病を治さずという」はこのことである。

159

56 五味

黄帝　穀氣に五味が有るが如何に五臓に分別されて入るかを聞きたい。

伯高　胃者は五臓六腑之海也。水穀皆胃に入るので五臓六腑は皆胃より氣を稟
ける。五味は各々喜ぶ處に走る。

　　　□　穀味の酸味はまず肝に走る。

　　　□　穀味の苦味はまず心に走る。

　　　□　穀味の甘味はまず脾に走る。

　　　□　穀味の辛味はまず肺に走る。

　　　□　穀味の鹹味はまず腎に走る。

　　　穀氣は津液に化して已に行り營衞は大通する。このように糟粕は化して
以下に傳次していく。

黄帝　營衞の通行は如何に。

伯高　穀が始めて胃に入ると精微者はまず胃から上焦と中焦の兩焦に出て五臓
を灌漑し營衞兩行之道に別れ出る。その時に大氣は行らず留まり胸中に
積もる。それを「氣海」と謂う。そして肺より出て喉咽を行る則ち呼よ
り出て吸より入る。天地の精氣の大數は常に「三出て一入る」故に穀が
半日入らなければ氣衰し、一日入らなければ氣少する。

黄帝　穀の五味について聞く。

伯高　仔細に説明する。

　　　□　五穀の杭米は甘、麻は酸、大豆は鹹、麥は苦、黄黍は辛。

　　　□　五菓の棗は甘、李は酸、栗は鹹、杏は苦、桃は辛。

　　　□　五畜の牛は甘、犬は酸、猪は鹹、羊は苦、雞は辛。

　　　□　五菜の葵は甘、韭は酸、藿は鹹、薤は苦、葱は辛。

　　　□　五色で黄色は脾に属し甘が宜しい、

　　　　　　　青色は肝に属し酸が宜しい、

　　　　　　　黒色は腎に属し鹹が宜しい、

　　　　　　　赤色は心に属し苦が宜しい、

　　　　　　　白色は肺に属し辛が宜しい、

　　　およそこの五種者が各々の属す處に宜しい食材である。

謂う處の五色者で脾病者は秔米飯牛肉棗葵　を食べると宜しい。

心病者は麥羊肉杏薤　　　を食べると宜しい。

腎病者は大豆黄卷猪肉栗藿を食べると宜しい。

肝病者は麻犬肉李韭　　　を食べると宜しい。

肺病者は黄黍雞肉桃葱　　を食べると宜しい。

逆に五禁は、

肝病は辛を禁じる、

心病は鹹を禁じる、

脾病は酸を禁じる、

腎病は甘を禁じる、

肺病は苦を禁じる、

肝色は青なので甘を食べると宜しい。秔米飯牛肉棗葵は皆甘である。

心色は赤なので酸を食べると宜しい。犬肉麻李韭は皆酸である。

脾色は黄なので鹹を食べると宜しい。大豆豕肉栗藿は皆鹹である。

肺色は白なので苦を食べると宜しい。麥羊肉杏薤は皆苦である。

腎色は黒なので辛を食べると宜しい。黄黍雞肉桃葱は皆辛である。

57 水脹

黄帝が岐伯に問う。水脹、膚脹、鼓脹、腸覃、石瘕、石水は何を以って分けるのであろうか。

岐伯　**水脹者**が始めて起こるときは目窠の上が微かに腫れる、それは起床したときに顔が腫れるのに似る。その時頚脈動が強く拍動して時に欬、陰股間に寒を感じ、足脛が瘇れて腹部が大きくなれば已に水脹である。手で腹を押按すると手に裹水の様なモノを感じる。

黄帝　膚脹は何を以って候うのか。

岐伯　**膚脹者**は寒氣が皮膚の間に客して㲦㲦然として不堅腹大で身体が悉く腫れる、皮膚が厚く腹部を押按しても窅として起きず腹色も變わらない。

黄帝　鼓脹は何か。

岐伯　**腹脹者**は身体も皆大きく、膚脹と同等である。色は蒼黄、腹筋が盛り上がっている。

黄帝　腸覃は何か。

岐伯　**腸覃者**は寒氣が腸外に客して衛氣と相搏し、衛氣が榮えないことで繋る處が生じ内癖が顕著になって惡氣が起こって瘜肉が生じる。始めて生じるときは雞卵程の大きさで稍やかに大きくなる。そして腸覃と成って至る頃は懐妊した子供位に大きくなり久症は一歳児を超えて押按すれば堅く時々推移する。しかし月事は時に正常にあるのが症候である。

黄帝　石瘕は何か。

岐伯　**石瘕者**は胞中に生じる、子門に客した寒氣により閉塞して氣が通らず、瀉されるべき惡血が留止されたことにより日を追って益々大きくなり懐子の如くになる。月事が時を以っても下らない女子に生じるので下法で排血して治療する。

黄帝　膚脹、鼓脹の邪に刺鍼しても可能か。

岐伯　まず脹の血絡を瀉した後経脈を調え、刺鍼により血絡を除く。

58 賊風

黄帝　「子は賊風の邪氣が傷人して病になる」と謂うが、たとえ屏で遮蔽して
　　　社会から隔離して邪が侵入しないように部屋室や奥穴に居て出なくても
　　　卒然病になる者もいる。邪氣賊風と隔離して遭遇しないのは何故か。

岐伯　その人達は皆過去に濕氣に傷處したことが有り、それが血脈中に臟され
　　　て分肉之間に久しく留まり除かれなかった。或いは墮墜した處が有り惡
　　　血が内在して除かれなかったときに卒然不節制な喜怒、飲食不適、寒温
　　　調整が出来ず膝理が閉じて不通になっていた。そして膝理が開いたとき
　　　に風寒に遭遇すれば血氣凝結する。故に邪氣に襲われると「寒痺」を爲
　　　し、有熱、汗出して受風すれば邪氣賊風に遭遇雖しなくても必ず病因に
　　　なり發症する。

黄帝　今子が謂う話は皆病人が自ら知る處の話である。そうではなく邪氣に遭
　　　遇する出来事も、その様な記憶もないのに卒然病にかかるのは何故か。
　　　鬼神之事に因るのであろうか。

岐伯　それは邪氣が有るからで、留まっても未だに發症しないのは病人の志が
　　　惡因で"うらやむ氣持ち"等も血氣内亂させる原因になる。いずれにし
　　　ても兩氣相搏して発症するが、その原因氣配は微かで視ても見えず、聽
　　　いても聞こえない故に鬼神に似る。

黄帝　祝によって已む者は何故か。

岐伯　昔の巫者は百病之勝を知っていたので、病の從う處、生じる處をすでに
　　　知っていればこそ祝でも病が已んだのである。

163

59 衞氣失常

黄帝　衞氣の復行が腹中に留まり稽積して行らず苑蘊して通常でなくなり肢節、胸脇、胃中滿、呼息喘逆の症状を現す者は何を以って除けばよいのか。

伯高　胸中に氣積する者は上方の穴を取り、腹中に積する者は下方の穴を取る。上下滿ちる者は傍の穴を取る。

黄帝　取穴は奈何に、

伯高　上方に積する者は**大迎、天突、喉中**を瀉す、下方に積する者は**三里と氣街**を瀉す、上下倶に滿者は**上下に取穴して季脇之下一寸**を取穴する、重者は**難足**を取穴する、脈診で大而弦急で脈絶して至らず腹皮の引き攣りが甚だしい者は不可刺鍼である。

黄帝　理解した。

黄帝が伯高に問う。皮、肌肉、氣血、筋、骨之病は何を以って知るのか。

伯高　病色が兩眉に現れて眉が薄く光澤があれば、病は皮に有る。
　　　唇の色が青黄赤白黒者は、病は肌肉に有る。
　　　營氣が外に霑の如く耗散する者は、病は血氣に有る。
　　　目色が青黄赤白黒者は、病は筋に有る。
　　　耳が焦枯して塵垢を受けるのは、病は骨に有る。

黄帝　これらの病が身體の形に現れたときの取穴は奈何に。

伯高　その百病變化は數多く數えることは不可能である、しかしながら皮部には部位的関係が有り、筋肉は支柱が有り、血氣には転輸の働きが有り、骨には群屬が有る。

黄帝　その話を聞きたい。

伯高　皮部は四肢末節に取穴する。筋肉は起始停始部分の穴を取る。それは臂部と足脛の諸陽分肉之間と足少陰の分間に取穴する。血氣之転輸は諸絡の氣血が留居するところに取穴する則ち氣血が留居して盛んになれば瀉血する。筋部にあるときは病の處在に陰陽左右がないので、その都度處を候って治療する。骨にあるときは群屬があるので骨空から受益して脳髓を益す處を探って治療する。

黄帝　取穴は。

伯高　病の變化は浮沈、深淺で勝窮することは不可能で各々その處に有る、病
　　　で軽い場合者は淺く、甚だしい者は深く、軽い者は小数、甚だしい者は
　　　多く刺鍼する。變化に隨って調氣する者を「上工」と謂う。

黄帝が伯高に問う。人の肥痩、身体の大小、体温の寒温、年齢の老壯、少小が
　　　有るが、その区別は。

伯高　人年五十歳より已に上を「老」と爲し、二十歳より已に上を「壯」と爲
　　　し、十八歳より已に上を「少」と爲し、六歳より已に上を「小」と爲
　　　す。

黄帝　肥と痩は何を以って度を知るか。

伯高　人には肥、膏、肉の区別が有る。

黄帝　区別の基準は。

伯高　膕肉が堅く皮膚滿の者は肥である。膕肉が不堅で皮膚が緩の者は膏であ
　　　る。皮肉が相い離れない者は肉である。

黄帝　身体の寒温は何如に。

伯高　膏者は肉淖で腠理が粗である者は身寒であるが、腠理が細かい者は身熱
　　　である。脂者は肉堅で腠理が細かい者は身熱であるが、腠理が粗の者は
　　　身寒である。

黄帝　肥痩、大小の状態は奈何に。

伯高　膏者は多氣で皮膚縱緩する故に能く腹が腴きく垂れ縱う、肉者は身體の
　　　容積が大きい、脂者は身体が收小する。

黄帝　三者の氣血多少は何如に。

伯高　膏者は多氣で身体が熱く寒に耐える。
　　　肉者は多血で形体は充實して、平を爲す。
　　　脂者は血清で氣は滑少故に身体が大きくなることはない。
　　　これが衆人者との区別である。

黄帝　衆人の基準とは。

伯高　衆人の皮肉、脂膏を相加することは血與氣のどちらかを多くしたり少な
　　　くしたりすることと同様に不可能である。身体が小さくても大きくても
　　　各々時々で適応する「衆人」と謂う。

黄帝　理解した。治療は奈何に。

165

伯高　必ず先の三形の区別をして血之多少、氣之清濁を掌握した後に調える。治療するには常に経脈を無視せず法則を失わずに行う。これ故に膏人は腹が腴く縦に垂れ下がり、肉人者は上下に容積が大きく、脂人者は脂があったと雖ども身体は大きくなることは不可能である。

60 玉版

黄帝 鍼は小さくて細い道具としか思わないのに、子は鍼を上は天に合わす、下は地に合わす、中は人に合わすモノと謂う、それは子が鍼を過信しているとしか思えない、その意が聞きたい。

岐伯 モノの中で天よりも大きなモノは何かありますか。そもそも鍼よりも大きなモノは惟五兵器位なモノで、五兵器は人に死を与える装備で生かす道具ではない。且つ人は天地を鎮塞して常に一体になって生きなければならない、そもそも民治には唯鍼があるのみで他にはない。鍼と五兵器ではどちらが小さいモノであろうか。

黄帝 病が生じる時は喜怒が不測に有り、飲食不節で陰氣が不足している時は陽氣有餘、營氣不行になって癰疽を發症する。さらに陰陽不通、兩熱相搏すれば化膿するが、この時は小鍼で取る事は可能だろうか。

岐伯 能力が高く人徳がある聖人といえども体内深く侵入した邪氣を除くことは簡単ではない。たとえば戦で兩軍が相対して旗幟が眺望して並び白刃が中野に合い交える状態は、これは一日の思いつきによる行動ではなく長い月日の計画行動による謀略による。また民を教育して士卒に白刃之難を避けるような行動をさせることも一日だけの教育でできることではない。つまりこれと同じで癰疽之病や膿血が聚まる病に至るのも決して突然発したのでもなければ、地上から沸き起こったのでもなく日頃の不養生や不摂生が原因する。故に聖人は病氣の形になる前に未然に対處するが、愚者は氣付くこともなく終に大病に遭うものである。

黄帝 そのような形になるまで予遭せず、膿が已に完成するまでに予見して防ぐ方法は何かあるのか。

岐伯 膿が已に完成した場合は十死に一つしか生きない、故に聖人はこのような事になって病が完成しないように良方を明らかにする爲に竹、帛に著わしている。そして後世の能力者に次々に傳わり終わることが無いようにしているのは、このような予遭しないことが起きないようにするためである。

黄帝 已に膿血が有り手遅れになった病人に小鍼で治療は可能か。

岐伯　小鍼で小さい治療をしたとしてもその功績は小さいが、大鍼で大きい治療した場合は多害である故に已に膿血が完成した場合は唯一砭石、鈹鋒でその處を除くと善い。

黄帝　鍼治療で多害を受けた者を救済することは不可能か。

岐伯　多害の逆順にもよる。

黄帝　逆順を尋ねる。

岐伯　多害の傷を受けた場合で、

白眼が青、黒眼が小の場合は一逆。

内服藥で嘔の場合は二逆。

腹痛して渇きが甚だしい場合は三逆。

肩や項の中が不快で動かない場合は四逆。

音声が嘶、顔色が脱色になった場合は五逆。

以上この五パターンの場合を除き以外は順と爲す。

黄帝　諸病にも皆逆順が有ると聞く、これを尋ねる。

岐伯　腹脹、身熱で脈大の場合は一逆。

腹鳴して滿、四肢清、泄痢で脈大の場合は二逆。

衄して不止で脈大の場合は三逆。

咳、且つ溲血、脱形で脈小、勁の場合は四逆。

欬、脱形、身熱で脈小以疾の場合を「五逆」と謂う。

この如き者は十五日を過ぎず死ぬ。

腹大脹、四末清、脱形、泄痢が甚だしい場合は一逆。

腹脹、便血で脈大時に絶す場合は二逆。

欬、溲血、形肉脱で脈搏の場合は三逆。

嘔血、胸滿引背で脈小疾の場合は四逆。

欬、嘔、腹脹、且つ殄泄で脈絶の場合は五逆。

この場合一時は善くなっても死ぬ。巧みに観察しなくて刺鍼する場合は「逆治」と謂う。

黄帝　子の鍼治療の言葉は駿が甚だしく天地に叶っている。上方は天文に數え、下方は地度に綱紀して内は五臓を分別し、外は次々に六腑を順じて経脈二十八會が悉く周紀が有るようにしている。愚人は例えば人を殺して死者になっても蘇らせることは不可能であるが、子ならば死者を蘇ら

168

せることは可能ではないのか。

岐伯　生人は殺せても死者を起こす事は不可能である。

黄帝　殺して死者を起こす事を聞いても不仁を爲すが、しかしその道を尋ねて人に於いて弗行しないようにする。

岐伯　道を明らかにすることは必然である。刀劒の如は人を殺す事が可能、飲酒を使い人醉させる事は可能であるから診察するのにこれらのことは知っておく必要はある。

黄帝　尋ねる。

岐伯　人が氣を受ける處のモノは穀である。穀が注がれる處は胃である。その胃者は水穀氣血の海である。海の雲氣を行らせる者は天の力である。胃から出た氣血を行らせるのは経脈隧である。経脈隧者は五臓六腑の大絡である。迎えて奪うことがあれば已に死に至らしめる。

黄帝　上下肢に禁刺部位があるのか。

岐伯　**手五里**に迎えて奪うことを行えば臓器運行の途中を止めることになり、已に五臓の往来の氣が盡く止められれば終わる。故に五五二十五回行うと輸ばれるモノが竭くのは「天氣を奪う處」と謂い、命を絶って壽命を傾かせることになる。

黄帝　もう少し尋ねる。

岐伯　**闕門**に淺く刺鍼した場合は家に着いてから死ぬが、深く刺鍼した場合はその場で死ぬ。

黄帝　善い教えで明らかな道であろうか。聞いた事を玉版に著わして重寶にして後世に傳え刺鍼を禁じ民が敢えて犯すことがないようにしよう。

169

61 五禁

黄帝が岐伯に問う。刺鍼に五禁が有ると聞くが、五禁とは何を謂うのか。

岐伯　刺鍼不可の時と部位が五種あるということである。

黄帝　刺鍼に五奪が有ると聞く。

岐伯　虚が激しく正氣を奪う瀉鍼不可であることである。

黄帝　刺鍼に五過が有ると聞くが。

岐伯　補瀉法には過度があるということである。

黄帝　刺鍼に五逆が有ると聞くが。

岐伯　病と脈の相逆が五逆あることを謂う。

黄帝　刺鍼に九宜が有ると聞くが。

岐伯　九鍼論を明らかにして知ることを「九宜」と謂う。

黄帝　五禁時とは何を謂うのか、また不可刺鍼の時を聞きたい。

岐伯　甲乙日は頭部へ刺鍼してはいけない、發矇に於いて耳内に刺鍼してはいけない。

　　　丙丁日は振埃に於いて肩、喉の**廉泉**に刺鍼してはいけない。

　　　戊己日と四季の辰戌丑未の日は腹部に刺鍼することも、去爪に於いて瀉水してはいけない。

　　　庚辛日は關節の股、膝に刺鍼してはいけない。

　　　壬癸日は足脛に刺鍼してはいけない。

　　　これを「五禁」と謂う。

黄帝　五奪とは何か。

岐伯　病後に形肉が已に奪われたのを一奪と謂う。

　　　大出血後に奪われたのを二奪と謂う。

　　　大汗出後に奪われたのを三奪と謂う。

　　　大泄痢後に奪われたのを四奪と謂う。

　　　出産による大出血で奪われたのを五奪と謂う。

　　　これらは皆瀉法不可である。

黄帝　五逆とは何か。

岐伯　熱病で脈靜、汗出後已に脈盛躁であれば一逆である。

泄痢の病で脈洪大であれば二逆である。

痺が顕著で病状が變わらず䐃肉が破れ、身熱、脈偏絶であれば三逆である。

邪氣が浸淫して身体の正氣が奪われ身熱、顔色は夭怪の如く白い、その後下血、衃をする。その時血衃するのは重篤であり四逆である。

寒熱で身体の正氣が奪われ脈堅搏であるのは五逆である。

62 動輸

黄帝　十二経脈で手太陰、足少陰陽明は獨り不休で動くのは何故か。

岐伯　この脈が胃脈の故による。胃は五臓六腑の海を爲し、その清氣は上方肺に注ぎ、肺氣は太陰の行に従って呼息往來する。故に人は一呼脈で再動一吸脈で亦た再動する。呼吸が決して止まることはない故に手太陰は動いて止まらないのである。

黄帝　寸口を脈氣が過ぎる時に往来に盛衰がある、つまり全身に上るときは勢いがあるが、下って帰るときは勢いがなくなっている、一体その勢いの差は何によるものであるか、何處が境になるのかを知りたい。

岐伯　脈氣が臓を離れる時に卒然で弓弩を發する如くであり、下方の岸に向かって水が流れる如くであるが魚際を過ぎる頃には反って衰え、その餘氣は衰退して散じ上方に逆行する故に行きは微弱になる。

黄帝　足陽明は何に因って動くのか。

岐伯　胃氣が上方の肺に注ぎ、その悍氣は上方の頭に衝撃する。咽循して上方の空竅に走り眼系を循り腦に入って絡す、顙より出て客主人を下り牙車を循って陽明に合い人迎に下る。これは胃氣が別れて陽明に走る経脈である故に陰陽上下は連動して動くのである。仮に陽病で陽脈小であれば逆を爲し、陰病で陰脈大であれば逆を爲す故に陰陽は時に静、時に動であるのが正常であるが、仮にどちらかに偏れば病である。

黄帝　足少陰は何に因って動くのか。

岐伯　衝脈は十二経脈の海で少陰の大絡である。腎に起こり下方の氣街に出て陰股内廉を行く、腘中斜めに入り脛骨内廉を行って少陰経脈と並んで流注し下って内踝の後から足下に入る。別枝は内踝に斜めに入り跗上に出て屬し大指之間に入って諸絡に注いで足脛を温める。この脈の生理により常に動くのである。

黄帝　營衞の循行は上下相貫して端の無い環の如くである。今卒然に邪氣が遭遇した、たとえば大寒に逢えば手足は懈惰になり、脈の陰陽の道はその為に相互に転輪することが出来ず循行が相失する場合等では、氣は何に由って正常に還るのか。

岐伯　四肢末端は陰陽が相會するところで氣の大絡を為す。四街は氣の徑路で
　　　ある故に連絡が絶えても徑は通じ四肢末端は解ける、則ち氣は相互に迎
　　　合して戻り環の如く順行する。
黄帝　理解した。端の無い環の如き理由を知ることが出来た。

63 五味論

黄帝が少兪に問う。五味が口より入ったときに各々走る處が有り病處を作る、

酸は筋に走り多食は人を癃かせる。

鹹は血に走り多食は人を渇かせる。

辛は氣に走り多食は人を洞心させる。

苦は骨に走り多食は人を變嘔させる。

甘は肉に走り多食は人を悗心させる。

ことを知っているが、その理由を尋ねる。

少兪　酸は胃に入ると氣が澁って聚まり上中兩焦の出入を妨げてしまう。酸が胃中に留まってそこから出られなければ胃中が温まって下方の膀胱に注ぐ、膀胱之胞は薄く懦であるから酸を得ると縮綣して縮まって通さず水道が循行しない故に癃を見る。陰部は筋が積もって聚まり終わる處であるから酸が入ると筋が走るのである。

黄帝　鹹は血に走り多食は人を渇かせるのは何故か。

少兪　鹹が胃に入ると氣は上方中焦に走り脈に注ぐので血氣が走る。血と鹹は相互に重なると擬態して胃中に汁が注がれ、注がれれば胃中が竭き咽路が焦げる故に舌本が乾いて善く渇く。血脈は中焦の道である故に鹹が入ると血が走るのである。

黄帝　辛は氣に走り多食は人を洞心させるのは何故か。

少兪　辛が胃に入ると氣が上焦に走る。上焦は氣を受けて諸陽を營み生薑や韭の氣は薫もらせる。營衞の氣を不時に受けると久しく心下に留まる故に洞心する。辛と氣は倶に循行する故に辛が入ると汗と倶に出る。

黄帝　苦は骨に走り多食は人を變嘔させるのは何故か。

少兪　苦が胃に入ると五穀の氣は皆苦味に勝てず、苦味が下脘に入ると三焦の道は皆閉されて通じなくなる故に變嘔する。齒は骨の終わる處である故に苦が入ると骨に走り入って復た出る。これより骨に走るのが分かる。

黄帝　甘は肉に走り多食は人を悗心させるのは何故か。

少兪　甘が胃に入ると氣が弱小であるために上方の上焦に至ることができず穀と胃中に留まるので、人を柔潤悗させるのである。

174

64 陰陽二十五人

黄帝　人を陰陽によって分けると聞くが何のことか。伯高の「天地間は六合内
　　　で五行より離れない。人もまたこれに應ず故に五五二十五人に分類する
　　　のが一般的であるが、中には陰陽の人には含まれない態度や身構えの人
　　　も五つある。」と謂う話しはすでに聞いているが、二十五人の分類と形
　　　状、血氣の生じる處、外から内を候う方法について尋ねる。
岐伯　悉くの答えである。これは先師よりの祕傳であるから伯高と雖も猶不明
　　　で答えられない。
黄帝は席を避けて立ち作法に従って後ろに退いて「最も適切な人に傳授しない
　　　のは重大な損失である、これを得て洩すのは天が將に厭うことで、修得
　　　して明らかにして金櫃に蔵して知らしめることはしないと誓う。」
岐伯　まず五形に則って金木水火土に分け、この五色をさらに五形之人に分け
　　　ると二十五人に分類される。
黄帝　理解しかねる故に尋ねる。
岐伯　慎重に臣に話そう。

　　　木形の人は五音の上角に分類されて蒼帝に似る。
　　　木系の人は身体も顔面も青白く見えて頭が小さくて顔面が長く、肩から
　　　背中が広く大きい比較的長身な人が多い。その性格は才能に恵まれてい
　　　るが心労になり易く憂い易い。そして恵まれた身体に似合わず力が弱く
　　　物事に対して氣に病みすぎる傾向にある。春夏にはまだよいが秋冬には
　　　病みやすく、病に感じると足厥陰が佗佗とする。
　　　大角の人は左足少陽上が遺遺とする。
　　　左角の人は右足少陽下が随随とする。
　　　鈦角の人は右足少陽上が推推とする。
　　　判角の人は左足少陽下が栝栝とする。
　　　火形の人は五音の上徴に分類されて赤帝に似る。
　　　火系の人は顔面がいつも赤ら顔の小顔で目つきがやや鋭い、肩や背中に
　　　程よく肉が付いて決して太くならず程よく均整が取れて安定している。
　　　その性格は短気で行動する時は肩の肉を揺らして所謂 " 肩で風を切る "

175

ように歩き金銭の使い方が荒く人からの信用が薄い方が多い。しかし思
慮が深く慎重に行動するので失敗が少ない。何處の場處でも愛嬌を振り
まく八方美人タイプで不慮の事故で亡くなることも多い。春夏の陽氣に
は耐えられるが、秋冬の寒氣には絶え難く動悸や腰痛になる事が多く、
病に感じると手少陰が核核とする。
質徴の人は左手太陽上が肌肌とする。
少徴の人は右手太陽下が悁悁とする。
右徴の人は右手太陽上が鮫鮫とする。
質判の人は左手太陽下が支支頤頤とする。
土形の人は五音の上宮に分類されて黄帝に似る。
土系の人は外見が白人に比べるとやや黄色で顔は丸く頭がやや大きく、
肩や背中が少し丸みを帯びてふくよかで美しい曲線を作る、手足は長く
なく身体に比例して均整が取れ歩行も安定している。その性格は心豊か
で他人に優しく権力を振りかざさず調和を大事にする。秋冬の寒氣には
耐えられるが春夏の激しい陽氣には耐え難く、病に感じると足太陰が敦
敦とする。
太宮の人は左足陽明上が婉婉とする。
加宮の人は左足陽明下が坎坎とする。
少宮の人は右足陽明上が樞樞とする。
左宮の人は右足陽明下が兀兀とする。
金形の人は五音の上商に分類されて白帝に似る。
金形の人は皮膚の色が透き通るように白く顔はやや角ばり、肩や背中は
決して大きくなく骨格は細い。腹にも肉が付かず手足は細く華奢で足は
小さいので少し歩くだけで痛む人が多い。その性格はいつも身奇麗にし
て襟を正し、氣が急いて常に何かをしていないと落ち着かずせわしく動
く官吏向きである。秋冬の時候には耐えられても春夏の時候には耐え難
く、病に感じると手太陰が敦敦とする。
鈦商の人は左手陽明上が廉廉とする。
右商の人は左手陽明下が脱脱とする。
左商の人は右手陽明上が監監とする。
小商の人は右手陽明下が嚴嚴とする。

水形の人は五音の上羽に分類されて黒帝に似る。

水系の人は肌が日焼け色で淺黒く顔の彫が深くて頭部がやや大きい、顎が鋭角に尖り肩幅は狭く小さい、腹部は見るからに大きく足も長く長身である。何時もどこかを動かして行動する時もまるで踊っているかの様にリズミカルに仕事をする。その性格は目上の人を敬うといった事が一切無く平氣で人を裏切るのでよく恨まれる。秋冬の陰氣には強いが春夏の陽氣には耐え難く、病に感じると足少陰が汚汚とする。

大羽の人は右足太陽上が頬頬とする。

小羽の人は左足太陽下が紆紆とする。

衆之の人は右足太陽下が潔潔とする。

桎之の人は左足太陽上が安安とする。

これが五形の人をさらに五に分けた二十五變である。これらは同じ中にも異なるところがあってその分類で見分けるのは大變難しい。

黄帝　身体の形は得ても皮膚の色が合わないのは何故か。

岐伯　身体の形が色に勝さる、また皮膚の色が身体の形に勝さる場合もあるが、その勝つ時に至るには加わるその他の要因がある。仮にショックな事に感じると病に至る。正氣が失われると憂慮する。身体の形と皮膚の色が相互である場合は大變希な場合である。

黄帝　身体の形と皮膚の色の何れかが勝る時期を事前に知ることは可能か。

岐伯　およそ年忌の歳で先の二十五パターンの中で七歳、十六歳、二十五歳、三十四歳、四十三歳、五十二歳、六十一歳の人々は皆太忌であるから自安していなければいけない。この歳に病に感じて正氣が失われると憂慮する、當にこの時は姦事をしてはいけない「年忌」と謂う。

黄帝　先に子は脈の上下で血氣を候って形氣を知ると謂ったが、さらに詳しく尋ねる。

岐伯　足陽明の上で血氣盛　は則髯美長。

　　　　　　血少氣多は則髯短。

　　　　　　氣少血多は則髯少。

　　　　　　血氣皆少は則無髯、兩吻多畫。

　　　足陽明の下で血氣盛　は則下毛美長至胸。

　　　　　　血多氣少は則下毛美短至臍、行則善高擧足、足指少肉、

177

　　　　　足善寒。

　　　　　血少氣多は則肉而善瘃。

　　　　　血氣皆少は則無毛、有則稀枯悴、善痿厥足痺。

足少陽の上で氣血盛　は則通髯美長。

　　　　　血多氣少は則通髯美短。

　　　　　血少氣多は則少鬚。

　　　　　血氣皆少は則無鬚、於寒濕、則善痺骨痛爪枯也。

足少陽の下で血氣盛　は則脛毛美長、外踝肥。

　　　　　血多氣少は則脛毛美短、外踝皮堅而厚。

　　　　　血少氣多は則胻毛少、外踝皮薄而軟歈。

　　　　　血氣皆少は則無毛、外踝瘦無肉。

足太陽の上で血氣盛　は則美眉、眉有毫毛。

　　　　　血多氣少は則惡眉、面多少理。

　　　　　血少氣多は則面多肉。

　　　　　血氣和　は則美色。

足太陽の下で血氣盛　は則跟肉滿踵堅。

　　　　　氣少血多は則瘦跟空。

　　　　　血氣皆少は則喜轉筋、踵下痛。

手陽明の上で血氣盛　は則髭美。

　　　　　血少氣多は則髭惡。

　　　　　血氣皆少は則無髭。

手陽明の下で血氣盛　は則腋下毛美、手魚肉以温。

　　　　　氣血皆少は則手瘦以寒。

手少陽の上で血氣盛　は則眉美以長、耳色美。

　　　　　血氣皆少は則耳焦惡色。

手少陽の下で血氣盛　は則手捲多肉以温。

　　　　　血氣皆　は則寒以瘦。

　　　　　氣少血多は則瘦以多脈。

手太陽の上で血氣盛　は則有多鬚、面多肉以平。

　　　　　血氣皆少は則面瘦惡色。

手太陽の下で血氣盛　は則掌肉充滿。

　　　　　　　血氣皆少は則掌痩以寒。

黄帝　二十五パターンの不形の人にも共通の刺鍼法はあるのか。

岐伯　美眉者は足太陽之脈の氣血が多いが、悪眉者は氣血少ない。

　　　肥人で澤のある人は血氣が有餘、肥人で不澤の人は氣有餘、血不足。

　　　痩人で無澤の人は氣血倶に不足している。

　　　その形氣の有餘不足を審く察して調えて逆順を知らなければいけない。

黄帝　諸々の陰陽症状に対しての刺鍼はどのようにするのか。

岐伯　寸口人迎を按じて陰陽を調え経脈絡循行に切してその凝濇を知り、結し
　　　て不通であれば身体が皆痛痺を爲し甚だしければ則ち不行である。故に
　　　凝濇であれば氣を至らせて温め血を和して止める。そして結絡している
　　　場合は脈結により血不行になっているので刺絡により治る。故に「上方
　　　で氣有餘の場合は下方に導き、上方で氣不足の場合は押さえて稽留して
　　　いるところに置鍼して至らせる。それでもまだ氣が至らなければ必ず経
　　　脈隧を明らかにすれば癒える。寒と熱が抗争している場合は導いて行ら
　　　せる。陳血しても血がまだ不結である場合はそれぞれの刺鍼法で結しさ
　　　せる。」と謂う、いずれも必ず先に二十五パターンが有ることを明らか
　　　にして血氣の處在を知って左右上下に刺鍼をすればよいのである。

65 五音五味

右徴と少徴は右手太陽上を調える。

左商と左徴は左手陽明上を調える。

少徴と大宮は左手陽明上を調える。

右角と大角は右足少陽下を調える。

大徴と少徴は左手太陽上を調える。

衆羽と少羽は右足太陽下を調える。

少商と右商は右手太陽下を調える。

桎羽と衆羽は右足太陽下を調える。

少宮と太宮は右足陽明下を調える。

判角と少角は右足少陽下を調える。

鈦商と上商は右足陽明下を調える。

鈦商と上角は左足太陽下を調える。

上徴と右徴は同じで穀は麥、　畜は羊、果は杏、手少陰、臓は心、色は赤、味は苦、時は夏。

上羽と大羽は同じで穀は大豆、畜は彘、果は栗、足少陰、臓は腎、色は黒、味は鹹、時は冬。

上宮と大宮は同じで穀は稷、　畜は牛、果は棗、足太陰、臓は脾、色は黄、味は甘、時は季夏。

上商と右商は同じで穀は黍、　畜は雞、果は桃、手太陰、臓は肺、色は白、味は辛、時は秋。

上角と大角は同じで穀は麻、　畜は犬、果は李、足厥陰、臓は肝、色は青、味は酸、時は春。

大宮と上角は同じ右足陽明上に治療する。

左角と大角は同じ左足陽明上に治療する。

少羽と大羽は同じ右足太陽下に治療する。

左商と右商は同じ左手陽明上に治療する。

加宮と大宮は同じ左足少陽上に治療する。

質判と大宮は同じ左手太陽下に治療する。

180

判角と大角は同じ左足少陽下に治療する。

大羽と大角は同じ右足太陽上に治療する。

大角と大宮は同じ右足少陽上に治療する。

右徴. 少徴. 質徴. 上徴. 判徴は火音に属す。

右角. 鈦角. 上角. 大角. 判角は木音に属す。

右商. 少商. 鈦商. 上商. 左商は金音に属す。

少宮. 上宮. 大宮. 加宮. 左宮は土音に属す。

衆羽. 桎羽. 上羽. 大羽. 少羽は水音に属す。

黄帝　婦人に鬚が無いのは血氣が無いからか。

岐伯　衝脈と任脈は皆胞中に於いて起こり背裏に上がって経脈絡之海を爲す。
　　　その中で浮而外者は腹部を上行して咽喉で會し別れて唇口を絡す。血氣
　　　盛は膚熱肉を充實させ、血獨盛は皮膚に澹滲して毫毛を生ず。今婦人之
　　　生は氣に於いて有餘、血に於いて不足以って月々脱血するからである。
　　　衝任之脈は口唇を榮えさせず故に鬚が生じない。

黄帝　士人が陰部に有傷して陰氣絶で不起により陰部不用であっても鬚が生え
　　　ないのは何故か。宦者だけが獨り生えないのは何故かを尋ねる。

岐伯　宦者は宗筋が障害を受けているので傷衝脈で血瀉である故に快復しな
　　　い。皮膚内に結して唇口を榮えさせず故に鬚が生えないのである。

黄帝　天宦者は未だ陰部に傷嘗を被むったこともなく、血が月々脱することも
　　　ないのに鬚が生えないのは何故か。

岐伯　これは天之不足する處で任衝が不盛で宗筋が不成である。氣が有り血が
　　　無いので唇口を榮えさせない故に鬚がはえない。

黄帝　理解した。聖人は萬物に通じていることをたとえると日月の光が影を作
　　　り、桴で鼓を叩けば音聲が響くが、その音聲を聞いてその形を知ること
　　　ができるのは萬物之精に孰して能く明らかで、これ故に聖人は顔色を診
　　　て黄赤者は熱氣が多く、青白者は熱氣が少なく、黒色者は多血少氣、美
　　　眉者は太陽多血、通髯と極鬚がつながっている者は少陽多血、美鬚者
　　　は陽明多血等々を知ることができるのである。人の常數で太陽は常に多
　　　血少氣、少陽は常に多氣少血、陽明は常に多血多氣、厥陰は常に多氣少
　　　血、少陰は常に多氣少血、太陰は常に多血少氣、が天之常數である。

181

66 百病始生

黄帝が岐伯に問う。百病の始生はすべて風雨、寒暑、清濕等の氣象變化によって生ずるのか、喜怒等の感情によるのか、喜怒等の感情によるのであればその不節は傷臟し、風雨等の氣象變化で陽清では傷上、陰濕では傷下する。つまり三部之氣の質により傷處異類となるが、そのことも含めて聞きたい。

岐伯　三部之氣は各々不同で或いは陰に於いて起こり、或いは陽に於いて起こる。黄帝の問われたことに答えると、喜怒等の感情不節は傷臟して病が陰に起こる、陽清陰濕は身體の虚を襲う故に病は下方に起こる、風雨は身體の虚を襲う故に病は上方に起こる、これを「三部の病因」と謂う、その淫泆が至れば勝數することは不可能である。

黄帝　それ程數々の病について知識を深めることは不可能である故に師には先ずその道を尋ねる。

岐伯　風雨寒熱の邪は身體の虚がなければ獨り身體に侵入して傷人することはない、卒然疾風、暴雨に逢っても不病であるのは、蓋し虚が無い故に邪が獨り侵入しても傷人することが出来ないからである。病は必ず虚邪之風があるときで身體の虚がある兩虚相得のときにしか發症しない。則ち身體に客しても虚ではなく實で風も正であれば兩實相逢して衆人は筋肉が堅牢の為に虚邪は侵入出来ない。つまり天候の時期と身體の虚實均衡が原因して大病に至るのである。

邪氣は定まった處に舍るのではなく上下中外を三区に分ける處に因る名で区別する、故に虚邪が人に中る場合は皮膚に始まり、皮膚が緩めば腠理は開き、開けば邪氣は毛髪に従い侵入して深く抵る、深ければ毛髪が立ち漸然とする故に皮膚が痛む。

その時留まって除かれなければ傳りて絡脈に舍り肌肉が痛む、その痛む時少し和らぐと経脈に移行することがある。

絡脈に留まって除かれなければ経脈に傳舍して洒淅して喜驚する。

経脈に留まって除かれなければ輸脈に傳舍して有る時は六経脈が不通になり四肢肢節が痛み腰脊が強ばる。

輸脈に留まって除かれなければ伏衝之脈に傳舍して體重身痛する。

伏衝之脈に留まって除かれなければ腸胃に傳舍して賁嚮、腹脹する。このとき寒が強ければ腸鳴飧泄、食不化、熱が強ければ溏出麋する。

腸胃に留まって除かれなければ腸胃の外に傳舍して募原之間に留まり脈に顕著になる。

稽留して除かれなければ噴息して積を成す。或いは孫脈に顕著、或いは絡脈に顕著、或いは経脈に顕著、或いは輸脈に顕著．或いは伏衝之脈に顕著、或いは脊筋に顕著、或いは腸胃之募原に顕著になり上方の筋に連なって緩ませる等、邪氣が淫泆したのを説明することは不可能である。

黄帝　今の話の根拠を尋ねる。

岐伯　孫絡之脈に顕著になって噴積した者は臂や手の孫絡に居ずわり噴積が上下に往來する。緩む症状が顕著でも噴積を区切って止めることは不可能である故に腸胃之間に移行して往來する。この時水が聚まって滲じみ注灌するようになって濯濯と音が有るようになる。寒が有れば䐜䐜滿雷引する故に時に切痛する。

陽明経脈に顕著になるときは臍を挾んで噴積が居ずわるので飽食すれば益々大きくなるが、飢餓になれば段々小さくなって腹筋の弛緩が顕著になる。陽明の噴積に似て飽食すれば痛み飢えれば安じるが、腸胃之募原で噴積が顕著になっていれば痛みが外に連なって腹筋が緩むので飽食すれば安じるが飢えれば痛む。

伏衝之脈に顕著になって噴積した者は手で應えて探れば噴積が動き、手を離すと熱氣が下方の兩股に降りて湯沃之如き状態になる。

脊筋に顕著になって腸の後に有る者は飢えれば噴積が現れ按えても得られない。

輸脈に顕著になるときは閉塞して不通で津液が下らず孔竅が乾いて㾊がる。

これが邪氣が外に從って内に入って上下にする病機である。

黄帝　噴積の始生と已に至成の過程は如何に。

岐伯　噴積の始生は寒を得て生じる。厥冷が積んで成る。

黄帝　どのように積んで成るのか。

岐伯　陽氣が厥することにより足が動かなくなれば脛に寒が宿る。その脛寒は

183

血脈を凝濇させ寒氣が上方の腸胃に入る。そして腸胃に寒氣が入ると䐜
脹する。䐜脹すれば腸外の膜が切迫して汁沫が散じずに潤わず聚まり、
そして日にちが過ぎて噴積に成り卒然多食飲して腸滿になる。

起居が不用意で過度に要力すれば陽絡脈が傷つき血が外に溢れ衄血にな
る。陰絡脈が傷ついて血が内に溢れると後から出血して腸胃の絡脈が傷
つく、そして腸の外に溢れ寒氣が有れば汁沫と血が相搏して凝聚して合
わさり散じることが得られず噴積に成る。

卒然外の寒氣に中ると、仮に憂怒で内傷すれば氣が上逆して六輸が不通
になり温氣が行らず裏に凝滞結蘊して散らず、津液濇滲が顕著になって
除かれなければこの原因で噴積に成る。

黄帝　陰に生じた噴積とは何か。

岐伯　憂思すれば傷心する。重寒すれば傷肺する、忿怒すれば傷肝する、酔っ
　　　て入房し汗出したときに風に當たれば傷脾する、過度に要力したときに
　　　仮に入房して汗出浴せば傷腎する。このように内外三部に生じる處の病
　　　が噴積である。

黄帝　理解した。その治療法は。

岐伯　痛む處を観察して理解し時々に應じて有餘不足により不足であれば補い
　　　有余であれば瀉す、それが最も有効な治療指針である。

67 行鍼

黄帝が岐伯に問う。子より九鍼を聞いて百姓に行ったが、百姓の血氣の反応は
　　各々同形ではない、或る者は神により刺鍼よりも氣が先に動き、或る者
　　は氣と刺鍼が相逢し、或る者は抜鍼後に氣が少し遅れて行り、或る者は
　　數回刺鍼した後に知り、或る者は抜發鍼後に氣逆し、或る者は數回刺鍼
　　して病が益々劇化した。およそこの六者の各々反応が異なるが理由を尋
　　ねる。
岐伯　重陽之人は神が動き易いので氣も往き易い。
黄帝　重陽之人とは何を謂うのか。
岐伯　重陽之人は熇熇高高で言語は善く早い、善く足を高く挙げる、心肺臓氣
　　に餘が有り陽氣が滑盛で発揚する故に神により刺鍼よりも氣が先に動
　　く。
黄帝　重陽之人でも神が過敏ではなく刺鍼よりも先に氣が動かない人もいるの
　　は何故か。
岐伯　それは頗ぶる陰が有る者である。
黄帝　頗ぶる陰が有るのは何を以って知るのか。
岐伯　多陽の者は多喜、多陰の者は多怒、數々怒る者は理解しやすい故に頗る
　　陰が有っても陰陽が離合するのは理解し難いと謂う故に神が刺鍼よりも
　　先行不可能である。
黄帝　その氣と刺鍼が相逢するのは何故か。
岐伯　陰陽調和して血氣の淖澤が滑利である故に刺鍼と同時に氣が疾く出る為
　　に相逢するのである。
黄帝　已に鍼を抜いているのに氣が少し遅れて行るのは何氣によるのか。
岐伯　本来陰氣は沈み陽氣は浮いているが、陰氣が多く陽氣が少ないために内
　　に臓して鍼と一緒に行く事が出来ず、抜鍼後に氣が少し遅れて行るから
　　である。
黄帝　數回刺鍼した後に知るのは何氣によるのか。
岐伯　陰が多く陽が少なく氣が沈んでいるために陽氣の往来が難しい故に數回
　　刺鍼した後に知る。

黄帝　鍼の刺入により氣逆する者は何氣によるためか。

岐伯　氣逆と數回刺鍼して病が益々甚だしくなる者は陰陽之氣には非ずして浮沈の勢いによる。これは皆醫家の粗雑な處置や術の稚拙さによる。身形や血氣とは無関係である。

68 上膈

黄帝　氣によって爲される上膈者は飲食が入ると直ぐに還って出ることは已に知っている。蟲によって爲される下膈者は食時をしてから暫くしてから出ると謂う意を未に得ないので卒に聞きたい。

岐伯　喜怒が不適切でさらに飲食が不摂生で寒温が不安定な時は体温よりも低い汁が腸の中に流れる。そして腸中に入ると蟲が寒を感じ下管に積聚し守るようになって胃腸が充郭して衛氣不營し邪氣が居ずわる。その時人が食すると蟲が上って食するようになり下管が虚して邪氣が勝る。このために積聚が留まり癰が完成する。癰が完成すれば下管が制約を受けて癰が胃腸管内に有れば深い痛みを発し、癰が胃腸管外に有れば癰が外に浮きあがって疼痛して癰が上皮に熱を感じるようになる。

黄帝　刺鍼法は。

岐伯　微かに癰を按えて氣の行る處を見てまず淺くその傍らに刺鍼する。稍かに内に刺入して益々深く刺入して元の刺入位置まで還る事を繰り返すが、三回を超えて行なってはいけない。その時に鍼の沈浮で邪氣の深淺を観察する。已に刺鍼すれば必ず熨して熱を中に入れ日々熱を内に入れていけば邪氣は益々衰えて大きな癰も潰れる、このように養生と治療を相互にして他の禁止も参考にすれば内は除かれて恬憺無爲になり能く行氣する、その後鹹苦の薬と食物で下れば治る。

69 憂恚無言

黄帝が少師に問う。卒然憂恚により無音言することがあるのは何により氣道食
　　道が塞るのか、何故に氣が行らず音声が不彰のかを聞きたい。

少師　咽喉者は水穀之道。喉嚨者は氣が上下する處。會厭者は音聲の戸。口脣
　　者は音聲の扇。舌者は音聲の機。懸雍垂者は音聲の關。頑顙者は分氣の
　　泄する處。横骨者は神氣が舌に働きかけて声が發する處である。故に人
　　は鼻洞から涕が出て収まらないときは頑顙が開かず分れて氣が失われる
　　ので声が漏れるのである。これ故に會厭が小さいときは氣の動きも疾く
　　薄いので開闔し易く邪氣が出易いが、會厭が大きく厚いときは開闔が難
　　しく邪氣が出るのも遅いために重言になる。人が卒然無音になるのは寒
　　氣が會厭に客して發せずに開闔が不安定になり無音になる。

黄帝　刺鍼は如何に。

岐伯　足少陰脈は上って舌に繋がり横骨に絡んで會厭に終わる。舌の付根と會
　　厭の血脈の両方を瀉せば濁氣の辟は除かれる。會厭脈は上って任脈に絡
　　するので**天突**を取れば声を發する。

70 寒熱

黄帝が岐伯に問う。寒熱を伴う瘰癧が頚や腋に有る者は何氣によって生じるのか。

岐伯　これは皆鼠瘻を起こさせる寒熱の毒氣で経脈に留まって除かれないからである。

黄帝　その毒を除くにはどうすればよいか。

岐伯　鼠瘻の本は皆臓に有り末葉が頚腋の間に上って出る。寒熱の毒氣が経脈中に浮いて未だに内に顕著で肌肉が外で膿血している者は除かれ易い。

黄帝　除かれ易い場合の治療方法は。

岐伯　その本に従って治療して標である患部を治療して毒氣を除く様にする。この時僅かにその部を押圧して経脈路を予測して徐々に刺鍼して毒氣を除く。このように小麥の如く者であれば一刺鍼で小さくなり三刺鍼で已に治る。

黄帝　生死を決するのは。

岐伯　瞼を反して目を見て中に赤脈が有って上下に瞳子を貫ぬいているときに一脈が現れれば一歳で亡くなる。一脈半現れていれば一歳半で亡くなり、二脈現れていれば二歳で亡くなり、二脈半現れていれば二歳半で亡くなり、三脈現れていれば三歳で亡くなるが、赤脈が現れていても瞳子を貫いていなければ治る可能性はある。

71 邪客

黄帝が伯高に問う。邪氣が人に客したときに或いは瞑目させなかったり、臥位にさせないのは何氣によるものか。

伯高　五穀が胃に入ると糟粕、津液、宗氣の三隧に分けられる故に、

宗氣者は胸中に聚積して喉嚨に出て心脈を貫く、故に呼吸が行える。

營氣者は津液から分泌して脈に注ぎ血と化して四肢末を榮えさせる、故に内の五臓六腑に注ぎ時刻に應じて數す。

衛氣者は悍氣、慓疾の特性からまず四肢末で分肉、皮膚の間に於いて不休に行る。晝日は陽を行り夜は陰を行る。常に足少陰と陽経脈の分間に從い五臓六腑を行る。そして厥氣が五臓六腑に客せば衛氣が獨り外を衛り陽の部位を行って陰に入れず陽を行るので陽氣が盛んになる。則ち陽蹻が陷ちて陰に入れなくなるので陰虚になる故に瞑目する。

黄帝　理解した。治療は奈何に。

伯高　不足を補い有餘を瀉して虚實を調えて経脈道を通じさせて邪氣を除く。半夏湯を一劑飲むと陰陽が已に通じて臥位に至る。

黄帝　理解した。これは處謂壅塞を決涜させて経脈絡を大いに通じさせて陰陽の調和を得る方法である。その様にするための方法を聞きたい。

伯高　その湯方は千里も流れてきた水を八升汲み取り萬遍なく攪拌して五升になるまで煮て上澄みの清を取る。これを炊くには葦の薪で火を付け沸いたならば秫米を一升入れた後半夏五合を入れて炊き、一升半になるまで滓を去りながら竭を作る。一回に小杯で一日三回飲汁する。稍かに効果が益して度を知る故に新たに發した病者は杯を覆した様に立ち上がる。汗出は已に癒えるが久者でも三飲すれば已に癒える。

黄帝が伯高に問う。人之肢節は天地に應じていると聞くが。

伯高　天は圓で地は方である。人頭は圓で足は方である。

天に日月が有るように人に兩目が有る。

地に九州が有るように人に九竅が有る。

天に風雨が有るように人に喜怒が有る。

天に雷電が有るように人に音聲が有る。

天に四時が有るように人に四肢が有る。

天に五音が有るように人に五臓が有る。

天に六律が有るように人に六腑が有る。

天に冬夏が有るように人に寒熱が有る。

天に十日が有るように人に手十指が有る。

辰有十二が有るように人の足十指の莖が垂れることで應じている。

女子は二節不足するが人を形作り抱くことで補う。

天に陰陽が有るように人は夫妻である。

歳に三百六十五日が有るように人に三百六十節が有る。

地に高山が有るように人は肩膝が有る。

地に深谷が有るように人は腋膕が有る。

地に十二経脈水が有るように人は十二経脈が有る。

地に泉脈が有るように人は衛氣が有る。

地に草蓂が有るように人は毫毛が有る。

天に晝夜が有るように人は臥起が有る。

天に列星が有るように人は牙歯が有る。

地に小山が有るように人は小節が有る。

地に山石が有るように人は高骨が有る。

地に林木が有るように人は募筋が有る。

地に聚邑が有るように人は䐃肉が有る。

歳に十二月が有るように人は十二節が有る。

地に四時不生草が有るように人は無子が有る。

これが人と天地が相應じる者である。

黄帝が岐伯に問う。鍼を刺入するときの法則について尋ねるが、刺入するとき
　　は一体何處まで刺入すればよいのだろうか、皮膚を扞ぐ腠理を開くには
　　如何にすればよいのか、経脈が屈折出入する處の何處まで至って出し、
　　何處まで至って止め、何處まで至って徐き、何處まで至って疾くし、何
　　處まで至って入れるのか、六腑の精氣が身に於いて転輸される氣機を余
　　す事無く尋ねる。別れて離れる處、離れて陰に入り別れて陽に入るのは
　　何道に從って行くのかを悉く尋ねる。

191

岐伯　帝の問う處は鍼道の総てである。

黄帝　願くは卒に尋ねる。

岐伯　手太陰之脈は大指之端に出て内に屈し白肉際を循り本節之後大淵に至り、留まって澹動して外に屈し上って本節之下に至り、内屈して陰諸絡と魚際に於いて會す。數脈は并せて注ぐ、その氣は滑利で雍骨之下を伏行する、外屈して寸口に出て上方から肘内廉に至り、大筋之下に入って内屈上行し臑陰の腋下に入って内屈して肺に属す。この順行が逆數して屈折する行路である。

　　　心主之脈は中指之端に出て内屈して中指内廉を行り上って掌中に留まる、兩骨之間を伏行して外に屈して兩筋之間に出て骨肉之際を行る、その氣は滑利で二寸上がり外屈して出て兩筋之間を行り上方肘内廉に至る、小筋之下に入って兩骨之會に留まり上方胸中に入り内の心脈を絡す。

黄帝　手少陰之脈は獨り腧穴が無いのは何故か。

岐伯　少陰は心脈である。心者は五臓六腑之大主で精神之舎る處である。その臓は堅固で邪氣は能く弗することが出来ない容である、仮に容が壊れ心傷すれば則ち神去死ぬ、故に諸邪が心に在れば心之包絡が代わって邪氣を受ける故に獨り腧穴が無いのである。

黄帝　少陰だけが獨り腧穴が無いのは病まないと謂うことか。

岐伯　その外経脈は病むが臓は病まない、故に獨り経脈上で掌後鋭骨之端に餘脈の出入屈折、行の徐疾に応じて取る。つまり手少陰脈は心主之脈と同じである、故に腧穴は虚實疾徐の氣の状況に應じて取る。つまり衝動するときは瀉、衰えているときは補の如にすれば邪氣を退去できて眞氣が堅固になる。これが天之序に叶う事である。

黄帝　鍼を持って刺入するのは如何にするのか。

岐伯　必ず先に十二経脈之本末、皮膚之寒熱、脈之盛衰、滑濇を明らかに知る事から始まる。その時脈滑而盛者は病が日々進む、虚而細者は久しく病が持っている。大以濇者は痺痛。脈の陰陽が通常よりも遙かに大きい場合の病は難治。経脈末端に尚熱が有る場合は病はまだ存在する。熱が衰えていれば病は去ろうとしている。尺皮を持って肉の堅脆、小大、滑濇、寒温、燥濕の五色を目で見て五臓の決死生を知り、血脈を見て色を

察し寒熱痛痺を知らねばならない。

黄帝　鍼を持って刺入するときの心得を未だ理解していない。

岐伯　鍼を持った時の心得は態度容姿を端正にして心を安寧にし、まず虚實を知って疾徐の行を確認する。左指を骨に執て固定し主とし右手は左手に従って操作する。そして肉果を作る事が無いように瀉すときは端正に補すときは必ず皮膚の後を閉じる。鍼を輔けて氣を導けば邪氣を追い出すことが出来て眞氣を導くことができる。

黄帝　皮膚を扞ぐ膝理を開くとは如何なる意味か。

岐伯　分肉に因って左手で皮膚を別ち微か内に徐々に刺入すれば神氣が散らず邪氣を除くことができる。

黄帝が岐伯に問う。人に八虚が有ると謂うが各々何を候うのか。

岐伯　五臓を候う。

黄帝　候うとは。

岐伯　肺心に邪が有れば兩肘に氣が留まる。

　　　肝に　邪が有れば兩腋に氣が留まる。

　　　脾に　邪が有れば兩髀に氣が留まる。

　　　腎に　邪が有れば兩膕に氣が留まる。

　　　およそこの八虚は機關之室で眞氣之過ぎる處、血絡之遊ぶ處、邪氣惡血が固まっても住留することが出来ない處であるが、仮に住留すれば経脈絡傷して骨節機關が得られず屈伸できなくなる故に攣病になる。

193

72 通天

黄帝が少師に問う。以前から人に陰陽が有ると聞いている。何を陰人と謂い、
何を陽人と謂うのか。

少師　天地之間は六合之内にあって五行を離れることはない。人も亦たこれに
應じ一陰一陽を徒に決めることは出来ない。略言では謂うことはあるか
も知れないが口で謂うほどには単純ではない。

黄帝　簡略して意を聞きたい、賢人や聖人には心に行動の規範準備が常に有る
のか。

少師　蓋し太陰之人、少陰之人、太陽之人、少陽之人、陰陽和平之人の五種人
が有るが、その形態は全て不同で筋骨氣血各々も不等である。

黄帝　その不等である處を尋ねる事は可能か。

少師　**太陰之人**の性状は貪欲で不仁である。外面的には謙虚で態度も真實味が
溢れて重厚であるが、内心は陰険な事がある。心は非常に柔和で顔にも
態度にも表すことはない。何時も他人の動向を見て自分の行動を決める
のが太陰之人である。

　　　少陰之人の性状は少々貪欲で賊心がある。人が何かを無くすことがあれ
ば自分は得したような氣分になる、邪魔することが好きで人の成功を妬
み恨んでムカムカとして怒ることも多い。心は荒々しく亂暴で人に同情
して慈しむことがないのが少陰之人である。

　　　太陽之人の性状は日常の暮らしに計画性が全く感じられず思いつきで行
動し、大きな事を謂うのが好きで能力も無いのに出鱈目を言い、傍若無
人な行動が目立ち善悪の区別も付かず行動する。人の意見など全く聞き
もせず自分勝手に振る舞っても失敗は責任を取らないし反省もしないの
が太陽之人である。

　　　少陽之人の性状はやることが繊細で研究しても傲慢で人を見下し役處威
張り的である。外交的で自分を退かず出しゃばるのが少陽之人である。

　　　陰陽和平之人の性状は生活起居が安定安寧で恐懼することもなく過分
に驚きも喜びもせず、何時もしなやかで優しく仕事の人々に接して争わ
ず時勢に逆らない空氣を読んで物事に対応する。物事の仲裁も丸く収め

役人の名刺を使うこともない。これが最良の政治というものである。

昔の名醫は五種類の形態を観察して治療を行ったので盛者は瀉し虚者は補うことで治療した。

黄帝　五種類の形態の治療法は。

少師　**太陰之人**は陰多陽無で陰血が濁っている。衛氣は濇り陰陽不和で筋が緩んで皮が厚いので強く疾い瀉法を行わないと治療が出来ない。

少陰之人は陰多少陽で胃は小さく腸が大きいので六腑のバランスが取れない。陽明脈小で太陽脈大の場合は必ず審らかにして調えなければならない。血が脱し易く氣が敗れ易いからである。

太陽之人は陽多少陰で必ず謹んでよく調べて治療しなければいけない。陰がすでに脱しているので、これ以上脱しないように陽を瀉さないといけない。陽が重く脱した者は狂い易く、陰陽が倶に脱した者は暴死して人事不省になる。

少陽之人は陽多少陰で経脈は小で絡脈は大である。そして血が中に有り氣は外にあるから陰脈を實して陽絡を虚させなければならない。獨り絡脈を瀉せば経脈が強くなり氣脱して病む。中氣不足は病が治り難い。

陰陽和平之人は陰陽之氣が和して血脈が調っているので謹んで陰陽を診察し、邪氣と正氣をよく見て容儀を安じ、有餘不足を審らかにして盛ならば瀉し虚ならば補い、盛んでも虚でもなければ経脈を取ればよい。

このように陰陽が調えるために五種の形態別に分けるのである。

黄帝　突然初めての人と出会った時は五種の形態も行動の様式も性格も何も分からないが、その時は何を基準に区別すればよいのか。

少師　初めて会った人が五種の形態のどれに属するのかが分からない場合は、先の二十五人のパターンで分けるのがよい。この五種形態の区分は二十五人パターンの区別とは全くリンクするのではなく特に強調した分け方である。

黄帝　形態の人の特徴は。

少師　**太陰之人**は皮膚の色が黯黯然で、黒色で自分の意思を明確に主著しない。背は高く上から見下ろす様な下目目線で膕を曲げてかがんでいることもない。

少陰之人は外見は清くて格好良く見えても影では何かを隠している様な

195

狡猾差を感じる性格である。この人達は一面では陰険な心を持ちながら一見従順そうに振る舞う。

太陽之人の外見は揚揚自得、豪放自慢の態度を現わし上半身を反り返らせて歩く。

少陽之人は立っているときはよく天井を仰ぎ、歩くときは身体を揺さぶり両腕を大きく前後に振って歩く。

陰陽和平之人は何もかも自得しているように見えて焦らず周りと強調して環境になじみ穏やか温かみがある性格である。常にニコニコして顔かたちも美しく泰然としているので周りの人も君子と呼ぶことが多い。

73 官能

黄帝が岐伯に問う。九鍼の論理と使い方を子より数えることが出来ないほど聞いた。そして聞いた事を推しすすめて持論を作り一つの規律を作った。今からその作った論理を暗誦するが、その理を聴いて非があれば余に語って欲しい。そして鍼灸の正道として久しく傳え後世の学び人が迷わず間違わないように、そして学ぶ人がその道を得れば正しく傳え足りない事がないようにしたいと思う。

岐伯は稽首して再拝して「聖王之道を請い聴こう。」

黄帝　用鍼之理は必ず形氣之處在、則ち左右、上下、陰陽、表裏を知ることから始まり、血氣の多少、運行が逆順する出入の会合を知る。仮に過失が有れば誅伐し結があれば解を知る。身体上下の経脈氣門を知って補虚瀉實を行う。四海を明らかにして通暁し邪氣の處在を審らかにして處置する。寒熱を為し、或いは淋露を為す場合は異を處にする輸穴で調氣をどのようにするかを審らかにする。経脈隧や左右に肢絡している経脈を明らにしてその會を悉く知る事が肝要である。寒熱が抗争するときは能く陰陽を合わせて調える。虚實が鄰してその境界が明確に出来ないときは部を通る経脈からこれを知る。身体の左右が不調のときはどちらか一方に絞って逆順を明らかにすれば治療は可能となる。陰陽は常に不安定な中で奇妙にバランスを取っているので、四季と合わせて鑑みて陰陽の数奇が起きる時の本末を知って審らかにする。寒熱を察して邪氣の處在を得るならば萬刺鍼しても殆いした事は無く、九鍼の官を知れば刺鍼道は悉く網羅したことになる。

五輸穴の意義用法を明らかにすること、鍼の刺入速度の徐疾を知っていること、経脈流注の屈伸出入は皆一定の條理が有ること、陰陽は謂わば五行に合わすということである。そして五臓六腑は各々處臓するモノが有り、四時八風にも悉く陰陽法規に準じて為される。陰陽五行の様子は各々位置が有り、およそ明堂部に於いて総帥の神を決す。各々の様子を現す色部の處を以て五臓六腑の痛む處を察しなければならない。そして左右上下に診察することで経脈の寒温の處在を知る。皮膚之寒温の滑濇

197

を審らかにして苦しむ處を知る。且つ膈に有る上下の臓の位置の意味を踏まえて氣の處在を知る。まずその道を得て然る後に鍼を以て治療を行う。稀とは鍼を少数にすること、疏とは鍼を淺く刺入すること、深とは鍼を深く刺入すること、留とは鍼を少し留めることで、これらの刺入を使うが故に邪氣を徐いて代わりに正氣を入れることが能くできる。

大熱が身体上部に在れば下部に下げるように、邪氣の位置に從がって高いときには下し、正氣が低くて上がらないときには上げるように臨機応變に行えばよい。とりあえず痛みが優先して何處が痛いのかが不明なときは常に痛む處の原因を優先して取穴する。激しい寒氣が身体表面に有れば鍼を留めて正氣を補なう。邪氣が身体内に侵入して経脈中に有る場合は邪氣に從って瀉せばよい。およそ鍼が不可の場合は灸を用いるのが宜しい。氣が上らずに不足するときは鍼を推して刺入することで上方に上げる。陰氣が下方で不足するときは鍼を積んで刺入することで下方の陰氣を補う。陰陽両氣が皆虚しているときは火灸を用いれば治療できる。寒氣が甚だしく発する厥冷症に加え骨周辺の靱帯や腱が脆く陥下し易く、寒邪が過ぎて膝関節から下陵三里に至り痛み、陰経脈絡脈の過ぎる處が病む場合で邪氣が留まって聚まり正氣の流れが止まったときは、寒氣が入って身体内に留まるので鍼を推して経脈を行らせる。また経脈が陥下するときは火灸を用いれば該当する。絡脈が結して堅く緊張するときは火灸で治療する。苦しむ處が分からない場合は兩蹻脈之下を男性は陰部、女性は陽部に取るのが良工であり反対では治らない。これが鍼論の骨子である。

鍼を学ぶに於いて必ず服務しなければならない法則がある。つまり上方は天の様子を知ってその影響を考える事、下方は八正の影響を知って時事の状況を鑑みることで虚實を知れば邪氣の侵襲を受けることはない。しかし天則に反した氣象状況と歳の廻り合わせによる影響を受けた場合は、人力でどうにかなることではなく人の無力を知るべきで、その様な場合は可能な限り病になるのを避けるように人智を駆使しなければいけない。

鍼の真意は往古より傳えられてきた法則を現代にどのように反映させるかが大事なことで、窈冥なことを觀察して無窮に通じさせることにあ

る。このことは粗雑な者には分からないことで氣にも止まらないことだが、良工にはとても大切で氣になる事柄である。しかし乍ら漠然としてその形だけを知っても分からないことは、まるで神のお告げにも似る。邪氣が身体内に入ったときは洒淅として身体が動くが、正氣が体内に入ったときは邪氣とは異なって微かに變化する程度である。まず身体の色に現れて身体には現れない、有るようでも無いようでもあり、正氣が亡するようでもありそうでないようでもある。邪氣に形が有るようでも無いようでもある。この様に漠然とした情況から上工はその体内の氣の變化をくみ取り邪氣がまだ萌芽の時に対處して救うが、下工は已に病に成ってから対處するのでその身体が崩れてしまう。これ故に鍼を工に用いる場合は邪氣正氣の處在を知り門戸を守って邪氣の侵入を阻止しなければいけない。調氣を明らかにし處在に対して補瀉を行って行かなければいけない。そのためには徐疾之意、處取穴之處が大事である。

瀉法を行う場合は必ず体表に切迫して行っていくが、鍼を疾く刺入して徐々に出鍼すれば邪氣が体内より出る。この時出てくる邪氣を迎えるような氣持ちで伸ばし、鍼を遥すって経脈穴を大きくすれば邪氣が出るのが疾くなる。

補法を行う場合は必ず外部から皮を引いて経脈穴門を固定する、左手でその樞を引いて右で皮膚を推すように切皮し微かに旋回しながら徐々に推して刺入する。この時必ず端正安靜に心を堅くして解かないことが大事で、鍼を留めて微かに氣が下に感じれば疾く鍼を抜いて皮を推し外門の蓋を閉じれば眞氣が存在して体内が補われる。用鍼で肝要なことは神氣の動きを無視しないことである。

雷公が黄帝に問う。鍼論に「人を得れば乃ち傳へ、人でなければ謂わなくてもよい」とあるが、何を傳えるべきか。

黄帝　各々その人の得意能力に任せるべきであるからやるべき事を能く明らかにすればよい。

雷公　官能について尋ねる。

黄帝　目が明らかである者は色を見ることが可能である。耳が聰明である者は音を聴き分けることが可能である。辭語が得意で言葉が捷疾の者は傳論することが可能である。言語が徐々で安靜を好み、手が巧みに動く者で

199

精神が審らかな者は鍼艾を行い、血氣を理えて諸々の逆順を調えて陰陽を観察し兼ねて諸々の治療方法を研究することが可能である。関節は緩やかで筋肉も柔らかく、精神も和やかで調っている者は導引して行氣することが可能である。言語で毒を話したり、人を輕く扱うような疾患がある者は呪術をすることが可能である。爪が堅くて手に毒があるような不快さを感じ善く物事を傷つけて壊す事が多い者は、按摩で積抑したり痺びれたりする病氣を治すことが可能である。各々能力を得てそれにあった方便を行う事が可能で、それによりその人の名前も彰かになる。仮にその人の適材ではないことをさせると功も成就しないし師も無名となる。故に「人を得れば謂う、人でなければ傳えること勿れ」とはこのことを謂う。手に毒があるかどうかは、試しに龜を器の下に置いてその上から按じたときに五十日後に龜が死ねば手に毒があり、無ければ再び生き返って逆に元氣になる。

74 論疾診尺

黄帝が岐伯に問う。望診や脈診を診なくても前腕皮膚の状況だけを診て病の見
　　　分ける方法。具体的に外部から内部の様子を診察したいがどのようにす
　　　ればよいか。
岐伯　それには皮膚の緩急、大小、滑渋、肌肉の危弱を仔細にすれば病の情態
　　　が把握できる。

　　□　目の下が腫れて窪みがあり目覚めて起きたばかりのような状態で、
　　　　頸部動脈の拍動が顕著で時に咳をして手足の上を押さえると窪んだ
　　　　ままでかえらないのは風水膚脹。
　　□　尺膚が滑で艶々しているのは風病。
　　□　尺膚の肌肉が弱く何時も身体を横にして筋肉に力が入らず寒熱発
　　　　作があれば不治。
　　□　尺膚が滑で脂のように艶々していれば風病。
　　□　尺膚が渋っているのは風病。
　　□　尺膚が粗く古い魚の鱗のように感じるのは水が肢体に溢れる病。
　　□　尺膚がひどく熱く脈盛んで躁なのは温病、脈盛で滑は病が発動しよ
　　　　うとしている。
　　□　尺膚が冷たく脈小は下痢をして陽氣が少なくなっている。
　　□　尺膚が初めは燃えるように熱くなるが後は冷たくなるのは寒熱の
　　　　病。
　　□　尺膚が初め寒くても時間が経脈てば段々熱くなるのも寒熱の病。
　　□　肘付近の皮膚だけが熱いのは腰から上に熱がある。
　　□　手付近だけが熱があれば腰から下に熱がある。
　　□　肘の前だけに熱があれば胸に熱がある。
　　□　肘の後ろだけ熱があれば肩背部に熱がある。
　　□　臂中だけに熱があれば腰腹に熱がある。
　　□　肘の後三四寸下だけに熱があれば腸中に蟲がある。
　　□　掌中にだけ熱があれば腹中に熱がある。
　　□　掌中にだけ寒があれば腹中に寒がある。

- [ ] 魚際の肉が白く見え血脈が青く見えれば胃中に寒がある。
- [ ] 尺膚が高熱で人迎脈が大であれば失血がある。
- [ ] 尺膚が堅く大きいのに脈小であれば少氣で立腹して煩悶すれば亡くなる。
- [ ] 目が赤く充血しているのは病が心にある。白は肺、青は肝、黄は脾、黒は腎にある。
- [ ] 目が黄色に見えて何とも謂えない色は胸に病がある。
- [ ] 目痛で血管が上から下に向かうのは太陽病。
- [ ] 目痛で血管が下から上に向かうのは陽明病。
- [ ] 目痛で血管が外から内に向かうのは少陽病。
- [ ] 寒熱を診て血管が上より下に向かい黒目に至る場合で一脈は一歳で死ぬ。
- [ ] 寒熱を診て血管が上より下に向かい黒目に至る場合で一脈半は一歳半で死ぬ。
- [ ] 寒熱を診て血管が上より下に向かい黒目に至る場合で二脈は二歳で死ぬ。
- [ ] 寒熱を診て血管が上より下に向かい黒目に至る場合で二脈半は二歳半で死ぬ。
- [ ] 寒熱を診て血管が上より下に向かい黒目に至る場合で三脈は三歳で死ぬ。
- [ ] 齲歯痛で手足陽明経脈を押さえて大過があればその陽明経脈だけが熱い、左にあれば左に熱があり、右にあれば右に熱がある。上にあれば上に熱がある。下にあれば下に熱がある。
- [ ] 血脈を診て赤が多ければ多熱、青が多ければ多痛、黒が多ければ久痺、赤も黒も青も皆多ければ寒熱。
- [ ] 身痛して色が微かに黄色で歯間が汚れて黄色、爪甲上も黄色は黄疸。
- [ ] 臥を好み小便色が黄赤で脈小渋は食事が食べられなくなる。
- [ ] 病人で寸口之脈と人迎之脈が小大等或いはその浮沈等の場合は難病。
- [ ] 女子で手少陰脈が動でしかも甚だしければ懐妊。

□　嬰児の病で頭毛皆逆上しているのは必ず死ぬ。

□　耳間に静脈を見るのはひきつり痛む。

□　血便で下痢をして脈小で手足寒は難治

□　下痢をして脈小でも手足が温かければ治る。

□　四時氣候の變化、寒暑の往来の規律で重陰は必ず陽症になり重陽は
　　陰症をみる。故に寒が甚だしければ熱症が生じ熱甚だしければ寒症
　　が生じる。寒は熱を生じ熱は寒を生じる。これは陰陽の變である。

□　冬寒氣に傷つけば春に熱症が生じる。

□　春風氣に傷つけば夏が過ぎた頃に泄腸となる。

□　夏暑氣に傷つけば秋に瘧が生じる。

□　秋湿氣に傷つけば冬咳嗽が生じる。

これが四時變化で生じる病である。

203

75 刺節眞邪

黄帝が岐伯に問う。刺鍼法に五節有ると聞くが仔細は奈何に。

岐伯　五節有るとは一法に振埃、二法に發矇、三法に去爪、四法に徹衣、五法に解惑である。

黄帝　子が謂う五節の意を未だ知らない。

岐伯　振埃者は経脈外に刺鍼して陽病を去る法。

　　　發矇者は腑輸に刺鍼して腑病を去る法。

　　　去爪者は關節肢絡に刺鍼する法。

　　　徹衣者は盡し諸陽之奇輸に刺鍼する法。

　　　解惑者は盡し陰陽を知って補瀉有餘不足を調え相互傾移を正す法。

黄帝　振埃の刺法を「経脈外に刺鍼して陽病を去る」と謂う意味を尋ねる。

岐伯　振埃者は陽氣が激しく上逆して胸中に滿ちて憤䐜、肩息する症状が現れ、大氣逆上して喘喝、坐伏して安臥位出来ず、惡化すれば埃や煙を吸うだけで餰して息氣が得られない場合に用いる刺鍼法を「振埃」と謂う。臨床では埃を振るよりも疾く効果が得られる。

帝曰　理解した。何處に取穴するのか。

岐伯　**天容**に取る。

黄帝　欬して上氣して詘が窮して胸痛する者はどの経脈穴を取るのか。

岐伯　**廉泉**に取る。

黄帝　この二穴を取るには一定の条規が有るのか。

岐伯　**天容**への刺鍼は5〜6分を過ぎない。**廉泉**への刺鍼は顔の血色が變われば止める。

帝曰　充分に理解した。

黄帝　發矇の刺法を「發矇者は耳は聞く處無く、目は見る處が無い」と謂い「刺腑輸に刺鍼して腑病を去る」と謂うが、その時に使う輸穴の理由を尋ねる。

岐伯　微妙な問である。この刺法は鍼法の極、神明之類の重要な点で口説や書巻では猶傳えることが出来ないので「發矇」と謂う。臨床に於ける治療効果は發矇を理解するよりもなお早い。

黄帝　理解した。仔細を尋ねる。

岐伯　この鍼刺法は必ず日中に行う、**聽宮**に刺鍼して刺鍼の響きが眸子に中り耳に於いて聲えればこの輸穴である。

黄帝　理解した。何が耳に響いて聲こえるのか。

岐伯　刺鍼時の邪の確認は、患者の手指で兩鼻竅を堅く押按して疾く口を偃いで聲が出ないようにすれば必ず鍼の響きに應じる。

黄帝　理解した。これが「目で見る處なくして見て取る」と謂うことで神明を相い得る者である。

黄帝　去爪の刺法を「關節肢絡に刺鍼する」と謂う、仔細を尋ねる。

岐伯　腰脊は身体の大關節である。肢脛は人体の趨翔の管である。莖垂は身体中の機で陰精は津液を候う道である故に飲食不節、喜怒不時は津液が内に溢れ下方の睾丸に留まり血道不通となる。そして日毎に休まず大きくなれば俛仰が困難となって趨翔が不能となる。この病は滎然と水が有り上方も下方も不通となるので鈹石で原因を取って治療するが、形が露出するので隱匿できず常に露見してしまう故に「去爪」と謂う。

帝曰　理解した。

黄帝　徹衣の刺法を「悉く諸陽之奇輸に刺鍼する」謂い處穴が不明である、仔細を尋ねる。

岐伯　これは陽氣有餘・陰氣不足の病で、陰氣不足は内熱、陽氣有餘は外熱する。内熱と外熱が相搏すると懷に炭があるように熱くなる。外は綿帛を着ることを畏れて草席を近づけることも出来ない。腠理が閉塞すれば出汗せず乾き、舌が焦き脣は槁腊して飲食の味も分からなくなる。

黄帝　理解した。その時の経脈穴は。

岐伯　**天腑、大杼**に三痏する。又**中膂**に刺鍼して熱を除く。手足の太陰経脈に補法を行って汗出が出ないのを治療すれば熱が除かれて汗も稀少となる。臨床の治療効果は徹衣よりも早い。

黄帝　理解した。

黄帝　解惑の刺法を「盡し陰陽を知って補瀉有餘不足を調え相互傾移を正す」と謂うが、惑は何を以って解けるのか。

岐伯　大風が身体に在れば血脈が偏虚している。虚者は正氣の不足、實者は邪氣の有餘で輕重の差があって一定ではない。つまり身体のバランスが取

205

れずに一方に傾いて東西や南北、上下、反覆と何處に症状が現れるかも
不明で、病に規律も規則もない甚だ治療するに於いて困惑する症状を指
す。

黄帝　理解した。その時の経脈穴は。

岐伯　有餘を瀉して不足を補えば陰陽は平衡を回復する。このように用鍼すれ
ば惑は疾く解ける。

黄帝　理解した。靈蘭之室に蔵して敢えて妄りに出さないようにしよう。

黄帝　五邪の刺法が有ると聞くが何を五邪と謂うのか。

岐伯　病に癰を持つ者、容が大きい者、狭小の者、熱が有る者、寒が有る者を
五邪と謂う。

黄帝　五邪への刺鍼は。

岐伯　およそ五邪の刺鍼方は五章に過ぎない。癉熱を消滅させる、腫聚を散亡
させる、寒痺益して温める、小者を益陽する、大者は必ず除く。これら
の具体的な方法を傳える。

　　　「癰邪への刺鍼」は勢いのある邪にいきなり瀉法を行ってはいけない。
急な治療も控え無ければいけない。まだ膿が出来ていなければなお更慎
重に行い、堅くなっている處が柔らかくなるように根の部分を除けば他
に不安な處があっても散亡する。癰が通過する諸陰陽の経脈の輸穴を
取って瀉法を行えばよい。

　　　「大邪への刺鍼」は日々小刻みに行い有餘を泄奪する。虚を益して通し
て邪氣を剽割する。邪への鍼法は肌肉を近くで見て眞氣と邪氣を丁寧に
見分けて諸陽の分肉間に刺鍼する。

　　　「小邪への刺鍼」は日々大きく不足を補い害を無くしていかなければい
けない。邪氣の處在を見て正氣と邪氣の境界を見定め、全身に悉く正氣
が至れば外から侵入して身体の内部に進むことは出来ないので自ずと邪
氣は退散する、分肉の間に刺鍼する。

　　　「熱邪への刺鍼」は寒冷が感じるように刺鍼することで熱邪は退出して
再び発熱することはなく無病となる。腠理を開通させれば邪氣は門戸を
避けて出るべき處から出て病は已む。

　　　「寒邪への刺鍼」は日々温めて氣血を往來させれば神が至る。門戸を已

206

に閉じて正氣が分散しないように虚實が調えば正氣が温存される。

黄帝　それぞれの用鍼は。

岐伯　癰への刺鍼は鈹鍼を用いる。大への刺鍼は鋒鍼を用いる。小への刺鍼は員利鍼を用いる。熱への刺鍼は鑱鍼を用いる。寒への刺鍼は毫鍼を用いる。

解論について請う。

人は天地相應して四時に相い副って初めて解を解いて生きることができる。下方に漸洳が有れば上方には葦蒲が生える。この様に葦蒲を見れば下の漸洳が分かるように、人も形を知れば氣の多少が分かる。陰陽者は寒暑で表現できる。熱ければ上方は雨が降って滋しむが、下方の根は水氣が蒸発して乾く。この時は人の氣も外に有って大汗泄して皮膚が緩み腠理は開いて血氣は減る。寒冷の氣候は地面が凍って水も凍るが、そのとき人の氣は中に有り皮膚が緻密になって腠理が閉じて汗出せず血氣が強ばり筋肉は堅濇する。この様な状態でたとえば善く水を行らせても簡単に往水することが困難になるように、亦善く土地を穿つ者でも凍った土地は容易に鑿やせないように、善く用鍼する者でも四厥を取る事は簡単ではなくなる。血脈凝結して堅搏し往來が困難な者でも亦直ぐには柔らかくならない。故に行水する者は必ず天温を待って凍が解けて地面が凍解するのを待てば、水が行り地面も穿すことが出来人脈も猶これに準じる。厥を治療する場合は必ずまず熨して経脈を調和させ、掌と腋、肘と脚、項と脊を火氣で温めて調えて通し血脈を行らせ、然る後に病を見て脈が淖澤になれば刺鍼して平にする。この時脈堅緊であれば破って散じ氣が下がれば止まる。これが解結する方法である。

用鍼の類は調氣に有る。飲食物が化して作られる精氣は胃に聚積して營衛各々の道を行る、宗氣は胸中の海に流留して下って氣街に流注し上がって息道に走る。故に厥が足に有るときは宗氣が下らず脈中の血が凝滞して留まり止まる。火法で弗して調えてなければ治らない。

鍼を用いる場合は必ずまずその経脈絡之實虚を察して循行を切診し押按して彈き、應動を視て然る後に取って之を下す。六経脈が調っている場合は不病である、たとえ病があっても自ら已える。仮に一経脈だけが上

207

實下虛で不通であっても必ず横絡が旺盛で有るから、盛んで不通であるところをよく診て大経脈から瀉せば解結する。

上寒下熱はまず**項の太陽に刺鍼して久しく留める**。已に刺診して項から肩胛を熨して熱め上下相合すれば止める。これを「推して上げる」と謂う。

上熱下寒で虚脈のときは**経脈絡の陥没を取れば陽氣の下行が止まる**「熱を引いて治す」と謂う。

大熱で偏身して妄狂、妄聞、妄言を見る場合は**足陽明の大絡**を取る、虚であれば補い血實であれば瀉す。病人を偃臥させてその頭前に醫者が座り、醫者の兩手四指で頸動脈を挾んで按えるように久しく卷く様に持つ、そして指を缺盆の中まで下げ復た上に上がるのを繰り返し、熱が下がったら動作を止める。これが推して散ずる方法である。

黄帝　一脈で數十病症が生じる者が有る、或いは痛、或いは癰、或いは熱、或いは寒、或いは痒、或いは痺、或いは不仁、その變化は窮まりが無いのは何故か。

岐伯　これは皆邪氣の生じる處である。

黄帝　氣には眞氣有り、正氣有り、邪氣有りと聞くが眞氣とは何か。

岐伯　眞氣は天から受ける氣で呼吸により取り込み穀氣と并せて充身させる。正氣は「正風」とも謂う。四時の風に從い一方から來る實風ではなく虛風でもない。邪氣は虛風で人を賊傷させ深く中ると自ら除くことは不能である。正風は人に中っても淺く自ら除くことは可能である。正氣は本來柔弱で眞氣よりも勝ることは不能であるから自ら除かれる。虛邪が人に中れば洒淅して形態が動き毫毛腠理が起きて深く入り内の骨に搏わり骨痺を爲す、筋に搏われば筋攣を爲す、脈中に搏われば血閉不通を爲して癰を爲す。肉に搏わり衞氣相搏して陽が勝る場合は熱を爲す。陰が勝る場合は寒を爲す。寒は眞氣が除かれて虛を爲す。虛は寒が皮膚之間に搏わり邪氣が外に發すると腠理が開いて毫毛が搖れて往來すれば痒を爲す。留まって除かれなければ痺を爲す。衞氣不行は不仁を爲す。虛邪が半身に偏って客し深く入って内の榮衞に留まると榮衞の機能は稍く衰退し、眞氣が除かれて邪氣が獨り留まり偏枯を爲す。邪氣が淺ければ偏痛

を為す。虚邪は身体深く入って寒と熱が相搏して久しく留まり内に顕著
な場合で寒がその熱に勝れば骨疼肉枯、熱がその寒に勝れば爛肉、腐肌
して膿を為す。さらに内の骨を傷つければ骨蝕を為す。筋が屈して伸び
ず邪氣がその間に留まると反れなくなって筋留を為す。邪氣が結ばれて
衛氣が留まれば津液も久しく留まり合わさって腸留を為す。久しいもの
は數歳を経て成る場合もある。手を按じて柔らかければ已に結している
と雖も邪氣が残り津液が留まり日々凝結して甚だしくなり易い。連続し
て聚まり留まれば昔瘤を為す。手で按じて堅ければ結する處が深く骨で
ある、骨と氣が并さって日々益々大きくなり骨疽を為す。肉中に結する
處が有り宗氣が加わり邪氣が留まって除かれず有熱すれば化して膿を為
す。無熱は肉疽を為す。およそ數極まりなく發する處は無くても定まっ
た名称がある。

209

76 衛氣行

黄帝が岐伯（**伯高**）に問う。衛氣の運行出入の合について尋ねる。

伯高　一歳は十二ヶ月有り、一日は十二辰有り、子と午は経脈を爲し、卯と酉は緯を爲して天周は二十八宿ある。これは東西南北を四つに区切った一面に七星あるので、四×七は二十八星となる。つまり房宿と昴宿を引いた線を緯と爲し、虚宿と張宿を引いた線を経脈とする。これ故に東方の房宿から南方を全って畢宿は陽を爲し、西方の昴宿から北方を至って尾宿は陰を爲す。陽は晝を主り陰は夜を主る故に衛氣の運行は一日一夜にして身体を五十周り、そのうち晝日の陽時間に二十五周、夜行の陰時間に二十五周運行して五臓を周る。これ故に夜明けになれば陰は悉く尽きて陽氣が目に至り出て、目が開けば陽氣が頭に上行して項より足太陽背を行って下り小指之端に至る。

散者は目鋭眥より別れて手太陽を下り手小指之間外側に至る。

散者は目鋭眥より別れて足少陽を下り小指次指之間に注ぐ。

以って上り手少陽之分側を行って下り小指之間に至る。

別者は上って耳前に至り頷脈に合い足陽明に注ぐ。

下行して跗上に至り五指之間に入る。

散者は耳下に従い手陽明を下り大指之間より掌に入る。

足に至ったモノは足心に入り内踝に出て陰分を下行し目に於いて復合する故に一周を爲す。故に

□　天氣が二十八宿分の一舎運行するときは、　人氣の衛氣は身体を一周と十分之八運行する。

□　天氣が二十八宿分の二舎運行するときは、　人氣の衛氣は身体を三周と十分之六運行する。

□　天氣が二十八宿分の三舎運行するときは、　人氣の衛氣は身体を五周と十分之四運行する。

□　天氣が二十八宿分の四舎運行するときは、　人氣の衛氣は身体を七周と十分之二運行する。

□　天氣が二十八宿分の五舎運行するときは、　人氣の衛氣は身体を九

周運行する。

- □ 天氣が二十八宿分の六舎運行するときは、人氣の衞氣は身体を十周と十分之八運行する。
- □ 天氣が二十八宿分の七舎運行するときは、人氣の衞氣は身体を十二周と十分身之六運行する。
- □ 天氣が二十八宿分の十四舎運行するときは、人氣の衞氣は身体を二十五周と奇分十分之四運行する。

陽時間が悉く尽きて陰時間に入るときは常に足少陰に従い腎に注ぐ、そして腎は心に注ぎ、心は肺に注ぎ、肺は肝に注ぎ、肝は脾に注ぎ、脾は復た腎に注いで周身を爲す。これ故に夜行でも天氣が二十八宿分の一舎運行するときに人氣の衞氣は身体の五臓を一周と十分之八運行して、また陽行之二十五周と同じで“目”で復た陰陽が合う。陰陽は一日一夜で五十周するが、奇分の十分之四のうち晝日が十分之二、夜間が十分之二で合わせて十分之四出る。故に寝起きの時刻に早い遅いがあるのはこの半端が尽きないからである。

黄帝　衞氣は身体では上下往來して不定期である。この時氣を候って刺鍼するには何によればよいのか。

伯高　天体周期の分度には多少有り、白日にも長短有り、春秋冬夏の晝夜日も各々分理有る。然し何かを根拠にしなければいけないので、その場合は常に平旦を基準と爲して夜が悉く尽きるのを待って衞氣が身体を周り始める。これ故に一日一夜は水下百刻と為し、二十五刻は半日の度となる。

常にこの如く環周して休むことなく日没すれば白昼は止まり、日の出と日没の長短に隨ってその時毎の陰陽昼夜の紀を作り刺鍼する。つまりその時の紀を謹んで候い刺鍼する。病は期に従うので時期を失ったり反して候わない場合は百病を治すことは出来ない。故に「實に刺鍼する者はその來るのを刺鍼する、虚に刺鍼する者はその去るのに刺鍼する」と謂うのである。この言は氣の存亡の時は虚實を候って刺鍼しなければいけないので「逢時」と謂う。病で三陽に邪が有れば必ず邪氣が陽に有ることを候って刺鍼し、病で三陰に邪が有れば必ず邪氣が陰に有ることを

候って刺鍼しなければいけない。

水時計で

☐　水下一刻、　　人氣は太陽に有る。

☐　水下二刻、　　人氣は少陽に有る。

☐　水下三刻、　　人氣は陽明に有る。

☐　水下四刻、　　人氣は陰分に有る。

☐　水下五刻、　　人氣は太陽に有る。

☐　水下六刻、　　人氣は少陽に有る。

☐　水下七刻、　　人氣は陽明に有る。

☐　水下八刻、　　人氣は陰分に有る。

☐　水下九刻、　　人氣は太陽に有る。

☐　水下十刻、　　人氣は少陽に有る。

☐　水下十一刻、　人氣は陽明に有る。

☐　水下十二刻、　人氣は陰分に有る。

☐　水下十三刻、　人氣は太陽に有る。

☐　水下十四刻、　人氣は少陽に有る。

☐　水下十五刻、　人氣は陽明に有る。

☐　水下十六刻、　人氣は陰分に有る。

☐　水下十七刻、　人氣は太陽に有る。

☐　水下十八刻、　人氣は少陽に有る。

☐　水下十九刻、　人氣は陽明に有る。

☐　水下二十刻、　人氣は陰分に有る。

☐　水下二十一刻、人氣は太陽に有る。

☐　水下二十二刻、人氣は少陽に有る。

☐　水下二十三刻、人氣は陽明に有る。

☐　水下二十四刻、人氣は陰分に有る。

☐　水下二十五刻、人氣は太陽に有る。

この如く衛氣の環周は一晝夜を一度として一日の半度とする。つまり房宿から畢宿に至るまで十四舍、水下五十刻になる。天が一宿を環周する時間は水時計では水下三刻と七分刻の四になる。

『大要』に「通常二十八宿中の一宿を環周する場合は必ずその運行手足

の太陽から始める。それ故に日が一舍行る間に人氣は三陽行り次いで陰分を行る。常に端がない輪の如く天と地は同じ紀律で動く、盼盼して紛らわしいが終っては復た始まり一日一夜に水下百刻して盡きるのである」と述べられている。

77 九宮八風

八風は虚實邪正に合い、立秋、秋分七、立冬六、夏至九、招搖、冬至一、立夏四、春分三、立春八、太一則ち北辰、北極星は常に

　冬至之日から四十六日間は叶蟄之宮に居る。
その翌日からの四十六日間は天留之宮に居る。
その翌日からの四十六日間は倉門之宮に居る。
その翌日からの四十·五日間は陰洛之宮に居る。
その翌日からの四十六日間は天宮之宮に居る。
その翌日からの四十六日間は玄委之宮に居る。
その翌日からの四十六日間は倉果之宮に居る。
その翌日からの四十五日間は新洛之宮に居る。
その翌日からまた叶蟄之宮に戻る「冬至」と謂う。

太一は日々遊行して冬至之日は叶蟄之宮に居る、その日から数えて九日目に至ると復た始めの日に帰る。この様に常に端のない輪の如く終わると復は始じまる。

太一が宮を移る日、天はこれに應じて必ず風雨を現す。その日が風雨であれば吉で一歳が平穏で民は安じて病は少ない。その日よりも先に多雨であれば雨が多い一年になるが、後に多雨であれば干ばつの多い一年になる。

太一が冬至之日に有る時に變が有れば占は君に有る。
太一が春分之日に有る時に變が有れば占は相に有る。
太一が中宮之日に有る時に變が有れば占は吏に有る。
太一が秋分之日に有る時に變が有れば占は將に有る。
太一が夏至之日に有る時に變が有れば占は百姓に有る。

所謂「有變」とは太一が五宮之宮に居る日に疾風で樹木が折れたり、沙石が揚いたりする現象が起こることで、これらの現象から太一が主る方位を以て病者の貴賤を占うのである。則ち風が吹く處からの方位や風の強弱を見て占うのである。風がその居る處の郷に従って來るのを「實風」と爲し、萬物生長を養う、衝撃的に従って後から來るのは「虚風」と爲し、人を傷つける風で殺害する。この虚風は可能な限り避けなければいけない故に聖人日々虚邪之道を避け

214

ている、これは「飛んでくる矢や落ちている石を避ける如で、その様にすれば邪といえども誰も害することは出来ない」と謂うのはこの事である。これ故に太一が移入する處を時々の中宮とし、その虚に侵入しする八風から吉凶を占うのである。

☐　風が南方から來るのは「大弱風」と謂う。人傷する時は内では心に舍り、外では脈に有り氣は熱を為す。

☐　風が西南から來るのは「謀風」と謂う。人傷する時は内では脾に舍り、外では肌に有り氣は弱を爲す。

☐　風が西方から來るのは「剛風」と謂う。人傷する時は内では肺に舍り、外では皮膚に有り氣は燥を爲す。

☐　風が西北から來るのは「折風」と謂う。人傷する時は内では小腸に舍り、外では手太陽脈に有る。脈絶は溢、脈閉は結して不通、暴死する。

☐　風が北方から來るのは「大剛風」と謂う。人傷する時は内では腎に舍り、外では骨と肩背之膂筋に有り氣は寒を爲す。

☐　風が東北から來るのは「凶風」と謂う。人傷する時は内では大腸に舍り、外では兩脇、腋骨下及び肢節に有る。

☐　風が東方から來るのは「嬰兒風」と謂う。人傷する時は内では肝に舍り、外では筋紐に有り氣は身濕を爲す。

☐　風が東南から來るのは「弱風」と謂う。人傷する時は内では胃に舍り、外では肌肉に有り氣は體重を主る。

この八風は皆その虚から從って來て人を病ませる。三虚（本人の虚、歳紀不足の虚、通常とは異なる氣候の虚）が重なれば暴病卒死を爲す。三虚の中の二つが實で一つが虚であれば、病は淋露寒熱を爲す。雨濕が地を犯せば痿を爲す故に聖人は飛んでくる矢や落ちている石を避けるのである。三虚が有る時に邪風に偏って中ると撃仆、偏枯を爲す。

78 九鍼論

黄帝　子より九鍼を聞いたが衆多博大で猶充分に理解していない。敢えて問う
　　　が九鍼はどの様に使い分けるのか。
岐伯　九鍼者は天地之大數に基づいて作られたモノで一に於いて始まり九に於
　　　いて終わる。故に一以法天、二以法地、三以法人、四以法時、五以法
　　　音、六以法律、七以法星、八以法風、九以法野と謂う。
黄帝　九鍼と九の數が相應する理由は。
岐伯　聖人が定めた九鍼は「天地之數が一から九に至る基本の数」でありこれ
　　　より九野に分けたのである。則ち九と九の相乗数、九×九の八十一は滞
　　　りなく物事が進む黄鍾數になる。その数に合わせて鍼數も應じる。
　　　一者は天也。天者は陽也。五臓で天に應じる者は肺である。肺者は五臓
　　　六腑之蓋也。皮者は肺之合で人之陽也。故に鍼治を行うときは必ずその
　　　頭が大きく末を鋭利にした作りにして、深く入らないようにして陽氣を
　　　出す。
　　　二者は地也。人で土に應じる者は肉である。故に鍼治を行うときは必ず
　　　その身を箭にし末を鋭利にして肉分を傷付けないような作りにする。肉
　　　分を傷付けると氣が竭く。
　　　三者は人也。人が生を成す處の者は血脈である。故に鍼治を行うときは
　　　必ずその身を大きくして末を鋭利にした作りにし脈を按じても陥没する
　　　ことがないようにする。氣を至らせて獨り邪氣を出させる。
　　　四者は時也。時者は四時八風の客邪に犯されると経脈絡之中に瘤病が爲
　　　される。故に鍼治を行うときは必ずその身を箭にして末を鋭利にして瀉
　　　熱出血させて瘤病、竭を治す。
　　　五者は音也。五音の五者は一から九までの中間の数字で、冬至の子の一
　　　と夏至の午の九の中間に中り、冬と夏、陰と陽を別ける働きをする。熱
　　　の兩氣が相搏して争い合い癰膿を爲す者に使う。故に鍼治を行うときは
　　　必ず劔鋒の如く形状にすれば大膿を取ることが可能となる。
　　　六者は律也。律者は陰陽四時を調えて十二経脈に合わす、虚邪が経脈絡
　　　に客し暴痺者を爲す場合に使う。故に鍼治を行うときは必ず氂の如く尖

端にしてかつ圓鋭の作りにして暴氣を取る。

七者は星也。星者は人の七竅は経脈に邪が客す處で痛痺を爲す。経脈絡者に邪が舍る場合に使う。故に鍼治を行うときは蚊虻の喙の如き尖端にして靜かに徐往させ微かに久しく留め、正氣を充實させることに因って眞氣と邪氣を倶に往來させなければいけない。鍼で邪氣が除かれ出した後に身体が養われるのである。

八者は風也。風者は人の四肢股肱にある八節である。八正の中の虚風は特に人傷させて内では骨解、腰脊、節腠理の間に舍り深痺を爲す。故に鍼治を行うときは必ずその身は長く末端は鋭利の作りにする。それにより深邪遠痺を取ることが可能となる。

九者は野也。野者は人之関節、皮膚之間に相当する。淫邪が身体に流溢して風水状の如く留まって過ぎることが不能のときに使う。故に大節の機關に鍼治を行うときは挺の如く形状にしてその鋒端は微し員する。これより大氣が不能で關節が過ぎない者を治療する。

黄帝　鍼の長短には一定の基準が有るのか。

岐伯　一に謂う「鑱鍼」は範を巾鍼に取った形状で先端から一寸半の處から鋭利にして、長さは一寸六分。熱が頭身に有るのを主る。

二に謂う「員鍼」は範を絮鍼に取った形状で身は筩形でその先端は鋒卵形である。長さは一寸六分。分間氣を主治する。

三に謂う「鍉鍼」は範を黍や粟の先端の如く鋭に取る。長さは三寸半。脈を按えて邪氣を取る。

四に謂う「鋒鍼」は範を絮鍼に取った形状で身は筩形でその先端は鋭利である。長さは一寸六分。癰熱の出血を主る。

五に謂う「鈹鍼」は範を劍鋒に取った形状で廣さは二分半、長さは四寸。大癰膿、兩熱爭者を主る。

六に謂う「員利鍼」は範を氂鍼に取った形状で微かに先端を大きくし、逆に身は小さくして内に深く刺入することが可能にする。長さは一寸六分。癰痺者を主る。

七に謂う「毫鍼」は範を毫毛に取った形状で長さは一寸六分。寒熱痛痺が絡脈に有るのを主る。

八に謂う「長鍼」は範を綦鍼に取った形状で長さは七寸。深邪、遠痺者

217

を主る。

九に謂う「大鍼」は範を鋒鍼に取った形状で鋒は微かに員い。長さは四寸。大氣不出關節者を主る。

以上の鍼形が九鍼の大小長短の基準である。

黄帝　身体の形状と九野に應じることを尋ねる。

岐伯　「身形之應九野」と請うことである。

左足は立春に應じる。日は戊寅、己丑で左脇は春分に應じ、日は乙卯である。

左手は立夏に應じる。日は戊辰、己巳で膺、喉、首、頭は夏至に應じ、日は丙午である。

右手は立秋に應じる。日は戊申、己未で右脇は秋分に應じ、日は辛酉である。

右足は立冬に應じる。日は戊戌、己亥で腰尻下竅は冬至に應じ、日は壬子である。六腑と膈下の三臓は中州に應じ、大禁日は太一が中宮に有る日で處及び諸々戊己である。

およそ九鍼者は善く八正の處在之處を候うことができる。九宮が管理する處主の左右、上下を見て、仮に身體に癰腫が有る場合で治療しようと欲すれば、その處の直接日に治療することは避けなければいけない。これは天忌だからである。

身体の形は樂でも志が苦しい場合病は脈に生じている。治療は灸と刺鍼がよい。

身体の形は苦でも志が樂しい場合病は筋に生じている。治療は熨方と導引がよい。

身体の形は樂で志が樂しい場合病は肉に生じている。治療は鍼石がよい。

身体の形は苦で志も苦しい場合病は咽喝に生じている。治療は甘藥がよい。

身体の形は數の驚恐を受けている場合で筋脈不通の場合病は不仁が生じている。治療は按摩と醪藥がよい。

これが身体の形によって発症することである。

五臓氣が病むと心主噫、肺主欬、肝主語、脾主吞、腎主欠する。

218

六腑氣が病むと膽爲怒、胃爲氣逆噦、大腸小腸爲泄、膀胱不約爲遺溺、
下焦溢爲水する。

五味：酸入肝、辛入肺、苦入心、甘入脾、鹹入腎、淡入胃、五味也。

五并：精氣并肝則憂、并心則喜、并肺則悲、并腎則恐、并脾則畏、
　　　　五精之氣并於臟也。

五惡：肝惡風、心惡熱、肺惡寒、腎惡燥、脾惡濕、此五臟氣處惡也。

五液：心主汗、肝主泣、肺主涕、腎主唾、脾主涎、此五液處出。

五勞：久視傷血、久臥傷氣、久坐傷肉、久立傷骨、久行傷筋、
　　　　此五久勞處病也。

五走：酸走筋、辛走氣、苦走血、鹹走骨、甘走肉、是謂五走也。

五裁：病が筋に有れば酸を食べない。
　　　　病が氣に有れば辛を食べない。
　　　　病が骨に有れば鹹を食べない。
　　　　病が血に有れば苦を食べない。
　　　　病が肉に有れば甘を食べない。
　　　　口に嗜いといえども欲食を多くしてはいけない必ず自ら制限しな
　　　　ければいけない。「五裁」と謂う。

五發：陰病は骨に發す。
　　　　陽病は血に發す。
　　　　味は氣に發す。
　　　　陽病は冬に發す。
　　　　陰病は夏に發す。

五邪：邪が陽に入ると狂を爲す。
　　　　邪が陰に入ると血痺を爲す。
　　　　邪が陽に入って轉じると癲疾を爲す。
　　　　邪が陰に入って轉じると瘖を爲す。
　　　　陽が陰に入ると病は靜になる。
　　　　陰が陽に出ると病は喜怒になる。

五臟：心臟神、肺臟魄、肝臟魂、脾臟意、腎臟精志也。

五主：心主脈、肺主皮、肝主筋、脾主肌、腎主骨。

陽明は多血多氣、太陽は多血少氣、少陽は多氣少血、太陰は多血少氣、

219

厥陰は多血少氣、少陰は多氣少血。

故に陽明に刺鍼するときは血氣だけを出す。

太陽に刺鍼するときは血を出しても氣は傷つけてはいけない。

少陽に刺鍼するときは血を出しても氣は傷つけてはいけない。

太陰に刺鍼するときは血を出しても氣は傷つけてはいけない。

厥陰に刺鍼するときは血を出しても氣は傷つけてはいけない。

少陰に刺鍼するときは血を出しても氣は傷つけてはいけない。

足陽明は太陰と表裏を爲す。

少陽は厥陰と表裏を爲す。

太陽と少陰は表裏を爲す。これは足の陰陽である。

手陽明と太陰は表裏を爲す。

少陽と心主は表裏を爲す。

太陽と少陰は表裏を爲す。これは手の陰陽である。

79 歳露論

黄帝が岐伯に問う。経脈に「夏日に傷暑すれば秋に瘧を病む、瘧の発作時間に
　　　一定の間隔があるのは何故か。」とあるが、その意図は何か。

岐伯　邪が風府に客すと病は下方の膂を循るが衞氣は一日一夜常に風府に大會
　　　する。そして翌日は日に一節下る故に瘧の発作時間も一日ずつずれてい
　　　く、これが先に脊背に客している理由である。つまり衞氣が運行して風
　　　府に至る毎に腠理が開き、腠理が開けば邪氣が入る、邪氣が入れば病を
　　　発する。そのために発作が一日ずつ遅れていく。衞氣が風府に行ると日
　　　に一節ずつ下り、二十一日目に尾底に至る、二十二日目に脊内に入って
　　　伏衝之脈に注いで上行して九日目に缺盆之中に出る、故にこの時は逆に
　　　発作時間が一日ずつ早くなる。これが五臓に内搏して募原に連なれば遠
　　　く深く遅くなるので、発作を毎日起こすことが出来なくなって次の日ま
　　　で蓄積して発作を発するのである。

黄帝　衞氣が風府に至る毎に腠理が發して開けば邪氣が入る、このとき衞氣
　　　が日に一節ずつ下だれば風府に當らないことになるのは何故か。

岐伯　風府は一定の常處は無く衞氣が應じた處と時にだけ腠理が開く、邪氣が
　　　舍る處は風府だけである。

黄帝　理解した。風邪と瘧は倶に同類の邪である、風邪は常に症状が有るのに
　　　瘧の発作には休むときがあるのは何故か。

岐伯　風邪氣は侵入後その處に留まるが、瘧氣は経脈絡に隨って徐々に体内に
　　　沈み内搏する故に衞氣が應じるか否かで発作がある。

帝曰　理解した。

黄帝が少師に問う。四時八風の邪が人に中る場合に寒暑が有ると聞く。寒は皮
　　　膚急で腠理が閉じ、暑は皮膚緩で腠理が開く、賊風の邪氣は腠理の開閉
　　　に因って入ることが得ているのか、それとも必ず八正虚邪は須べからく
　　　人を能く傷つけるのか。

少師　そうではない。賊風邪氣が人に中るのに時は選ばない必ず腠理が開くこ
　　　とに因る。その時深く侵入した場合は内に極まって病になり病變が突然

221

現れる。また腠理が閉じたことに因って発した場合の侵入は淺く留まり発病も徐々に遲い。

黄帝　寒温は適当で腠理も開いていないのに突然病むことがあるのは何故か。

少師　帝は邪氣の侵入について詳しく知らないのか。人が平穏に居るときでも腠理の開閉緩急は常に行われているので邪氣の侵入は何時でもある。

黄帝　さらに詳しく。

少師　人は天地の影響を受けて生きている故に満月で海水は西方に盛り、人の血氣も聚積して肌肉充、皮膚緻、毛髪堅、腠理郄、煙や垢は身体から離れなくなる。この様な時は賊風に遭遇して侵入しても淺くて深く入らない。そして月の輪郭が欠けると海水は東方に盛んなり、人の血氣も虚して衛氣も去り形獨居、肌肉減、皮膚縱、腠理開、毛髪殘、腠理薄、煙や垢は落ちる。この様な時に賊風に遭遇すれば深く侵入して卒暴を発する。

黄帝　突然暴死や暴病する者が有るのは何故か。

少師　三虚者の死は荒々しく病むが、三實を得る者は邪氣が人傷させることはできない。

黄帝　三虚を尋ねる。

少師　その歳が歳氣不及の虚年、その日が新月の空、四時氣に調和しない時に賊風に傷處を爲されるのを「三虚」と謂う。故に三虚の論を知らなければ優秀な醫工といえども反って粗雑な醫工と變わらない。

帝曰　三實を尋ねる。

少師　その歳が歳氣有余の盛年、その日が満月の空、四時氣に調和した時であれば賊風の邪氣に遭遇したと雖も何も危無いことはない。

黄帝　善い、明らかな道理論で金匱に蔵することにする。

黄帝　一歳中で皆が同病にかかるのは何故か。

少師　八正の候による。

黄帝　何を候のか。

少師　これを候に常状は冬至の日に太一が叶蟄の宮に移った時に行う。この日天は必ず風雨を起こす、その時風雨が南方から來る時は虚風を爲して傷人させる賊である。夜半から来た場合萬民は皆臥せているので犯される

ことはなく歳に萬民が病にかかることは少ない。晝の場合萬民の心は懈惰であるために皆虚風に中る故に歳に萬民は多くの病にかかる。虚邪が入り骨に客して外に發しなければ、立春の陽氣が大きく發する頃に腠理が開く。その立春の頃に風が西方から來れば萬民は又皆虚風に中る、そしてこの兩邪が相搏して経脈氣が結代者する故に諸々の風に遭遇し、雨に当たる者は「歳露に遭遇する」と謂う。その歳が穏やかで賊風が少なければ民の病も少なく死も少ないが、その歳が賊風邪氣が多く寒温の調和亂れているときは萬民も多病で死ぬ人も多い。

黄帝　虚邪の風が傷害を起こす場合、その軽重や多寡の区別は何かまた候う方は何か。

少師　正月朔日に太一星が天留之宮に居て西北風が吹いて雨が降らなければ人は多く死ぬ。

正月朔日の平旦の時刻に北風が吹けば春に民が多く死ぬ。

正月朔日の平旦の時刻に北風が強く吹けば民は病み死者が十人中三人有る。

正月朔日の日中の時刻に北風が吹けば夏に民が多く死ぬ。

正月朔日の夕方の時刻に北風が吹けば秋に民が多く死に、終日北風が吹けば大病で死者が十人中六人有る。

正月朔日で南方から風が來れば「旱郷」と謂う。西方から風が來れば「白骨」と謂う。將に國に災難がある兆しで人が多く死亡する。

正月朔日に東方から風が來れば家屋が揺れて沙石が發揚して國に大災害が有る。

正月朔日に東南方から風が吹き抜ければ春に死亡が多い。

正月朔に天氣が和やかで温度は一定して風が吹かなければ豊作で萬民は病まない。天が寒く風が吹けば不作で萬民の多くは病む。

これが歳の風向きで峻傷人する概況である。

二月の丑の日に風が吹かなければ萬民は心腹病が多い。

三月の戌の日が温くなければ　　萬民は寒熱の病が多い。

四月の巳の日に暑くなければ　　萬民は癉病が多い。

十月の申の日に寒くなければ　　萬民は暴死する人が多い。

諸々の風は皆家屋を揺らして樹木を折り沙石を巻き上げて毫毛を起こし

223

て腠理を發する。

80 大惑論

黄帝が岐伯に問う。以前高い清冷の臺に上って眺めた後、中階の處で周りを見
回した時に匍匐して前に進むより仕方がなくなった。その時何かがおか
しくなっていると思い内心穏やかではなかった、目を閉じて氣持ちを落
ち着けて久しくしても少しも治らず目眩するので獨りで博獨につかまり
うずくまっていた。髪を緩め跪まずいて伏して下を覗き込んでも何も變
わらず隨分長い時間がかかっても已まなかったのに、卒然自然に治った
のはどうしたことであろうか。

岐伯　五臓六腑の精氣は皆目に上がり精を爲す。その精が窠くなって聚まった
のが眼である。つまり骨の精は瞳子を爲す、筋の精は黒眼を爲す、血の
精はその窠を絡す、氣の精は白眼を爲す、肌肉の精は約束を爲す、そし
て筋骨血氣の精を裏撮して脈と并せて系を爲す、上は脳に屬して後は項
中に出る故に邪氣が項に中ると、その時に身體が虚していれば深く侵入
して眼系に隨って脳に入る。そして脳に侵入すれば脳轉する。脳轉は目
系が激しく引きつり目眩して轉倒する。邪氣が侵入して精に中ると身體
のバランスは大きく崩れ、精が散じると視界が分かれて二つに見えるよ
うになる。目者は五臓六腑之精、營衛、魂魄が常に營む處で神氣が生じ
る處であるから、神勞すれば魂魄が散じて志意が亂れる故に瞳子と黒眼
は陰に法り、白眼と赤脈は陽に法る、故に陰陽が倶に合さって協調して
初めて精明となることができる。目者は心使。心者は神之舎故に神と精
が分れて亂れ不轉であれば、卒然常には見ることがないモノを見ること
も有り、精神魂魄が散じて協調しなければ惑の状態になる。

黄帝　その話は疑念がある。毎日東苑に行くのに未だ惑ったことはないし、往
復するだけなのに何を迷うことが有るのか、余だけが唯獨り東苑を往復
するだけなのに神を勞するのか、何が異なるのか。

岐伯　全く理解していない。心は喜んでいるのに神に偶々悪い邪氣が有る場
合、卒然精氣が亂れ誤ったモノを見るために疑惑が生じることも有るが
神が回復して戻ると正常に戻る。つまり軽ければ迷を爲し甚だしければ
惑を爲すのである。

黄帝　人が善く忘れるのは何氣の原因か。

岐伯　上氣不足と下氣有餘の場合は腸胃が實して心肺が虚し營衞が下方に留まる。そして久しい時間でも上方に上がらなければ善く忘れる。

黄帝　人が善く飢えるのに嗜なんでも食べられないのは何氣の原因か。

岐伯　精氣が脾に并し熱氣が胃に留まれば胃熱は穀を消化させ、穀が消化すれば善く飢える。しかし胃氣が逆上すれば胃脘が寒になるので嗜なんでも食べられないのである。

黄帝　病で臥が出来ないのは何氣の原因か。

岐伯　衞氣が陰に帰らず常に陽が留まるからで、陽が留まると陽氣が滿ちて陽蹻が盛んになり陰が帰られずに陰氣が虚す故に目を閉じて瞑目出来ない。

黄帝　目を病んで見ることが出来ない場合は何氣の原因か。

岐伯　衞氣が陰に留まり陽を流行しない事による。陰に留まれば陰氣が盛んで陰蹻が滿ちて陽に入らずに陽氣が虚す故に目が閉じるのである。

黄帝　人に臥することが多い場合は何氣の原因か。

岐伯　人の腸胃が大きく皮膚が濕で分肉が解せないからである。腸胃が大きければ衞氣が久しく留まり皮膚が濕となって分肉が解せず衞氣の行りは遅くなる。衞氣者は晝日は常に陽を行り夜は陰を行るので陽氣が盡きると臥し陰氣が盡きると寤る。故に腸胃が大きければ衞氣行は久しく留まって皮膚濕となり分肉不解で遅く行る。仮に陰に久しく留まり氣が不精して清でなければ瞑を欲すので多くは臥す。腸胃が小さければ皮膚滑で緩み分肉解利して衞氣は陽に久しく留まることになるので瞑が少ないのである。

黄帝　何時もではないが卒然臥が多くなって仕方がないときは何氣の原因か。

岐伯　邪氣が上焦に留まり閉じて不通になっているところへ食事をしたり、或いは飲湯したりすれば衞氣が久しく陰に留まって行らない故に卒然臥が多くなる。

黄帝　理解した。これらの諸々の邪を治療するのは。

岐伯　まずその臟腑を治療してから細々とした過不足を整理した後に氣を調え盛者は瀉し虚者は補う、必ずまず形志の苦樂を明知してから治療すればよい。

81 癰疽

黄帝　腸胃が穀を受けて上焦から衛氣が出て分肉を温めて骨節が養われる。腠理が通じて中焦から露の如く営氣が出て上って谿谷に注ぎ孫脈に滲み津液の和が調い赤く變化して血を爲す。そして血が調和すれば孫絡脈より先に満ちて溢れ絡脈に注がれる、そして皆が充盈すれば経脈に注がれて陰陽が已に充分満たされると呼息により全身を行り経脈紀が完充する。その周期には道理が有り天に同じて合わされ休んで止まることはなく総てその周期に合わして調えなければいけない。そして虚させるという刺鍼に従って實を除く方法、つまり瀉法を行う場合は不足になる。疾く刺鍼すれば邪氣は減る、留鍼すれば先に正氣が満ちた後に邪氣が除かれる。實しさせるという刺鍼に従って虚を補えば有餘となり血氣が已に調えば身体の形氣が保持される。すでに血氣の正常と不正常については熟知しているが未だ癰疽がどのように発症するのか、その形成と悪化の過程、致死、治癒の早晩等を知らない、これは何を根拠にして作られるのかを尋ねる。

岐伯　経脈は常に流行が留まることはなく天氣と同じ分度にあって周期し、地にある紀律に合わして生きている。故に天の宿度が一度その度を失い亂れることがあれば日蝕や月蝕の天体現象が起こる。地の紀律が本来の経脈道から外れると水の道は溢れ流れ草萱は不成にして枯れて五穀が不殖する。徑路は不通になり萬民は往來出來ず巷には船が聚ってその處に居て佇むしかなくなる。則ち聚まって何かを爲す事も無くなって孤立した状態にしかならなくなるのである。この様に人の血氣も同じような現象が見られる。この事について話す。

　　　人の血脈営衛は周流して休むことなく上の天星宿に應じ、下地を流れる河川の経脈數に應じて暮らさざるをえない。そして寒邪が経脈絡之中に客せば血が泣して不通になり、衛氣が聚まって歸れなくなる故に癰腫となる。寒氣が熱と化して熱が勝れば肉腐して膿ができるが、膿が瀉されなければ爛筋し傷骨、髓消となり骨随が空疎になって満たされなくなる。この時癰を泄瀉しなければ血枯して空虚となる。則ち筋、骨、肌、

227

肉の全てが榮なわれず経脈が敗漏し五臓薫になって臓傷するが故に死
ぬ。

黄帝　疽の形状と忌日と名前について悉く尋ねる。

岐伯　癰が嗌中に發した場合を「猛疽」と謂う。猛疽に対し適切に治療しなけ
れば化膿し、膿を瀉せなければ咽が塞がって半日で死ぬ。しかしその化
膿を瀉して豕膏を冷食にして食べさせると三日で癒える。

　　　癰が頸に發した場合を「夭疽」と謂う。癰は大きく赤黒く迅速に處置し
なければ熱氣が下って淵腋に入り、前方の任脈を傷つけて内の肝肺薫を
起こさせる、肝肺薫担った者は十日餘りで死ぬ。

　　　陽氣が大きく發して消爍が脳に留まったように感じて項にまで到った場
合を「腦爍」と謂う。病人の身色は正常ではなく項痛して刺鍼する如を
訴え、加えて煩心する者は不可治である。

　　　癰が肩及び臑に發する場合を「疵癰」と謂う。形状は赤黒く迅速に處置
しなければいけない。病は汗が足に至るまで出るが五臓を害するまでに
は到らない。癰を發して四五日以内に直ぐに灸をすれば癒える。

　　　癰が腋下に發して赤く堅い場合を「米疽」と謂う。細く長い砭石で治療
して豕膏を塗れば六日で癒える。癰が堅く潰れない場合は馬刀挾纓の類
いであるから迅速に治療しなければいけない。

　　　癰が胸に發した場合を「井疽」と謂う。形状は大豆の如くで初めて出来
てから三四日の内に治療しなければ下って腹部に入り不治となる七日目
に死ぬ。

　　　癰が膺に發した場合を「甘疽」と謂う。色は青く形状は穀實蔏蔞の如く
で常に寒熱に苦しみ、迅速に治療して寒熱を除かなければ十歳で死ぬ、
死後膿が出る。

　　　癰が脇に發した場合を「敗疵」と謂う。敗疵は女子の病で灸をすれば癰
膿が大きくなる。治療は中に有り赤小豆大の肉に注意しなければいけな
い、剉䔖藘草根を各々一升用意して水一斗六升で煮て三升作り強飲し、
厚衣して釜上に坐って汗が足にまで至れば癒える。

　　　癰が股脛に發した場合を「股脛疽」と謂う。形状に甚だしい變化はない
が癰膿が骨に搏傳するので迅速に治療しなければ三十日で死ぬ。

　　　癰が尻に發した場合を「鋭疽」と謂う。形状は赤く堅く大きいので迅速

に治療しなければ三十日で死ぬ。

癰が股陰に発した場合を「赤施」と謂う。迅速に治療しなければ六十日で死ぬ。そのとき兩股の内に出来た場合で適切に治療しなければ十日程で死ぬ。

癰が膝に発した場合を「疵癰」と謂う。癰の形状は大きく色は變化せず寒熱して堅い石の如くで切開してはいけないし切開すれば死ぬが、しかし柔らかければ切開すれば生きる。

諸々の癰疽で間節に発した場合で上下左右が相應する時は不可治である。その時陽に発した場合は百日で陰に発した場合は三十日で死ぬ。

癰が脛に発した場合を「兎齧」と謂う。形状は赤く骨に至る迅速に治療しなければいけない。

癰が内踝に発した場合を「走緩」と謂う。形状は癰の如くでも色に變化はない。砭石で数多く輸穴に刺鍼する寒熱を治療すれば死なない。

癰が足上下に発した場合を「四淫」と謂う。形状は大癰で迅速に治療しなければ百日で死ぬ。

癰が足傍に発した場合を「厲癰」と謂う。形状は大きくなく初めは小指の如く発するが迅速に治療すれば黒者が除かれる。仮に除かれなければ治る事は無く百日で死ぬ。

癰が足指に発した場合を「脱癰」と謂う。形状は赤黒く不治の症状で、仮に赤黒くなければ死なない。そして衰えなければ急いで斬らなければ死ぬ。

黄帝　子は癰と疽を謂ったが鑑別方法を尋ねる。

岐伯　営衛が経脈中に稽留すれば血泣して衛氣不通で壅遏して熱を持つ、そして大熱が引かず熱が勝れば肉腐となり化膿させる。しかし骨髄に膿が陥没する處がなければ焦枯もしないので五臓が傷つくこともない「癰」と謂う。

黄帝　疽とは。

岐伯　熱氣が淳盛で毒が下って肌膚に至り筋が髄枯して内の五臓に連なる。血氣が竭れて深部の癰になり筋骨も良肉も皆餘すところ無く腐熟するのを「疽」と謂う。疽者は皮膚の色が妖艶で堅く牛領の皮の如く厚く堅いが、癰者の皮膚は薄く潤澤がある。これが両者の比較である。

229

黄帝内経霊枢原文

1. 九鍼十二原

黄帝問於岐伯曰.

余子萬民. 養百姓. 而收其租税. 余哀其不給. 而屬有疾病. 余欲勿使被毒藥.
無用砭石. 欲以微鍼. 通其經脉. 調其血氣. 營其逆順出入之會. 令可傳於後世.
必明爲之法.

令終而不滅. 久而不絶. 易用難忘. 爲之經紀. 異其章. 別其表裏. 爲之終始.
令各有形. 先立鍼經. 願聞其情.

岐伯荅曰. 臣請推而次之. 令有綱紀. 始於一. 終於九焉. 請言其道.

小鍼之要. 易陳而難入. 粗守形. 上守神. 神乎神. 客在門. 未覩其疾. 惡知其原.
刺之微. 在速遲. 粗守關.

上守機. 機之動. 不離其空. 空中之機. 清靜而微. 其來不可逢. 其往不可追.
知機之道者. 不可掛以髮.

不知機道. 叩之不發. 知其往來. 要與之期. 粗之闇乎. 妙哉工獨有之. 往者爲逆.
來者爲順. 明知逆順. 正行無問. 迎而奪之. 惡得無虛. 追而濟之. 惡得無實.
迎之隨之. 以意和之. 鍼道畢矣. 凡用鍼者. 虛則實之. 滿則泄之. 宛陳則除之.
邪勝則虛之.

『大要』曰.「徐而疾則實. 疾而徐則虛. 言實與虛.」若有若無. 察後與先. 若存若亡.
爲虛爲實. 若得若失. 虛實之要. 九鍼最妙. 補寫之時. 以鍼爲之.

寫曰必持內之. 放而出之. 排陽得鍼. 邪氣得泄. 按而引鍼. 是謂內温. 血不得散.
氣不得出也. 補曰隨之. 隨之意. 若妄之. 若行若按. 如蚊虻止. 如留如還.
去如絃絶. 令左屬右. 其氣故止. 外門已閉.
中氣乃實. 必無留血. 急取誅之. 持鍼之道. 堅者爲實. 正指直刺. 無鍼左右.
神在秋毫. 屬意病者. 審視血脉者. 刺之無殆. 方刺之時. 必在懸陽. 及與兩衞.
神屬勿去. 知病存亡. 血脉者. 在腧横居. 視之獨澄.
切之獨堅. 九鍼之名. 各不同形.
一曰鑱鍼. 長一寸六分.
二曰員鍼. 長一寸六分.
三曰鍉鍼. 長三寸半.
四曰鋒鍼. 長一寸六分.
五曰鈹鍼. 長四寸. 廣二分半.
六曰員利鍼. 長一寸六分.
七曰毫鍼. 長三寸六分.
八曰長鍼. 長七寸.
九曰大鍼. 長四寸.
鑱鍼者. 頭大末銳. 去寫陽氣.

員鍼者. 鍼如卵形. 揩摩分間. 不得傷肌肉. 以寫分氣.

鍉鍼者. 鋒如黍粟之銳. 主按脉. 勿陷以致其氣.

鋒鍼者. 刃三隅. 以發痼疾.

鈹鍼者. 末如劒鋒. 以取大膿.

員利鍼者. 大如氂. 且員且銳. 中身微大. 以取暴氣.

毫鍼者. 尖如蚊虻喙. 靜以徐往. 微以久留之. 而養. 以取痛痺.

長鍼者. 鋒利身薄. 可以取遠痺.

大鍼者. 尖如挺. 其鋒微員. 以寫機關之水也. 九鍼畢矣.

夫氣之在脉. 邪氣在上. 濁氣在中. 清氣在下. 故鍼陷脉則邪氣出. 鍼中脉則濁氣出. 鍼大深. 則邪氣反沈. 病益. 故曰. 皮肉筋脉. 各有所處. 病各有所宜. 各不同形. 各以任其所宜. 無實無虛. 損不足而益有餘. 是謂甚病. 病益甚. 取五脉者死. 取三脉者恇. 奪陰者死. 奪陽者狂. 鍼害畢矣. 刺之而氣不至. 無問其數. 刺之而氣至. 乃去之勿復鍼. 鍼各有所宜. 各不同形. 各任其所爲. 刺之要. 氣至而有效. 效之信. 若風之吹雲. 明乎若見蒼天. 刺之道畢矣.

黄帝曰. 願聞五藏六府所出之處.

岐伯曰. 五藏五腧. 五五二十五腧. 六府六腧. 六六三十六腧. 經脉十二. 絡脉十五. 凡二十七氣.

以上下. 所出爲井. 所溜爲滎. 所注爲腧. 所行爲經. 所入以爲合. 二十七氣所行. 皆在五腧也.

節之交三百六十五會. 知其要者. 一言而終. 不知其要. 流散無窮. 所言節者. 神氣之所遊行出入也. 非皮肉筋骨也. 覩其色. 察其目. 知其散復. 一其形. 聽其動靜. 知其邪正. 右主推之. 左持而禦之. 氣至而去之.

凡將用鍼. 必先診脉. 視氣之劇易. 乃可以治也. 五藏之氣. 已絕於內. 而用鍼者. 反皮實其外. 是謂重竭. 重竭必死. 其死也靜. 治之者. 輒反其氣. 取腋與膺.

五藏之氣. 已絕於外. 而用鍼者. 反實其內. 是謂逆厥. 逆厥則必死. 其死也躁. 治之者.

反取四末. 刺之害. 中而不去. 則精泄. 害中而去. 則致氣. 精泄則病益甚而恇. 致氣則生爲癰瘍.

五藏有六府. 六府有十二原. 十二原出於四關. 四關主治五藏. 五藏有疾. 當取之十二原. 十二原者. 五藏之所以稟三百六十五節氣味也. 五藏有疾也. 應出十二原. 十二原各有所出. 明知其原. 覩其應. 而知五藏之害矣.

陽中之少陰. 肺也. 其原出於大淵. 大淵二.

陽中之太陽. 心也. 其原出於大陵. 大陵二.

陰中之少陽. 肝也. 其原出於太衝. 太衝二.

陰中之至陰. 脾也. 其原出於太白. 太白二.

233

陰中之太陰. 腎也. 其原出於太谿. 太谿二.

膏之原. 出於鳩尾. 鳩尾一.

肓之原. 出於脖胦. 脖胦一.

凡此十二原者. 主治五藏六府之有疾者也.

脹取三陽. 飱泄取三陰. 今夫五藏之有疾. 譬猶刺也. 猶污也. 猶結也.

猶閉也. 刺雖久. 猶可拔也. 污雖久. 猶可雪也. 結雖久. 猶可解也. 閉雖久.

猶可決也. 或言久疾之不可取者. 非其說也. 夫善用鍼者. 取其疾也. 猶拔刺也.

猶雪污也. 猶解結也. 猶決閉也. 疾雖久. 猶可畢也. 言不可治者. 未得其術也.

刺諸熱者. 如以手探湯. 刺寒清者. 如人不欲行.

陰有陽疾者. 取之下陵三里. 正往無殆. 氣下乃止. 不下復始也. 疾高而內者.

取之陰之陵泉. 疾高而外者. 取之陽之陵泉也.

2. 本輸

黃帝問於岐伯曰.

凡刺之道. 必通十二經絡之所終始. 絡脉之所別處. 五輸之所留. 六府之所與合.

四時之所出入. 五藏之所溜處. 闊數之度. 淺深之狀. 高下所至. 願聞其解.

岐伯曰. 請言其次也.

肺出於少商. 少商者. 手大指端內側也. 爲井木. 溜於魚際. 魚際者. 手魚也.

爲滎. 注于大淵. 大淵. 魚後一寸陷者中也. 爲腧. 行于經渠. 經渠. 寸口中也.

動而不居. 爲經. 入于尺澤. 尺澤. 肘中之動脉也. 爲合. 手太陰經也.

心出於中衝. 中衝. 手中指之端也. 爲井木. 溜于勞宮. 勞宮.

掌中中指本節之內間也. 爲滎. 注于大陵. 大陵. 掌後兩骨之間. 方下者也. 爲腧.

行于間使. 間使之道. 兩筋之間. 三寸之中也. 有過則至. 無過則止. 爲經.

入于曲澤. 曲澤. 肘內廉下陷者之中也. 屈而得之. 爲合. 手少陰也.

肝出于大敦. 大敦者. 足大指之端. 及三毛之中也. 爲井木. 溜于行間. 行間.

足大指間也. 爲滎. 注于大衝. 大衝. 行間上二寸. 陷者之中也. 爲腧. 行于中封.

中封. 內踝之前一寸半. 陷者之中. 使逆則宛. 使和則通. 搖足而得之. 爲經.

入于曲泉. 曲泉. 輔骨之下. 大筋之上也. 屈膝而得之. 爲合. 足厥陰也.

脾出于隱白. 隱白者. 足大指之端內側也. 爲井木. 溜于大都. 大都. 本節之後下.

陷者之中也. 爲滎. 注于太白. 太白. 腕骨之下也. 爲腧. 行于商丘. 商丘.

內踝之下. 陷者之中也. 爲經. 入于陰之陵泉. 陰之陵泉. 輔骨之下. 陷者之中也.

伸而得之. 爲合. 足太陰也.

腎出于湧泉. 湧泉者. 足心也. 爲井木. 溜于然谷. 然谷. 然骨之下者也. 爲滎.

注于大谿. 大谿. 內踝之後. 跟骨之上. 陷中者也. 爲腧. 行于復留. 復留.

上內踝二寸. 動而不休. 爲經. 入于陰谷. 陰谷. 輔骨之後. 大筋之下.

小筋之上也. 按之應手. 屈膝而得之. 爲合. 足少陰經也.

膀胱出于至陰. 至陰者. 足小指之端也. 爲井金. 溜于通谷. 通谷.

本節之前外側也. 爲滎. 注于束骨. 束骨. 本節之後. 陷者中也. 爲腧. 過于京骨.

京骨. 足外側大骨之下. 爲原. 行于崑崙. 崑崙. 在外踝之後. 跟骨之上. 爲經.

入于委中. 委中. 膕中央. 爲合. 委而取之. 足太陽也.

膽出于竅陰. 竅陰者. 足小指次指之端也. 爲井金. 溜于俠谿. 俠谿.

足小指次指之間也. 爲滎. 注于臨泣. 臨泣. 上行一寸半. 陷者中也. 爲腧.

過于丘墟. 丘墟. 外踝之前下. 陷者中也. 爲原. 行于陽輔. 陽輔. 外踝之上.

輔骨之前. 及絕骨之端也. 爲經. 入于陽之陵泉. 陽之陵泉. 在膝外. 陷者中也.

爲合. 伸而得之. 足少陽也.

胃出于厲兌. 厲兌者. 足大指內. 次指之端也. 爲井金. 溜于內庭. 內庭.

次指外間也. 爲滎. 注于陷谷. 陷谷者. 上中指內間. 上行二寸. 陷者中也. 爲腧.

過于衝陽. 衝陽. 足跗上五寸. 陷者中也. 爲原. 搖足而得之. 行于解谿. 解谿.

上衝陽一寸半. 陷者中也. 爲經. 入于下陵. 下陵. 膝下三寸. 胻骨外三里也.

爲合. 復下三里三寸. 爲巨虛上廉. 復下上廉三寸. 爲巨虛下廉也. 大腸屬上.

小腸屬下. 足陽明胃脉也. 大腸小腸. 皆屬于胃. 是足陽明也.

三焦者. 上合手少陽. 出于關衝. 關衝者. 手小指次指之端也. 爲井金. 溜于液門.

液門. 小指次指之間也. 爲滎. 注于中渚. 中渚. 本節之後. 陷中者也. 爲腧.

過于陽池. 陽池. 在腕上. 陷者之中也. 爲原. 行于支溝. 支溝. 上腕三寸.

兩骨之間. 陷者中也. 爲經. 入于天井. 天井. 在肘外大骨之上. 陷者中也.

爲合. 屈肘乃得之. 三焦下腧. 在于足大指之前. 少陽之後. 出于膕中外廉.

名曰委陽. 是太陽絡也. 手少陽經也. 三焦者. 足少陽太陰之所將. 太陽之別也.

上踝五寸. 別入貫腨腸. 出于委陽. 並太陽之正. 入絡膀胱. 約下焦. 實則閉癃.

虛則遺溺. 遺溺則補之. 閉癃則寫之.

手太陽小腸者. 上合手于太陽. 出于少澤. 少澤. 小指之端也. 爲井金. 溜于前谷.

前谷. 在手外廉本節前. 陷者中也. 爲滎. 注于後谿. 後谿者. 在手外側.

本節之後也. 爲腧. 過于腕骨. 腕骨. 在手外側. 腕骨之前. 爲原. 行于陽谷.

陽谷. 在銳骨之下. 陷者中也. 爲經. 入于小海. 小海. 在肘內大骨之外.

去端半寸. 陷者中也. 伸臂而得之. 爲合.

手太陽經也.

大腸. 上合手陽明. 出于商陽. 商陽. 大指次指之端也. 爲井金. 溜于本節之前二

間. 爲滎. 注于本節之後三間. 爲腧. 過于合谷. 合谷. 在大指岐骨之間. 爲原.

行于陽谿.

陽谿在兩筋間. 陷者中也. 爲經. 入于曲池. 在肘外輔骨陷者中. 屈臂而得之. 爲合.

235

手陽明也.

是謂五藏六府之腧. 五五二十五腧. 六六三十六腧也. 六府皆出足之三陽.
上合于手者也.

缺盆之中. 任脉也. 　　　　　名曰天突.

一次任脉側之動脉. 足陽明也. 名曰人迎.

二次脉. 　　　　　手陽明也. 名曰扶突.

三次脉. 　　　　　手太陽也. 名曰天窓.

四次脉. 　　　　　足少陽也. 名曰天容.

五次脉. 　　　　　手少陽也. 名曰天牖.

六次脉. 　　　　　足太陽也. 名曰天柱.

七次脉. 頸中央之脉. 督脉也. 名曰風府.

腋內動脉. 　　　　手太陰也. 名曰天府.

腋下三寸. 　　　　手心主也. 名曰天池.

刺上關者. 呿不能欠.

刺下關者. 欠不能呿去.

刺犢鼻者. 屈不能伸.

刺兩關者. 伸不能屈. 足陽明. 挾喉之動脉也.

其腧在膺中. 手陽明次. 在其腧外. 不至曲頰一寸.

手太陽. 當曲頰.

足少陽. 在耳下曲頰之後.

手少陽. 出耳後. 上加完骨之上.

足太陽. 挾項大筋之中髮際. 陰尺動脉. 在五里. 五腧之禁也.

肺合大腸. 大腸者. 　傳道之府.

心合小腸. 小腸者. 　受盛之府.

肝合膽. 　膽者. 　中精之府.

脾合胃. 　胃者. 　五穀之府.

腎合膀胱. 膀胱者. 津液之府也. 少陽屬腎. 腎上連肺. 故將兩藏.

三焦者. 中涜之府也. 水道出焉. 屬膀胱. 是孤之府也.

是六府之所與合者.

春取絡脉諸滎. 　　大經分肉之間. 甚者深取之. 間者淺取之.

夏取諸腧孫絡. 　　肌肉皮膚之上.

秋取諸合. 　　　　餘如春法.

冬取諸井諸腧之分. 欲深而留之. 此四時之序. 氣之所處. 病之所舍. 藏之所宜.

轉筋者. 立而取之. 可令遂已.

痿厥者. 張而刺之. 可令立快也.

236

3. 小鍼解

謂易陳者. 易言也.

難入者. 難著于人也.

粗守形者. 守刺法也.

上守神者. 守人之血氣. 有餘不足. 可補寫也.

神客者. 正邪共會也.

神者. 正氣也.

客者. 邪氣也.

在門者. 邪循正氣之所出入也.

未覩其疾者. 先知邪正何經之疾也.

惡知其原者. 先知何經之病. 所取之處也.

刺之微在速者數遲者. 徐疾之意也.

粗守關者. 守四肢. 而不知血氣正邪之往來也.

上守機者. 知守氣也.

機之動不離其空中者. 知氣之虛實. 用鍼之徐疾也.

空中之機清淨以微者. 鍼以得氣. 密意守氣勿失也.

其來不可逢者. 氣盛不可補也.

其往不可追者. 氣虛不可寫也.

不可掛以髮者. 言氣易失也.

扣之不發者. 言不知補寫之意也. 血氣已盡. 而氣不下也.

知其往來者. 知氣之逆順盛虛也.

要與之期者. 知氣之可取之時也.

粗之闇者. 冥冥不知氣之微密也.

妙哉上獨有之者. 盡知鍼意也.

往者爲逆者. 言氣之虛而小. 小者逆也.

來者爲順者. 言形氣之平. 平者順也.

明知逆順正行無問者. 言知所取之處也.

迎而奪之者. 寫也.

追而濟之者. 補也.

所謂虛則實之者. 氣口虛而當補之也.

滿則泄之者. 氣口盛而當寫之也.

宛陳則除之者. 去血脉也.

邪勝則虛之者. 言諸經有盛者. 皆寫其邪也.

徐而疾則實者. 言徐內而疾出也.

疾而徐則虛者. 言疾內而徐出也.

言實與虛若有若無者. 言實者有氣. 虛者無氣也.

察後與先若亡若存者. 言氣之虛實. 補寫之先後也. 察其氣之已下與常存也.

爲虛與實若得若失者. 言補者佖然若有得也. 寫則怳然若有失也. 夫氣之在脉也.

邪氣在上者. 言邪氣之中人也高. 故邪氣在上也.

濁氣在中者. 言水穀皆入于胃. 其精氣上注於肺. 濁溜于腸胃. 言寒温不適. 飮食不節.
而病生于腸胃. 故命曰. 濁氣在中也.

清氣在下者. 言清濕地氣之中人也. 必從足始. 故曰清氣在下也.

鍼陷脉則邪氣出者. 取之上.

鍼中脉則邪氣出者. 取之陽明合也.

鍼大深則邪氣反沈者. 言淺浮之病. 不欲深刺也. 深則邪氣從之入. 故曰反沈也.

皮肉筋脉各有所處者. 言經絡各有所主也.

取五脉者死. 言病在中氣不足. 但用鍼盡大寫其諸陰之脉也.

取三陽之脉者. 唯言盡寫三陽之氣. 令病人恇然不復也.

奪陰者死. 言取尺之五里五往者也.

奪陽者狂. 正言也.

覩其色. 察其目. 知其散復.

一其形. 聽其動靜者. 言上工知相五色. 于目有知. 調尺寸小大緩急滑濇. 以言所病也.

知其邪正者. 知論虛邪與正邪之風也.

右主推之左持而御之者. 言持鍼而出入也.

氣至而去之者. 言補寫氣調而去之也. 調氣在于終始. 一者持心也.

節之交三百六十五會者. 絡脉之滲灌諸節者也.

所謂五藏之氣已絶于內者. 脉口氣內絶不至. 反取其外之病處. 與陽經之合. 有留鍼以致陽氣.
陽氣至. 則內重竭. 重竭則死矣. 其死也. 無氣以動. 故靜.

所謂五藏之氣已絶于外者. 脉口氣外絶不至. 反取其四末之輸. 有留鍼以致其陰氣. 陰氣至.
則陽氣反入. 入則逆. 逆則死矣. 其死也. 陰氣有餘. 故躁.

所以察其目者. 五藏使五色循明. 循明則聲章.

聲章者. 則言聲與平生異也.

4. 邪氣藏府病形

黃帝問於岐伯曰. 邪氣之中人也奈何.

岐伯荅曰. 邪氣之中人高也.

黃帝曰. 　　高下有度乎.

岐伯曰. 　　身半已上者. 邪中之也. 身半已下者. 濕中之也. 故曰. 邪之中人也. 無有常.
　　　　　中于陰則溜于府. 中于陽則溜于經.

黃帝曰. 陰之與陽也. 異名同類. 上下相會. 經絡之相貫. 如環無端. 邪之中人. 或中于陰.
　　　或中于陽. 上下左右. 無有恒常. 其故何也.

岐伯曰. 諸陽之會. 皆在于面. 中人也. 方乘虛時. 及新用力. 若飲食汗出. 腠理開而中于邪.
　　　中于面則下陽明.

　　　中于項則下太陽.

　　　中于頰則下少陽.

　　　其中于膺背兩脇. 亦中其經.

黃帝曰. 其中于陰奈何.

岐伯荅曰. 中于陰者. 常從臂胻始. 夫臂與胻. 其陰皮薄. 其肉淖澤. 故俱受于風. 獨傷其陰.

黃帝曰. 此故傷其藏乎.

岐伯荅曰. 身之中于風也. 不必動藏. 故邪入于陰經. 則其藏氣實. 邪氣入而不能客. 故還之於府.
　　　故中陽則溜于經. 中陰則溜于府.

黃帝曰. 邪之中人藏奈何.

岐伯曰. 愁憂恐懼. 則傷心.

　　　形寒寒飲. 則傷肺. 以其兩寒相感. 中外皆傷. 故氣逆道而上行.

　　　有所墮墜. 惡血留內. 若有所大怒. 氣上而不下. 積于脇下. 則傷肝.

　　　有所擊仆. 若醉入房. 汗出當風. 則傷脾.

　　　有所用力舉重. 若入房過度. 汗出浴水. 則傷腎.

黃帝曰. 五藏之中風奈何.

岐伯曰. 陰陽俱感. 邪乃得往.

黃帝曰. 善哉.

黃帝問於岐伯曰.

　　　首面與身形也. 屬骨連筋. 同血合於氣耳. 天寒則裂地凌冰. 其卒寒. 或手足懈惰.
　　　然而其面不衣. 何也.

岐伯荅曰. 十二經脉. 三百六十五絡. 其血氣皆上于面. 而走空竅.

　　　其精陽氣. 上走於目. 而爲睛.

　　　其別氣. 走於耳. 而爲聽.

　　　其宗氣. 上出於鼻. 而爲臭.

　　　其濁氣. 出於胃. 走脣舌. 而爲味.

　　　其氣之津液. 皆上燻於面. 而皮又厚. 其肉堅. 故天熱甚. 寒不能勝之也.

黃帝曰. 邪之中人. 其病形何如.

岐伯曰. 虛邪之中身也. 灑淅動形.

　　　正邪之中人也. 微先見于色. 不知于身. 若有若無. 若亡若存. 有形無形. 莫知其情.

黃帝曰. 善哉.

黃帝問於岐伯曰.

239

余聞之. 見其色. 知其病. 命曰明. 按其脉. 知其病. 命曰神. 問其病. 知其處.

命曰工. 余願聞. 見而知之. 按而得之. 問而極之. 爲之奈何.

岐伯荅曰. 夫色脉與尺之相應也. 如桴鼓影響之相應也. 不得相失也. 此亦本末根葉之出候也.

故根死則葉枯矣. 色脉形肉. 不得相失也. 故知一則爲工. 知二則爲神.

知三則神且明矣.

黄帝曰. 願卒聞之.

岐伯荅曰. 色青者. 其脉絃也.

赤者. 其脉鉤也.

黄者. 其脉代也.

白者. 其脉毛**也**. (**欠字**)

黑者. 其脉石**也**. (**欠字**)

見其色而不得其脉. 反得其相勝之脉. 則死矣. 得其相生之脉. 則病已矣.

黄帝問於岐伯曰.

五藏之所生. 變化之病形何如.

岐伯荅曰. 先定其五色五脉之應. 其病乃可別也.

黄帝曰. 色脉已定. 別之奈何.

岐伯曰. 調其脉之緩急小大滑渋. 而病變定矣.

黄帝曰. 調之奈何.

岐伯荅曰. 脉急者. 尺之皮膚亦急.

脉緩者. 尺之皮膚亦緩.

脉小者. 尺之皮膚亦減而少氣.

脉大者. 尺之皮膚亦賁而起.

脉滑者. 尺之皮膚亦滑.

脉濇者. 尺之皮膚亦濇.

凡此變者. 有微有甚. 故善調尺者. 不待於寸. 善調脉者. 不待於色. 能參合而行之者.

可以爲上工. 上工十全九. 行二者爲中工. 中工十全七. 行一者爲下工. 下工十全六.

黄帝曰. 請問脉之緩急小大滑濇之病形何如.

岐伯曰. 臣請言五藏之病變也.

心脉急甚者. 爲瘛瘲.

微急. 爲心痛引背. 食不下. 　　　　緩甚. 爲狂笑.

微緩. 爲伏梁在心下. 上下行. 時唾血. 大甚. 爲喉吤.

微大. 爲心痺引背. 善淚出. 　　　　小甚. 爲善噦.

微小. 爲消癉. 　　　　　　　　　　滑甚. 爲善渴.

微滑. 爲心疝引臍. 小腹鳴. 　　　　濇甚. 爲瘖.

微濇. 爲血溢. 維厥. 耳鳴. 顚疾.

肺脉急甚. 爲癲疾.

微急. 爲肺寒熱. 怠惰. 欬唾血. 引腰背胸. 若鼻息肉不通. 緩甚. 爲多汗.

微緩. 爲痿瘻. 偏風頭以下汗出不可止. 大甚. 爲脛腫.

微大. 爲肺痺引胸背. 起惡日光. 小甚. 爲泄.

微小. 爲消癉. 滑甚. 爲息賁上氣.

微滑. 爲上下出血. 濇甚. 爲嘔血.

微濇. 爲鼠瘻在頸支腋之間. 下不勝其上. 其應善痠矣.

肝脉急甚者. 爲惡言.

微急. 爲肥氣在脇下. 若覆杯. 緩甚. 爲善嘔.

微緩. 爲水瘕痺也. 大甚. 爲内癰. 善嘔衄.

微大. 爲肝痺. 陰縮. 欬引小腹. 小甚. 爲多飲.

微小. 爲消癉. 滑甚. 爲㿉疝.

微滑. 爲遺溺. 濇甚. 爲溢飲.

微濇. 爲瘈攣筋痺.

脾脉急甚. 爲瘈瘲.

微急. 爲膈中. 食飲入而還出後沃沫. 緩甚. 爲痿厥.

微緩. 爲風痿. 四肢不用. 心慧然若無病. 大甚. 爲擊仆.

微大. 爲疝氣. 腹裹大. 膿血在腸胃之外. 小甚. 爲寒熱.

微小. 爲消癉. 滑甚. 爲㿉癃.

微滑. 爲蟲毒蛕蝎腹熱. 濇甚. 爲腸㿉.

微濇. 爲内㿉. 多下膿血.

腎脉急甚. 爲骨癲疾.

微急. 爲沈厥. 奔豚. 足不收. 不得前後. 緩甚. 爲折脊.

微緩. 爲洞. 洞者. 食不化. 下嗌還出. 大甚. 爲陰痿.

微大. 爲石水. 起臍已下. 至小腹腄腄然. 上至胃脘腕. 死不治. 小甚. 爲洞泄.

微小. 爲消癉. 滑甚. 爲癃㿉.

微滑. 爲骨痿. 坐不能起. 起則目自無所見. 濇甚. 爲大癰.

微濇. 爲不月沈痔.

黃帝曰. 病之六變者. 刺之奈何.

岐伯荅曰. 諸急者. 多寒. 是故刺急者. 深内而久留之.

緩者. 多熱. 刺緩者. 淺内而疾發鍼. 以去其熱.

大者. 多氣少血. 刺大者. 微寫其氣. 無出其血.

小者. 血氣皆少.

滑者. 陽氣盛. 微有熱. 刺滑者. 疾發鍼而淺内之. 以寫其陽氣. 而去其熱.

濇者. 多血少氣. 微有寒. 　　　刺濇者. 必中其脉. 隨其逆順而久留之.
　　　必先按而循之. 已發鍼. 疾按其痏. 無令其血出. 以和其脉. 諸小者. 陰陽形氣俱不足.
　　　勿取以鍼. 而調以甘藥也.
黃帝曰. 　余聞五藏六府之氣. 榮輸所入爲合. 令何道從入. 入安連過. 願聞其故.
岐伯荅曰. 此陽脉之別入于內. 屬於府者也.
黃帝曰. 　榮輸與合. 各有名乎.
岐伯荅曰. 榮輸治外經. 合治內府.
黃帝曰. 　治內府奈何.
岐伯曰. 　取之於合.
黃帝曰. 　合各有名乎.
岐伯荅曰. 胃合於三里.
　　　大腸合入于巨虛上廉.
　　　小腸合入于巨虛下廉.
　　　三焦合入于委陽.
　　　膀胱合入于委中央.
　　　膽合入于陽陵泉.
黃帝曰. 　取之奈何.
岐伯荅曰. 取之三里者. 低跗取之.
　　　　　巨虛者. 擧足取之.
　　　　　　委陽者. 屈伸而索之.
　　　　　　委中者. 屈而取之.
　　　　陽陵泉者. 正豎膝. 予之齊. 下至委陽之陽取之. 取諸外經者. 揄申而從之.
黃帝曰. 　願聞六府之病.
岐伯荅曰. 面熱者. 足陽明病.
　　　魚絡血者. 手陽明病. 兩跗之上脉豎陷者. 足陽明病. 此胃脉也.
　　　大腸病者. 腸中切痛. 而鳴濯濯. 冬日重感于寒. 即泄. 當臍而痛. 不能久立.
　　　與胃同候. 取巨虛上廉.
　　　胃病者. 腹䐜脹. 胃脘當心而痛. 上支肢兩脇. 膈咽不通. 食飲不下. 取之三里也.
　　　小腸病者. 小腹痛. 腰脊控睾而痛. 時窘之後. 當耳前熱. 若寒甚. 若獨肩上熱甚.
　　　及手小指次指之間熱. 若脉陷者. 此其候也. 手太陽病也. 取之巨虛下廉.
　　　三焦病者. 腹氣滿. 小腹尤堅. 不得小便. 窘急. 溢則水. 留即爲脹.
　　　候在足太陽之外大絡. 大絡在太陽少陽之間. 亦見于脉. 取委陽.
　　　膀胱病者. 小腹偏腫而痛. 以手按之. 即欲小便而不得. 肩上熱. 若脉陷.
　　　及足小指外廉及脛踝後皆熱. 若脉陷. 取委中央.
　　　膽病者. 善大息. 口苦嘔宿汁. 心下澹澹. 恐人將捕之. 嗌中吤吤然數唾.

242

在足少陽之本末. 亦視其脉之陷下者灸之. 其寒熱者. 取陽陵泉.

黃帝曰. 刺之有道乎.

岐伯荅曰. 刺此者. 必中氣穴. 無中肉節. 中氣穴. 則鍼染于巷. 中肉節. 即皮膚痛. 補寫反. 則病益篤. 中筋則筋緩. 邪氣不出. 與其眞相搏. 亂而不去. 反還內著. 用鍼不審. 以順爲逆也.

5. 根結

岐伯曰. 天地相感. 寒暖相移. 陰陽之道. 孰少孰多. 陰道偶. 陽道奇.

發于春夏. 陰氣少. 陽氣多. 陰陽不調. 何補何寫.

發于秋冬. 陽氣少陰氣多. 陰氣盛而陽氣衰. 故莖葉枯槁. 濕雨下歸. 陰陽相移. 何寫何補.

奇邪離經. 不可勝數. 不知根結. 五藏六府. 折關敗樞. 開闔而走. 陰陽大失. 不可復取.

九鍼之玄. 要在終始. 故能知終始. 一言而畢. 不知終始. 鍼道咸絶.

太陽. 根于至陰. 結于命門. 命門者目也.

陽明. 根于厲兌. 結于顙大. 顙大者. 鉗耳也.

少陽. 根于竅陰. 結于窓蘢. 窓蘢者. 耳中也.

太陽爲開. 陽明爲闔. 少陽爲樞.

故開折. 則肉節瀆. 而暴病起矣. 故暴病者. 取之太陽. 視有餘不足. 瀆者. 皮肉宛膲而弱也.

闔折. 則氣無所止息. 而痿疾起矣. 故痿疾者. 取之陽明. 視有餘不足. 無所止息者. 眞氣稽留. 邪氣居之也.

樞折. 即骨繇而不安於地. 故骨繇者. 取之少陽. 視有餘不足. 骨繇者. 節緩而不收也. 所謂骨繇者. 搖故也. 當窮其本也.

太陰. 根于隱白. 結于大倉.

少陰. 根于湧泉. 結于廉泉.

厥陰. 根于大敦. 結于玉英. 絡于膻中.

太陰爲開. 厥陰爲闔. 少陰爲樞.

故開折. 則倉廩無所輸. 膈洞. 膈洞者. 取之太陰. 視有餘不足. 故開折者. 氣不足而生病也. 闔折. 即氣絶而喜悲. 悲者. 取之厥陰. 視有餘不足.

樞折. 則脉有所結而不通. 不通者. 取之少陰. 視有餘不足. 有結者. 皆取之不足.

足太陽. 根于至陰. 溜于京骨. 注于崑崙. 入于天柱飛揚也.

足少陽. 根于竅陰. 溜于丘墟. 注于陽輔. 入于天容光明也.

足陽明. 根于厲兌. 溜于衝陽. 注于下陵. 入于人迎豐隆也.

243

手太陽. 根于少澤. 溜于陽谷. 注于少海. 入于天窻支正也.

手少陽. 根于關衝. 溜于陽池. 注于支溝. 入于天牖外關也.

手陽明. 根于商陽. 溜于合谷. 注于陽谿. 入于扶突偏歷也.

此所謂十二經者. 盛絡皆當取之.

一日一夜五十營. 以營五藏之精. 不應數者. 名曰狂生.

所謂五十營者. 五藏皆受氣. 持其脉口. 數其至也.

　　五十動而不一代者. 五藏皆受氣.

　　四十動　　一代者. 一藏無氣.

　　三十動　　一代者. 二藏無氣.

　　二十動　　一代者. 三藏無氣.

　　　十動　　一代者. 四藏無氣.

　　不滿十動　　一代者. 五藏無氣. 予子之短期. 要在終始.

所謂五十動而不一代者. 以爲常也. 以知五藏之期. 予子之短期者. 乍數乍疏也.

黄帝曰. 逆順五體者. 言人骨節之小大. 肉之堅脆. 皮之厚薄. 血之清濁. 氣之滑濇. 脉之長短. 血之多少. 經絡之數. 余已知之矣. 此皆布衣匹夫之士也. 夫王公大人. 血食之君. 身體柔脆. 肌肉軟弱. 血氣慓悍滑利. 其刺之徐疾淺深多少. 可得同之乎.

岐伯荅曰. 膏梁菽藿之味. 何可同也.

　　氣滑即出疾.

其氣濇則出遲.

　　氣悍則鍼小而入淺.

　　氣濇則鍼大而入深.

深則欲留. 淺則欲疾. 以此觀之. 刺布衣者. 深以留之. 刺大人者. 微以徐之. 此皆因氣慓悍滑利也.

黄帝曰. 形氣之逆順奈何.

岐伯曰. 形氣不足. 病氣有餘. 是邪勝也. 急寫之.

形氣有餘. 病氣不足. 急補之.

形氣不足. 病氣不足. 此陰陽氣俱不足也. 不可刺之. 刺之則重不足.

重不足. 則陰陽俱竭. 血氣皆盡. 五藏空虛. 筋骨髓枯. 老者絶滅. 壯者不復矣.

形氣有餘. 病氣有餘. 此謂陰陽俱有餘也. 急寫其邪. 調其虛實.

故曰. 有餘者寫之. 不足者補之. 此之謂也.

故曰. 刺不知逆順. 眞邪相搏. 滿而補之. 則陰陽四溢. 腸胃充郭. 肝肺内䐜. 陰陽相錯. 虛而寫之. 則經脉空虛. 血氣竭枯. 腸胃㒰辟. 皮膚薄著. 毛腠夭膲. 予子之死期.

故曰. 用鍼之要在于知調陰與陽. 調陰與陽. 精氣乃光. 合形與氣. 使神内藏.

故曰. 上工平氣. 中工亂脉. 下工絶氣危生. 故曰下工. 不可不慎也.

244

必審五藏變化之病.　五脉之應.　經絡之實虛.　皮之柔麤.　而後取之也.

6.　壽夭剛柔

黄帝問於少師曰.

　　　　余聞人之生也.　有剛有柔.　有弱有強.　有短有長.　有陰有陽.　願聞其方.

少師荅曰.　陰中有陰.　陽中有陽.　審知陰陽.　刺之有方.　得病所始.　刺之有理.　謹度病端.

　　　　與時相應.　内合于五藏六府.　外合于筋骨皮膚.　是故内有陰陽.　外亦有陰陽.

　　　　在内者.　五藏爲陰.　六府爲陽.

　　　　在外者.　筋骨爲陰.　皮膚爲陽.

　　　　故曰.　病在陰之陰者.　刺陰之滎輸.

　　　　　　　病在陽之陽者.　刺陽之合.

　　　　　　　病在陽之陰者.　刺陰之經.　**(之.　陰は間違い)**　**（正しくは之陰者に訂正）**

　　　　　　　病在陰之陽者.　刺絡脉.

　　　　故曰.　病在陽者.　命日風.

　　　　　　　病在陰者.　命日痺.

　　　　　　　陰病陽俱病.　命日風痺.

　　　　病有形而不痛者.　陽之類也.

　　　　　無形而痛者.　　陰之類也.

　　　　　無形而痛者.　其陽完而陰傷之也.　急治其陰.　無攻其陽.　有形而不痛者.

　　　　　其陰完而陽傷之也.

　　　　急治其陽.　無攻其陰.　陰陽俱動.　乍有形.　乍無形.　加以煩心.　命日陰勝其陽.

　　　　此謂不表不裏.　其形不久.

黄帝問於伯高曰.

　　　　余聞形氣病之先後.　外内之應.　奈何.

伯高荅曰.　風寒傷形.　憂恐忿怒傷氣.　氣傷藏.　乃病藏.　寒傷形.　乃應形.

　　　　風傷筋脉.　筋脉乃應.　此形氣外内之相應也.

黄帝曰.　刺之奈何.

伯高荅曰.　病九日者.　三刺而已.

　　　　病一月者.　十刺而已.　多少遠近.　以此衰之.　久痺不去身者.　視其血絡盡出其血.

黄帝曰.　外内之病.　難易之治.　奈何.

伯高荅曰.　形先病而未入藏者.　刺之半其日.

　　　　藏先病而形乃應者.　刺之倍其日.　此外月内難易之應也.

黄帝問於伯高曰.

　　　　余聞形有緩急.　氣有盛衰.　骨有大小.　肉有堅脆.　皮有厚薄.　其以立壽夭.　奈何.

245

伯高荅曰. 形與天氣相任則壽. 不相任則夭.

皮與肉相果則壽. 不相果則夭.

血氣經絡. 勝形則壽. 不勝形則夭.

黃帝曰. 何謂形之緩急.

伯高荅曰. 形充而皮膚緩者則壽.

形充而皮膚急者則夭.

形充而脉堅大者. 順也.

形充而脉小以弱者. 氣衰. 衰則危矣.

若形充而顴不起者. 骨小. 骨小而夭矣.

形充而大肉䐃堅而有分者. 肉堅. 肉堅則壽矣.

形充而大肉無分理不堅者. 肉脆. 肉脆則夭矣. 此天之生命.

所以立形定氣. 而視壽夭者. 必明乎此. 立形定氣. 而後以臨病人. 決死生.

黃帝曰. 余聞壽夭無以度之.

伯高荅曰. 牆基卑. 高不及其地者. 不滿三十而死. 其有因加疾者. 不及二十而死也.

黃帝曰. 形氣之相勝. 以立壽夭. 奈何.

伯高荅曰. 平人而氣勝形者壽. 病而形肉脫. 氣勝形者死. 形勝氣者危矣.

黃帝曰. 余聞刺有三變. 何謂三變.

伯高荅曰. 有刺營者. 有刺衞者. 有刺寒痺之留經者.

黃帝曰. 刺三變者奈何.

伯高荅曰. 刺營者出血. 刺衞者出氣. 刺寒痺者內熱.

黃帝曰. 營衞寒痺之爲病奈何.

伯高荅曰. 營之生病也. 寒熱少氣. 血上下行.

衞之生病也. 氣痛時來時去. 怫愾賁響.

風寒客于腸胃之中. 寒痺之爲病也. 留而不去. 時痛而皮不仁.

黃帝曰. 刺寒痺內熱奈何.

伯高荅曰. 刺布衣者. 以火焠之. 刺大人者. 以藥熨之.

黃帝曰. 藥熨奈何.

伯高荅曰. 用淳酒二十斤. 蜀椒一升. 乾姜一斤. 桂心一斤. 凡四種. 皆㕮咀. 漬酒中.
用綿絮一斤.

細白布四丈. 并內酒中. 置酒馬矢熅中. 蓋封塗勿使泄. 五日五夜. 出布綿絮. 曝乾之.
乾復漬. 以盡其汁. 每漬必晬其日. 乃出乾. 乾并用滓與綿絮. 複布爲複巾. 長六七尺.
爲六七巾. 則用之. 生桑炭炙巾. 以熨寒痺所刺之處. 令熱入至于病所.
寒復炙巾以熨之. 三十遍而止. 汗出. 以巾拭身. 亦三十遍而止. 起步內中.
無見風. 每刺必熨. 如此病已矣. 此所謂內熱也.

246

7. 官鍼

凡刺之要. 官鍼最妙. 九鍼之宜. 各有所爲. 長短大小. 各有所施也. 不得其用. 病弗能移.

疾淺鍼深. 內傷良肉內. 皮膚爲癰.

病深鍼淺. 病氣不寫. 支爲大膿.

病小鍼大. 氣寫大甚. 疾必爲害.

病大鍼小. 氣不泄瀉. 亦復爲敗. 失鍼之宜. 大者寫. 小者不移. 已言其過. 請言其所施.

病在皮膚. 無常處者. 　　取以鑱鍼于病所. 膚白勿取.

病在分肉間. 　　　　　取以員鍼于病所.

病在經絡痼痺者. 　　　取以鋒鍼.

病在脉氣少. 當補之者. 取之鍉鍼于井滎分輸.

病爲大膿者. 　　　　　取以鈹鍼.

病痺氣暴發者. 　　　　取以員利鍼.

病痺氣痛而不去者. 　　取以毫鍼.

病在中者. 　　　　　　取以長鍼.

病水腫不能通關節者. 　取以大鍼.

病在五藏固居者. 　　　取以鋒鍼.

寫于井滎分輸. 　　　　取以四時. 凡刺有九. 以日應九變.

一曰輸刺. 　　輸刺者. 刺諸經滎輸藏腧也.

二曰遠道刺. 遠道刺者. 病在上. 取之下. 刺府腧也.

三曰經刺. 　　經刺者. 刺大經之結絡經分也.

四曰絡刺. 　　絡刺者. 刺小絡之血脉也.

五曰分刺. 　　分刺者. 刺分肉之間也.

六曰大寫刺. 大寫刺者. 刺大膿以鈹鍼也.

七曰毛刺. 　　毛刺者. 刺浮痺皮膚也.

八曰巨刺. 　　巨刺者. 左取右. 右取左.

九曰焠刺. 　　焠刺者. 刺燔鍼. 則取痺也.

凡刺有十二節. 以應十二經.

一曰偶刺. 　　偶刺者. 以手直心若背. 直痛所. 一刺前. 一刺後. 以治心痺. 刺此者傍鍼之也.

二曰報刺. 　　報刺者. 刺痛無常處也. 上下行者. 直內無拔鍼. 以左手隨病所按之. 乃出鍼.
**　　　　　　　復刺之也.**

三曰恢刺. 　　恢刺者. 直刺傍之. 舉之前後. 恢筋急. 以治筋痺也.

四曰齊刺. 　　齊刺者. 直入一. 傍入二. 以治寒氣小深者. 或曰三刺. 三刺者. 治痺氣小深者也.

五曰揚刺. 　　揚刺者. 正內一. 傍內四. 而浮之. 以治寒氣之博大者也.

六曰直鍼刺. 直鍼刺者. 引皮乃刺之. 以治寒氣之淺者也.

七曰輸刺. 　　輸刺者. 直入直出. 稀發鍼而深之. 以治氣盛而熱者也.

八曰短刺.　　　　短刺者. 刺骨痺. 稍搖而深之. 致鍼骨所. 以上下摩骨也.

九曰浮刺.　　　　浮刺者. 傍入而浮之. 以治肌急而寒者也.

十曰陰刺.　　　　陰刺者. 左右率刺之. 以治寒厥. 中寒厥. 足踝後少陰也.

十一曰傍鍼刺.　　傍鍼刺者. 直刺傍刺各一. 以治留痺久居者也.

十二曰贊刺.　　　贊刺者. 直入直出. 數發鍼而淺之出血. 是謂治癰腫也.

脉之所居. 深不見者. 刺之微內鍼而久留之. 以致其空脉氣也.

脉淺者. 勿刺. 按絕其脉. 乃刺之. 無令精出. 獨出其邪氣耳. 所謂三刺

則穀氣出者. 先淺刺絕皮. 以出陽邪. 再刺則陰邪出者. 少益深. 絕皮致肌肉. 未入分肉間也.

已入分肉之間. 則穀氣出.

故『刺法』曰.「始刺淺之. 以逐邪氣而來血氣. 後刺深之. 以致陰氣之邪. 最後刺極深之.

以下穀氣.」此之謂也. 故用鍼者. 不知年之所加. 氣之盛衰. 虛實之所起. 不可以爲工也.

凡刺有五. 以應五藏.

一曰半刺.　　　　半刺者. 淺內而疾發鍼. 無鍼傷肉. 如拔毛狀. 以取皮氣. 此肺之應也.

二曰豹文刺.　　　豹文刺者. 左右前後鍼之. 中脉爲故. 以取經絡之血者. 此心之應也.

三曰關刺.　　　　關刺者. 直刺左右盡筋上. 以取筋痺. 慎無出血. 此肝之應也. 或曰淵刺.

**　　　　　　　　一曰豈刺.**

四曰合谷刺.　　　合谷刺者. 左右雞足. 鍼于分肉之間. 以取肌痺. 此脾之應也.

五曰輸刺.　　　　輸刺者. 直入直出. 深內之至骨. 以取骨痺. 此腎之應也.

8. 本神

黃帝問于岐伯曰.

　　　　凡刺之法. 必先本于神. 血脉營氣精神. 此五藏之所藏也.

　　　　至其淫泆離藏. 則精失. 魂魄飛揚. 志意恍亂. 智慮去身者. 何因而然乎.

　　　　天之罪與. 人之過乎. 何謂德氣生精神魂魄心意志思智慮. 請問其故.

岐伯答曰. 天之在我者. 德也. 地之在我者. 氣也. 德流氣薄而生者也. 故生之來.

　　　　謂之精. 兩精相搏. 謂之神.

　　　　　　隨神往來者. 謂之魂.

　　　　　　並精而出入者. 謂之魄.

　　　　　　所以任物者. 謂之心.

　　　　　　　心有所憶. 謂之意.

　　　　　　　意之所存. 謂之志.

　　　　　　因志而存變. 謂之思.

　　　　　　因思而遠慕. 謂之慮.

　　　　　　因慮而處物. 謂之智. 故智者之養生也.

必順四時而適寒暑. 和喜怒而安居處. 節陰陽而調剛柔. 如是則僻邪不至. 長生久視.

是故怵惕思慮者. 則傷神. 神傷則恐懼. 流淫而不止.

因悲哀動中者. 竭絶而失生.

喜樂者. 神憚散而不藏.

愁憂者. 氣閉塞而不行.

盛怒者. 迷惑而不治.

恐懼者. 神蕩憚而不收.

心怵惕思慮. 則傷神. 神傷則恐懼自失. 破䐃脫肉. 毛悴色夭. 死于冬.

脾愁憂而不解. 則傷意. 意傷則悗亂. 四肢不擧. 毛悴色夭. 死于春.

肝悲哀動中. 則傷魂. 魂傷則狂忘不精. 不精則不正當人. 陰縮而攣筋. 兩脇骨不擧.

毛悴色夭. 死于秋.

肺喜樂無極. 則傷魄. 魄傷則狂. 狂者意不存. 人皮革焦. 毛悴色夭. 死于夏.

腎盛怒而不止. 則傷志. 志傷則喜忘其前言. 腰脊不可以俛仰屈伸. 毛悴色夭. 死于季夏.

恐懼而不解. 則傷精. 精傷則骨痠痿厥. 精時自下. 是故五藏主藏精者也.

不可傷. 傷則失守而陰虛. 陰虛則無氣. 無氣則死矣. 是故用鍼者. 察觀病人之態.

以知精神魂魄之存亡得失之意. 五者已傷. 鍼不可以治之也.

肝藏血. 血舍魂. 肝氣虛則恐. 實則怒.

脾藏營. 營舍意. 脾氣虛則四支不用. 五藏不安. 實則腹脹. 經溲不利.

心藏脈. 脈舍神. 心氣虛則悲. 實則笑不休.

肺藏氣. 氣舍魄. 肺氣虛則鼻塞不利. 少氣. 實則喘喝. 胸盈仰息.

腎藏精. 精舍志. 腎氣虛則厥. 實則脹.

五藏不安. 必審五藏之病形. 以知其氣之虛實. 謹而調之也.

9. 終始

凡刺之道. 畢于終始. 明知終始. 五藏爲紀. 陰陽定矣.

陰者主藏. 陽者主府. 陽受氣于四末. 陰受氣于五藏. 故寫者迎之.

補者隨之. 知迎知隨. 氣可令和. 和氣之方. 必通陰陽.

五藏爲陰. 六府爲陽. 傳之後世. 以血爲盟. 敬之者昌. 慢之者亡. 無道行私. 必得天殃.

謹奉天道. 請言終始.

終始者. 經脈爲紀. 持其脈口人迎. 以知陰陽有餘不足. 平與不平. 天道畢矣.

所謂平人者不病. 不病者. 脈口人迎. 應四時也. 上下相應而俱往來也. 六經之脈. 不結動也.

本末之寒溫之相守司也. 形肉血氣. 必相稱也. 是謂平人.

少氣者. 脈口人迎俱少. 而不稱尺寸也.

如是者. 則陰陽俱不足. 補陽則陰竭. 寫陰則陽脫.

249

如是者. 可將以甘藥. 不可飲以至劑.

如此者. 弗灸灸. 不已者. 因而寫之. 則五藏氣壞矣.

人迎一盛. 病在足少陽. 一盛而躁. 病在手少陽.

人迎二盛. 病在足太陽. 二盛而躁. 病在手太陽.

人迎三盛. 病在足陽明. 三盛而躁. 病在手陽明.

人迎四盛. 且大且數. 名日溢陽. 溢陽爲外格.

脉口一盛. 病在足厥陰. 厥陰一盛而躁. 在手心主.

脉口二盛. 病在足少陰. 二盛而躁. 在手少陰.

脉口三盛. 病在足太陰. 三盛而躁. 在手太陰.

脉口四盛. 且大且數者. 名日溢陰. 溢陰爲內關. 內關不通. 死不治.

人迎與太陰脉口俱盛四倍以上. 命日關格. 關格者. 與之短期.

人迎一盛. 寫足少陽. 而補足厥陰. 二寫一補. 日一取之. 必切而驗之. 疏取之上. 氣和乃止.

人迎二盛. 寫足太陽. 補足少陰. 二寫一補. 二日一取之. 必切而驗之. 疏取之上. 氣和乃止.

人迎三盛. 寫足陽明. 而補足太陰. 二寫一補. 日二取之. 必切而驗之. 疏取之上. 氣和乃止.

脉口一盛. 寫足厥陰. 而補足少陽. 二補一寫. 日一取之. 必切而驗之. 疏而取上. 氣和乃止.

脉口二盛. 寫足少陰. 而補足太陽. 二補一寫. 二日一取之. 必切而驗之. 疏而取之上. 氣和乃止.

脉口三盛. 寫足太陰. 而補足陽明. 二補一寫. 日二取之. 必切而驗之. 疏而取之上. 氣和乃止.

所以日二取之者. **太陽（正しくは陽明）**主胃. 大富于穀氣. 故可日二取之也.

人迎與脉口俱盛三倍以上. 命日陰陽俱溢. 如是者. 不開則血脉閉塞. 氣無所行. 流淫于中.
五藏内傷.

如此者. 因而灸炙之. 則變易而爲他病矣.

凡刺之道. 氣調而止. 補陰寫陽. 音氣益彰. 耳目聰明. 反此者. 血氣不行. 所謂氣至而有效者.
寫則益虛.

虛者. 脉大如其故而不堅也. 堅如其故者. 適雖言故. 病未去也. 補則益實.

實者. 脉大如其故而益堅也. 夫如其故而不堅者. 適雖言快. 病未去也.

故補則實. 寫則虛. 痛雖不隨鍼. 病必衰去. 必先通十二經脉之所生病. 而後可得傳于終始矣.
故陰陽不相移. 虛實不相傾. 取之其經.

凡刺之屬. 三刺至穀氣. 邪僻妄合. 陰陽易居. 逆順相反. 沈浮異處. 四時不得. 稽留淫泆.
須鍼而去. 故一刺則陽邪出. 再刺則陰邪出. 三刺則穀氣至. 穀氣至而止. 所謂穀氣至者.
已補而實. 已寫而虛. 故以知穀氣至也. 邪氣獨去者. 陰與陽未能調. 而病知愈也. 故日.
補則實. 寫則虛. 痛雖不隨鍼.

病必衰去矣.

陰盛而陽虛. 先補其陽. 後寫其陰. 而和之.

陰虛而陽盛. 先補其陰. 後寫其陽. 而和之.

三脉動于足大指之間. 必審其實虛. 虛而寫之. 是謂重虛. 重虛病益甚. 凡刺此者. 以指按之.

脉動而實且疾者. 疾寫之. 虛而徐者. 則補之. 反此者. 病益甚. 其動也. 陽明在上. 厥陰在中.
少陰在下. 膺腧中膺. 背腧中背. 肩膊虛者. 取之上.

重舌. 刺舌柱以鈹鍼也. 手屈而不伸者. 其病在筋. 伸而不屈者. 其病在骨. 在骨守骨. 在筋守筋.
補須一方實. 深取之. 稀按其痏. 以極出其邪氣.

一方虛. 淺刺之. 以養其脉. 疾按其痏. 無使邪氣得入. 邪氣來也. 緊而疾. 穀氣來也.
徐而和.

脉實者. 深刺之. 以泄其氣.

脉虛者. 淺刺之. 使精氣無得出. 以養其脉. 獨出其邪氣.

刺諸痛者. 其脉皆實. 故曰從腰以上者. 手太陰陽明皆主之.

從腰以下者. 足太陰陽明皆主之.

病在上者. 下取之.

病在下者. 高取之.

病在頭者. 取之足.

病在腰者. 取之膕.

病生於頭者. 頭重. 生于手者. 臂重. 生于足者. 足重. 治病者. 先刺其病所從生者也.

春氣在毛. 夏氣在皮膚. 秋氣在分肉. 冬氣在筋骨.

刺此病者. 各以其時爲齊. 故刺肥人者. 以秋冬之齊.

刺瘦人者. 以春夏之齊.

病痛者. 陰也. 痛而以手按之不得者. 陰也. 深刺之. 病在上者. 陽也. 病在下者. 陰也. 癢者.
陽也. 淺刺之. 病先起陰者. 先治其陰. 而後治其陽. 病先起陽者. 先治其陽. 而後治其陰.

刺熱厥者. 留鍼反爲寒. 刺寒厥者. 留鍼反爲熱.

刺熱厥者. 二陰一陽. 刺寒厥者. 二陽一陰. 所謂二陰. 二刺陰也. 一陽者. 一刺陽也.

久病者. 邪氣入深. 刺此病者. 深內而久留之. 間日而復刺之. 必先調其左右. 去其血脉.
刺道畢矣.

凡刺之法. 必察其形氣. 形肉未脱. 少氣而脉又躁. 躁厥者. 必爲繆刺之. 散氣可收.

聚氣可布. 深居靜處. 占神往來. 閉戶塞牖. 魂魄不散. 專意一神. **精氣之分. 毋聞人聲.**
以收其精. 必一其神. 令志在鍼. 淺而留之. 微而浮之. 以移其神. 氣至乃休. 男内女外.
堅拒勿出. 謹守勿内. 是謂得氣.

凡刺之禁.

新内勿刺. 新刺勿内.

已醉勿刺. 已刺勿醉.

新怒勿刺. 已刺勿怒.

新勞勿刺. 已刺勿勞.

已飽勿刺. 已刺勿飽.

已飢勿刺. 已刺勿飢.

已渴勿刺. 已刺勿渴.

大驚大恐. 必定其氣. 乃刺之.

乘車來者. 臥而休之. 如食頃. 乃刺之.

出行來者. 坐而休之. 如行十里頃. 乃刺之.

凡此十二禁者. 其脉亂氣散. 逆其營衞. 經氣不次. 因而刺之. 則陽病入於陰. 陰病出爲陽.
則邪氣復生. 粗工勿察. 是謂伐身. 形體淫洗. 乃消腦髓. 津液不化. 脫其五味. 是謂失氣也.

太陽之脉. 其終也. 戴眼反折瘈瘲. 其色白. 絶皮乃絶汗. 絶汗則終矣.

少陽終者. 耳聾. 百節盡縱. 目系絶. 目系絶. 一日半則死矣. 其死也. 色青白乃死.

陽明終者. 口目動作. 喜驚妄言. 色黃. 其上之經. 盛而不行. 則終矣.

少陰終者. 面黑. 齒長而垢. 腹脹閉塞. 上下不通. 而終矣.

厥陰終者. 中熱嗌乾. 喜溺. 心煩. 甚則舌卷卵上縮. 而終矣.

太陰終者. 腹脹閉. 不得息. 氣噫善嘔. 嘔則逆. 逆則面赤. 不逆則上下不通. 上下不通. 則面黑.
　　　　皮毛燋. 而終矣.

10. 經脉

雷公問於黃帝曰.

　　　禁脉（服）之言. 凡刺之理. 經脉爲始. 營其所行. 制其度量. 内次五藏. 外別六府.
　　　願盡聞其道.

黃帝曰. 人始生. 先成精. 精成而腦髓生. 骨爲幹. 脉爲營. 筋爲剛. 肉爲墙. 皮膚堅而毛髮長.
　　　穀入于胃. 脉道以通. 血氣乃行.

雷公曰. 願卒聞經脉之始生.

黃帝曰. 經脉者. 所以能決死生. 處百病. 調虛實. 不可不通.

　　　肺手太陰之脉. 起于中焦. 下絡大腸. 還循胃口. 上鬲. 屬肺. 從肺系橫出腋下.
　　　下循臑内. 行少陰心主之前. 下肘中. 循臂内上骨下廉. 入寸口. 上魚. 循魚際.
　　　出大指之端.

　　　其支者. 從腕後. 直出次指内廉. 出其端.

　　　是動則病肺脹滿膨膨. 而喘咳. 缺盆中痛. 甚則交兩手而瞀. 此爲臂厥.

　　　是主肺所生病者. 欬上氣喘渴. 煩心胸滿. 臑臂内前廉痛. 厥. 掌中熱.

　　　氣盛有餘. 則肩背痛. 風寒汗出中風. 小便數而欠.

　　　氣虛. 　　　則肩背痛寒. 少氣不足以息. 溺色變.

　　　爲此諸病. 盛則寫之. 虛則補之. 熱則疾之. 寒則留之. 陷下則灸之. 不盛不虛.
　　　以經取之.

252

盛者. 寸口大三倍于人迎. 虛者. 則寸口反小于人迎也.

大腸手陽明之脉. 起于大指次指之端. 循指上廉. 出合谷兩骨之間. 上入兩筋之中.

循臂上廉. 入肘外廉. 上臑外前廉. 上肩. 出髃骨之前廉. 上出于柱骨之會上.

下入缺盆. 絡肺. 下膈. 屬大腸.

其支者. 從缺盆. 上頸. 貫頬. 入下齒中. 還出挾口. 交人中. 左之右. 右之左.

上挾鼻孔.

是動. 則病齒痛頸腫.

是主津液所生病者. 目黃. 口乾. 鼽衄. 喉痺. 肩前臑痛. 大指次指痛不用.

氣有餘. 則當脉所過者熱腫. 虛則寒慄不復.

爲此諸病. 盛則寫之. 虛則補之. 熱則疾之. 寒則留之. 陷下則灸之. 不盛不虛.

以經取之.

盛者. 人迎大三倍于寸口. 虛者. 人迎反小於寸口也.

胃足陽明之脉. 起於鼻之. 交頞中. 旁勞納太陽之脉. 下循鼻外. 入上上入齒中.

還出挾口. 環脣. 下交承漿. 却循頤後下廉. 出大迎. 循頬車. 上耳前. 過客主人.

循髮際. 至額顱.

其支者. 從大迎前. 下人迎. 循喉嚨. 入缺盆. 下膈. 屬胃. 絡脾.

其直者. 從缺盆. 下乳內廉. 下挾臍. 入氣街中.

其支者. 起于胃口. 下循腹裏. 下至氣街中而合. 以下髀關. 抵伏兔. 下膝臏中.

下循脛外廉. 下足跗. 入中指內間.

其支者. 下廉三寸而別. 下入中指外間.

其支者. 別跗上. 入大指間. 出其端.

是動. 則病洒洒振寒. 善呻數欠. 顏黑. 病至. 則惡人與火. 聞木聲. 則惕然而驚.

心欲動. 獨閉戶塞牖而處. 甚則欲上高而歌. 棄衣而走. 賁響腹脹. 是爲骭厥.

是主血所生病者. 狂瘧. 溫淫汗出. 鼽衄. 口喎脣胗. 頸腫喉痺. 大腹水腫.

膝臏腫痛. 循膺. 乳. 氣街. 股. 伏兔. 骭外廉. 足跗上. 皆痛. 中指不用.

氣盛. 則身以前皆熱. 其有餘于胃. 則消穀善飢. 溺色黃.

氣不足. 則身以前皆寒慄. 胃中寒. 則脹滿.

爲此諸病. 盛則寫之. 虛則補之. 熱則疾之. 寒則留之. 陷下則灸之. 不盛不虛.

以經取之.

盛者. 人迎大三倍于寸口. 虛者. 人迎反小于寸口也.

脾足太陰之脉. 起于大指之端. 循指內側白肉際. 過核骨後. 上內踝前廉. 上踹內.

循脛骨後. 交出厥陰之前. 上膝股內前廉. 入腹. 屬脾. 絡胃. 上膈. 挾咽.

連舌本木. 散舌下.

其支者. 復從胃別上膈. 注心中.

是動. 則病舌本強. 食則嘔. 胃脘痛. 腹脹. 善噫. 得後與氣. 則快然如衰. 身體皆重.

253

是主脾所生病者. 舌本痛. 體不能動搖. 食不下. 煩心. 心下急痛. 溏瘕泄. 水閉. 黃疸.

不能臥. 強立. 股膝內腫厥. 足大指不用.

爲此諸病. 盛則寫之. 虛則補之. 熱則疾之. 寒則留之. 陷下則灸之. 不盛不虛.

以經取之.

盛者. 寸口大三倍于人迎. 虛者. 寸口反小于人迎.

心手少陰之脉. 起於心中. 出屬心系. 下膈. 絡小腸.

其支者. 從心系. 上挾咽. 繫目系.

其直者. 復從心系. 卻上肺. 下出腋下. 下循臑內後廉. 行太陰心主之後. 下肘內.

循臂內後廉. 抵掌後銳骨之端. 入掌內後廉. 循小指之內. 出其端.

是動. 則病嗌乾. 心痛. 渴而欲飲. 是爲臂厥.

是主心所生病者. 目黃. 脇痛. 臑臂內後廉痛厥. 掌中熱痛.

爲此諸病. 盛則寫之. 虛則補之. 熱則疾之. 寒則留之. 陷下則灸之. 不盛不虛.

以經取之.

盛者. 寸口大再倍于人迎. 虛者. 寸口反小于人迎也.

小腸手太陽之脉. 起於小指之端. 循手外側. 上腕. 出踝中. 直上循臂骨下廉.

出肘內側兩筋之間. 上循臑外後廉. 出肩解. 繞肩胛. 交肩上. 入缺盆. 絡心.

循咽下膈. 抵胃. 屬小腸.

其支者. 從缺盆. 循頸. 上頰. 至目目銳眥. 卻入耳中.

其支者. 別頰. 上䪼. 抵鼻. 至目內眥. 斜絡于顴顧.

是動. 則病嗌痛頷腫. 不可以顧. 肩似拔技. 臑似折.

是主液所生病者. 耳聾. 目黃. 頰腫. 頸頷肩臑肘臂外後廉痛.

爲此諸病. 盛則寫之. 虛則補之. 熱則疾之. 寒則留之. 陷下則灸之. 不盛不虛.

以經取之.

盛者. 人迎大再倍于寸口. 虛者. 人迎反小于寸口也.

膀胱足太陽之脉. 起于目內眥. 上額. 交巔.

其支者. 從巔至耳上角.

其直者. 從巔入絡腦. 還出別下項. 循肩髆內. 挾脊抵腰中. 入循膂. 絡腎. 屬膀胱.

其支者. 從腰中. 下挾脊. 貫臀. 入膕中.

其支者. 從髆內. 左右別. 下貫胛. 挾脊內. 過髀樞. 循髀外. 從後廉. 下合膕中.

以下貫腨內. 出外踝之後. 循京骨. 至小指外側.

是動. 則病衝頭痛. 目似脫. 項如拔. 脊痛. 腰似折. 髀不可以曲. 膕如結. 腨如裂.

是爲踝厥. 是主筋所生病者. 痔. 瘧. 狂癲疾. 頭顖項痛. 目黃. 淚出. 鼽衄.

項背腰尻膕腨腳皆痛. 小指不用.

爲此諸病. 盛則寫之. 虛則補之. 熱則疾之. 寒則留之. 陷下則灸之. 不盛不虛.

以經取之.

254

盛者. 人迎大再倍于寸口. 虛者. 人迎反小于寸口也.

腎足少陰之脉. 起于小指之下. 邪走足心. 出于然谷之下. 循内踝之後. 別入跟中.
以上踹内. 出膕内廉. 上股内後廉. 貫脊. 屬腎. 絡膀胱.

其直者. 從腎上貫肝膈. 入肺中. 循喉嚨. 挾舌本.

其支者. 從肺出絡心. 注胸中.

是動. 則病飢不欲食. 面如漆柴. 欬唾則有血. 喝喝而喘. 坐而欲起.

目䀮䀮如無所見. 心如懸若飢狀. 氣不足則善恐. 心惕惕如人將捕之. 是爲骨厥.

是主腎所生病者. 口熱. 舌乾. 咽腫. 上氣. 嗌乾及痛. 煩心心痛. 黃疸. 腸澼.

脊股内後廉痛痿厥嗜臥. 足下熱而痛.

爲此諸病. 盛則寫之. 虛則補之. 熱則疾之. 寒則留之. 陷下則灸之. 不盛不虛.

以經取之. 灸則強食生肉. 緩帶被髮. 大杖重履而步.

盛者. 寸口大再倍于人迎. 虛者. 寸口反小于人迎也.

心主手厥陰心包絡之脉. 起于胸中. 出屬心包絡. 下膈. 歷絡三膲.

其支者. 循胸. 出中脇. 下腋三寸. 上抵腋下. 循臑内. 行太陰少陰之間. 入肘中. 下臂.
行兩筋之間. 入掌中. 循中指. 出其端.

其支者. 別掌中. 循小指次指. 出其端.

是動. 則病手心熱. 臂肘攣急. 腋腫. 甚則胸脇支滿. 心中憺憺大動. 面赤. 目黃.
喜笑不休. 是主脉所生病者. 煩心心痛. 掌中熱.

爲此諸病. 盛則寫之. 虛則補之. 熱則疾之. 寒則留之. 陷下則灸之. 不盛不虛.

以經取之.

盛者. 寸口大一倍于人迎. 虛者. 寸口反小于人迎也.

三焦手少陽之脉. 起于小指次指之端. 上出兩指之間. 循手表腕. 出臂外兩骨之間.
上貫肘. 循臑外. 上肩而交出足少陽之後. 入缺盆. 布膻中. 散落心包. 下膈.
循屬三焦.

其支者. 從膻中. 上出缺盆. 上項. 繫耳後. 直上出耳上角. 以屈. 下頰. 至䪼.

其支者. 從耳後. 入耳中. 出走耳前. 過客主人前. 交頰. 至目銳眥.

是動. 則病耳聾渾渾焞焞. 嗌腫喉痺.

是主氣所生病者. 汗出. 目銳眥痛. 頰痛. 耳後肩臑肘臂外皆痛. 小指次指不用.

爲此諸病. 盛則寫之. 虛則補之. 熱則疾之. 寒則留之. 陷下則灸之. 不盛不虛.

以經取之.

盛者. 人迎大一倍于寸口. 虛者. 人迎反小于寸口也.

膽足少陽之脉. 起于目銳眥. 上抵頭角. 下耳後. 循頸行手少陽之前. 至肩上.
却交出手少陽之後. 入缺盆.

其支者. 從耳後. 入耳中. 出走耳前. 至目銳眥後. 其支者. 別銳眥. 下大迎.
合于手少陽. 抵于䪼. 下加頰車. 下頸. 合缺盆. 以下胸中. 貫膈. 絡肝. 屬膽.

255

循脇裏. 出氣街. 繞毛際. 橫入髀厭中.

其直者. 從缺盆. 下腋. 循胸. 過季脇. 下合髀厭中. 以下循髀陽. 出膝外廉.

下外輔骨之前直下抵絕骨之端. 下出外踝之前. 循足跗上. 入小指次指之間. 其支者.
別跗上. 入大指之間. 循大指岐骨内. 出其端. 還貫爪甲. 出三毛.

是動. 則病口苦. 善大息. 心脇痛. 不能轉側. 甚則面微有塵. 體無膏澤. 足外反熱.
是爲陽厥.

是主骨所生病者. 頭痛頷痛. 目銳眥痛. 缺盆中腫痛. 腋下腫. 馬刀俠瘻. 汗出振寒瘧.
胸脇肋髀膝外. 至脛絕骨外踝前. 及諸節皆痛. 小指次指不用.

爲此諸病. 盛則寫之. 虛則補之. 熱則疾之. 寒則留之. 陷下則灸之. 不盛不虛.
以經取之.

盛者. 人迎大一倍于寸口. 虛者. 人迎反小于寸口也.

肝足厥陰之脉. 起于大指叢毛之際. 上循足跗上廉. 去内踝一寸. 上踝八寸.

交出太陰之後. 上膕内廉. 循股陰. 入毛中. 過陰器. 抵小腹. 挾胃. 屬肝. 絡膽.
上貫膈. 布脇肋. 循喉嚨之後. 上入頏顙. 連目系. 上出額. 與督脉會于巔.

其支者. 從目系. 下頰裏. 環脣内.

其支者. 復從肝別. 貫膈. 上注肺.

是動. 則病腰痛不可以俛仰. 丈夫㿉疝. 婦人少腹腫. 甚則嗌乾. 面塵脱色.

是主肝所生病者. 胸滿嘔逆. 飧泄. 狐疝. 遺溺. 閉癃.

爲此諸病. 盛則寫之. 虛則補之. 熱則疾之. 寒則留之. 陷下則灸之. 不盛不虛.
以經取之.

盛者. 寸口大一倍于人迎. 虛者. 寸口反小于人迎也.

手太陰氣絶. 則皮毛焦. 太陰者. 行氣温于皮毛者也. 故氣不榮. 則皮毛焦. 皮毛焦.
則津液去皮節. 津液去皮節者. 則爪枯毛折. 毛折者. 則毛先死. 丙篤丁死. 火勝金也.

手少陰氣絶. 則脉不通. 脉不通. 則血不流. 血不流. 則髦色不澤.
故其面黑如漆柴者. 血先死. 壬篤癸死. 水勝火也.

足太陰氣絶. 則脉不榮肌肉. 脣舌者. 肌肉之本也. 脉不榮. 則肌肉軟. 肌肉軟.
則舌萎人中滿. 人中滿則脣反. 脣反者. 肉先死. 甲篤乙死. 木勝土也.

足少陰氣絶. 則骨枯. 少陰者. 冬脉也. 伏行而濡骨髓者也. 故骨不濡. 則肉不能著也.
骨肉不相親. 則肉軟却. 肉軟却. 故齒長而垢. 髮無澤. 髮無澤者. 骨先死. 戊篤己死.
土勝水也.

足厥陰氣絶. 則筋絶. 厥陰者. 肝脉也. 肝者. 筋之合也. 筋者. 聚于陰氣.
而脉絡于舌本也. 故脉弗榮. 則筋急. 筋急則引舌與卵. 故脣青舌卷卵縮. 則筋先死.
庚篤辛死. 金勝木也.

五陰氣俱絶. 則目系轉. 轉則目運. 運者. 爲志先死. 志先死. 則遠一日半死矣.

六陽氣絕. 則陰與陽相離. 離則腠理發泄. 絕汗乃出. 故旦占夕死. 夕占旦死.

黃帝曰. 經脉十二者. 伏行分肉之間. 深而不見. 其常見者. 足太陰過于外踝之上. 無所隱故也.
諸脉之浮而常見者. 皆絡脉也. 六經絡. 手陽明手（脫字）少陽之大絡. 起于五指間.
上合肘中. 飲酒者. 衞氣先行皮膚. 先充絡脉. 絡脉先盛. 故衞氣已平. 營氣乃滿.
而經脉大盛.
脉之卒然動者. 皆邪氣居之. 留于本末. 不動則熱. 不堅則陷且空. 不與衆同.
是以知其何脉之動也.
雷公曰. 何以知經脉之與絡脉異也.
黃帝曰. 經脉者. 常不可見也. 其虛實也. 以氣口知之. 脉之見者. 皆絡脉也.
雷公曰. 細子無以明其然也.
黃帝曰. 諸絡脉. 皆不能經大節之間. 必行絕道而出入. 復合于皮中. 其皆見于外. 故諸刺絡脉者.
凡診絡脉. 脉色青則寒且痛. 赤則有熱.
胃中寒. 手魚之絡多青矣.
胃中有熱. 魚際絡赤. 其暴黑者. 留久痺也.
其有赤有黑有青者. 寒熱氣也. 其青短者. 少氣也.
凡刺寒熱者. 皆多血絡. 必間日而一取之. 血盡而止. 乃調其虛實. 其小而短者.
少氣. 甚者寫之則悶. 悶甚則仆不得言. 悶則急坐之也.

手太陰之別. 名曰列缺. 起于腕上分間. 並太陰之經. 直入掌中. 散入于魚際.
其病實則手銳掌熱. 虛則欠㰦. 小便遺數. 取之去腕半寸. 別走陽明也.
手少陰之別. 名曰通里. 去腕一寸半. 別而上行. 循經入于心中. 繫舌本. 屬目系.
其實則支膈. 虛則不能言. 取之掌後一寸. 別走太陽也.
手心主之別. 名曰內關. 去腕二寸. 出于兩筋之間. 循經以上繫于心包. 絡心系.
實則心痛. 虛則為頭強. 取之兩筋間也.
手太陽之別. 名曰支正. 上腕五寸. 內注註少陰. 其別者. 上走肘. 絡肩髃.
實則節弛肘廢. 虛則生肬. 小者如指痂疥. 取之所別也.
手陽明之別. 名曰偏歷. 去腕三寸. 別入太陰. 其別者. 上循臂. 乘肩髃. 上曲頰偏齒.
其別者. 入耳. 合于宗脉.
實則齲聾. 虛則齒寒痺隔. 取之所別也.
手少陽之別. 名曰外關. 去腕二寸. 外遶臂. 注胸中. 合心主.
病實則肘攣. 虛則不收. 取之所別也.
足太陽之別. 名曰飛陽. 去踝七寸. 別走少陰.
實則鼽窒頭背痛. 虛則鼽衄. 取之所別也.
足少陽之別. 名曰光明. 去踝五寸. 別走厥陰. 下絡足跗.

實則厥. 虛則痿躄. 坐不能起. 取之所別也.

足陽明之別. 名曰豐隆. 去踝八寸. 別走太陰. 其別者. 循脛骨外廉. 上絡頭項.

合諸經之氣. 下絡喉嗌. 其病氣逆則喉痺瘁瘖.

實則狂顚. 虛則足不收脛枯. 取之所別也.

足太陰之別. 名曰公孫. 去本節之後一寸. 別走陽明. 其別者. 入絡腸胃.

厥氣上逆則霍亂.

實則腸中切痛. 虛則鼓皷脹. 取之所別也.

足少陰之別. 名曰大鍾. 當踝後繞跟. 別走太陽. 其別者. 并經上走于心包. 下外貫腰脊.

其病氣逆則煩悶.

實則閉癃. 虛則腰痛. 取之所別也.

足厥陰之別. 名曰蠡溝. 去內踝五寸. 別走少陽. 其別者. 循徑脛上睪結于莖.

其病氣逆則睪腫卒疝.

實則挺長. 虛則暴癢. 取之所別也.

任住脉之別. 名曰尾翳. 下鳩尾. 散于腹.

實則腹皮痛. 虛則癢搔. 取之所別也.

督脉之別. 名曰長強. 挾膂上項. 散頭上. 下當肩胛左右. 別走太陽. 入貫膂.

實則脊強. 虛則頭重. 高搖之. 挾脊之有過者. 取之所別也.

脾之大絡. 名曰大包. 出淵腋下三寸. 布胸脇.

實則身盡痛. 虛則百節盡皆縱. 此脉若羅. 絡之血者. 皆取之脾之大絡脉也.

凡此十五絡者. 實則必見. 虛則必下. 視之不見. 求之上下. 人經不同. 絡脉異所別也.

11. 經別

黃帝問于岐伯曰.

余聞人之合于天道也. 內有五藏. 以應五音五色五時五味五位也.

外有六府. 以應六律. 六律建陰陽諸經. 而合之十二月. 十二辰. 十二節. 十二經水.

十二時. 十二經脉者. 此五藏六府之所以應天道.

夫十二經脉者. 人之所以生. 病之所以成. 人之所以治. 病之所以起. 學之所始.

工之所止也. 粗之所易. 上之所難也. 請問其離合出入奈何.

岐伯稽首再拜曰.

明乎哉問也. 此粗之所過. 上之所息也. 請卒言之.

足太陽之正. 別入于膕中. 其一道. 下尻五寸. 別入于肛. 屬于膀胱. 散之腎. 循膂.

當心入散. 直者. 從膂上出于項. 復屬于太陽. 此爲一經也.

足少陰之正. 至膕中. 別走太陽而合. 上至腎. 當十四顀傾. 出屬帶脉. 直者.

繫舌本. 復出于項. 合于太陽大陽. 此爲一合. 成以諸陰之別. 皆爲正也.

足少陽之正. 繞髀. 入毛際. 合于厥陰. 別者. 入季脇之間. 循胸裏. 屬膽.
散之上肝. 貫心. 以上挾咽. 出頤頷中. 散于面. 繫目系. 合少陽于外眥背也.

足厥陰之正. 別跗上. 上至毛際. 合于少陽. 與別俱行. 此爲一合也.

足陽明之正. 上至髀. 入于腹裏. 屬胃. 散之脾. 上通于心. 上循咽. 出于口. 上頞頔.
還繫目系. 合于陽明也.

足太陰之正. 上至髀. 合于陽明. 與別俱行. 上結于咽. 貫舌中. 此爲三合也.

手太陽之正. 指地. 別于肩解. 入腋. 走心. 繫小腸也.

手少陰之正. 別入于淵腋兩筋之間. 屬于心. 上走喉嚨. 出于面而. 合目內眥.
此爲四合也.

手少陽之正. 指天. 別于巓. 入缺盆. 下走三焦. 散于胸中也.

手心主之正. 別下淵腋三寸. 入胸中. 別屬三焦. 出循喉嚨. 出耳後. 合少陽完骨之下.
此爲五合也.

手陽明之正. 從手循膺乳. 別于肩髃. 入柱骨. 下走大腸. 屬于肺. 上循喉嚨. 出缺盆.
合于陽明也.

手太陰之正. 別入淵腋. 少陰之前. 入走肺. 散之大腸太陽. 上出缺盆. 循喉嚨.
復合陽明. 此六合也.

12. 經水

黃帝問于岐伯曰.

經脉十二者. 外合于十二經水. 而內屬于五藏六府.

夫十二經水者. 其有大小深淺廣狹遠近. 各不同. 五藏六府之高下小大. 受穀之多少.
亦不等. 相應奈何. 夫經水者. 受水而行之. 五藏者. 合神氣魂魄而藏之. 六府者.
受穀而行之. 受氣而揚之.

經脉者. 受血而營之. 合而以治奈何. 刺之深淺. 灸之壯數. 可得聞乎.

岐伯荅曰. 善哉問也. 天至高不可度. 地至廣不可量. 此之謂也. 且夫人生于天地之間.

六合之內. 此天之高. 地之廣也. 非人力之所能度量而至也.

若夫八尺之士. 皮肉在此. 外可度量切循而得之. 其死可解剖而視之. 其藏之堅脆.
府之大小. 穀之多少. 脉之長短. 血之清濁. 氣之多少. 十二經之多血少氣.
與其少血多氣. 與其皆多血氣. 與其皆少血氣. 皆有大數. 其治以鍼艾. 各調其經氣.
固其常有合乎.

黃帝曰. 余聞之. 快于耳. 不解于心. 願卒聞之.

岐伯荅曰. 此人之所以參天地而應陰陽也. 不可不察.

足太陽. 外合于清水. 內屬于膀胱. 而通水道焉.

足少陽. 外合于渭水. 內屬于膽.

259

足陽明. 外合于海水. 内屬于胃.

足太陰. 外合于湖水. 内屬于脾.

足少陰. 外合于汝水. 内屬于腎.

足厥陰. 外合于澠水. 内屬于肝.

手太陽. 外合于淮水. 内屬于小腸. 而水道出焉.

手少陽. 外合于漯水. 内屬于三焦.

手陽明. 外合于江水. 内屬于大腸.

手太陰. 外合于河水. 内屬于肺.

手少陰. 外合于濟水. 内屬于心.

手心主. 外合于漳水. 内屬于心包.

凡此五藏六府. 十二經水者. 外有源泉. 而内有所稟. 此皆内外相貫. 如環無端.

人經亦然.

故天爲陽. 地爲陰. 腰以上爲天. 腰以下爲地.

故海以北者. 爲陰. 湖以北者. 爲陰中之陰.

漳以南者. 爲陽. 河以北至漳者. 爲陽中之陰.

漯以南至江者. 爲陽中之太陽. 此一隅之陰陽也. 所以人與天地相參也.

黃帝曰. 夫經水之應經脉也. 其遠近淺深. 水血之多少. 各不同. 合而以刺之. 奈何.

岐伯荅曰. 足陽明. 五藏六府之海也. 其脉大血多. 氣盛熱壯. 刺此者. 不深弗散. 不留不寫也.

足陽明. 刺深六分. 留十呼.

足太陽. 深五分. 留七呼.

足少陽. 深四分. 留五呼.

足太陰. 深三分. 留四呼.

足少陰. 深二分. 留三呼.

足厥陰. 深一分. 留二呼.

手之陰陽. 其受氣之道近. 其氣之來疾. 其刺深者. 皆無過二分. 其留皆無過一呼.

其少長大小肥瘦. 以心撩之. 命曰法天之常. 灸之亦然. 灸而過此者. 得惡火.

則骨枯脉渋. 過此者. 則脱氣.

黃帝曰. 夫經脉之小大. 血之多少. 膚之厚薄. 肉之堅脆. 及膕之大小. 可爲度量量度乎.

岐伯荅曰. 其可爲度量者. 取其中度也. 不甚脱肉. 而血氣不衰也. 若夫度之人.

痟瘦而形肉脱者. 惡可以度量刺乎. 審切循捫按. 視其寒温盛衰而調之.

是謂因適而爲之眞也.

13. 經筋

足太陽之筋. 起于足小指. 上結于踝. 邪上結于膝. 其下循足外側. 結于踵. 上循跟. 結于膕.

其別者. 結于踵外. 上膕中內廉. 與膕中并. 上結于臀. 上挾脊. 上項.

其支者. 別入結于舌本.

其直者. 結于枕骨. 上頭. 下顏. 結于鼻. 其支者. 爲目上網. 下結于頄.

其支者. 從腋後外廉. 結于肩髃.

其支者. 入腋下. 上出缺盆. 上結于完骨.

其支者. 出缺盆. 邪上出于頄.

其病小指支跟腫痛. 膕攣. 脊反折. 項筋急. 肩不舉. 腋支缺盆中紐痛. 不可左右搖.

治在燔鍼劫刺. 以知爲數. 以痛爲輸. 名曰仲春痹.

足少陽之筋. 起于小指次指. 上結外踝. 上循脛外廉. 結于膝外廉.

其支者. 別起外輔骨. 上走髀. 前者結于伏兔之上. 後者結于尻.

其直者. 上乘䏚季脇. 上走腋前廉. 繫于膺乳. 結于缺盆.

其直者. 上出腋. 貫缺盆. 出太陽之前. 循耳後. 上額角. 交巔上. 下走頷. 上結于頄.

其支者. 結于目眥. 爲外維.

其病小指次指支轉筋. 引膝外轉筋. 膝不可屈伸. 膕筋急. 前引髀. 後引尻. 即上乘䏚季脇痛.

上引缺盆膺乳. 頸維筋急. 從左之右. 右目不開. 上過右角. 並蹻脉而行. 左絡于右.

故傷左角. 右足不用. 命曰維筋相交.

治在燔鍼劫刺. 以知爲數. 以痛爲輸. 名曰孟春痹也.

足陽明之筋. 起于中三指. 結于跗上. 邪外上加于輔骨. 上結于膝外廉. 直上結于髀樞.

上循脇. 屬脊.

其直者. 上循骭髀. 結于膝.

其支者. 結于外輔骨. 合少陽.

其直者. 上循伏兔. 上結于髀. 聚于陰器. 上腹而布. 至缺盆而結. 上頸. 上挾口. 合于頄.

下結于鼻. 上合于太陽. 太陽爲目上網. 陽明爲目下網.

其支者. 從頰結于耳前.

其病足中指支脛轉筋. 脚跳堅. 伏兔轉筋. 髀前腫. 㿉疝. 腹筋急. 引缺盆及頰. 卒口僻.

急者. 目不合. 熱則筋縱. 目不開. 頰筋有寒. 則急引頰移口. 有熱. 則筋弛縱緩不勝收. 故僻.

治之以馬膏. 膏其急者. 以白酒和桂. 以塗其緩者. 以桑鉤鉤之. 即以生桑灰. 置之坎中.

高下以坐等. 以膏熨急頰. 且飲美酒. 噉美炙肉. 不飲酒者自強也. 爲之三拊而已.

治在燔鍼劫刺. 以知爲數. 以痛爲輸. 名曰季春痹也.

足太陰之筋. 起于大指之端內側. 上結于內踝.

其直者. 絡于膝內輔骨. 上循陰股. 結于髀. 聚于陰器. 上腹. 結于臍. 循腹裏. 結于肋.

散于胸中. 其內者. 著于脊.

其病足大指支內踝痛. 轉筋痛. 膝內輔骨痛. 陰股引髀而痛. 陰器紐痛. 下引臍兩脇痛.

引膺中脊內痛.

治在燔鍼劫刺. 以知爲數. 以痛爲輸. 命曰孟秋痹也.

261

足少陰之筋. 起于小指之下. 並足太陰之筋. 邪走内踝之下. 結于踵. 與太陽之筋合.
而上結于内輔之下. 並太陰之筋. 而上循陰股. 結于陰器. 循脊内. 挾膂. 上至項. 結于枕骨.
與足太陽之筋合.
其病足下轉筋. 及所過而結者. 皆痛及轉筋. 病在此者. 主癇瘛及痙. 在外者. 不能俛.
在内者不能仰. 故陽病者. 腰反折. 不能俛. 陰病者. 不能仰.
治在燔鍼劫刺. 以知爲數. 以痛爲輸. 在内者. 熨引飲藥. 此筋折紐. 紐發數甚者. 死不治.
名曰仲秋痺也.

足厥陰之筋. 起于大指之上. 上結于内踝之前. 上循脛. 上結内輔之下. 上循陰股. 結于陰器.
絡諸筋.
其病足大指捕支内踝之前痛. 内輔痛. 陰股痛轉筋. 陰器不用. 傷於内. 則不起. 傷於寒.
則陰縮入. 傷於熱. 則縱挺不收. 治在行水清陰氣. 其病轉筋者.
治在燔鍼劫刺. 以知爲數. 以痛爲輸. 命曰季秋痺也.

手太陽之筋. 起于小指之上. 結于腕. 上循臂内廉. 結于肘内鋭骨之後. 彈之應小指之上.
入結于腋下.
其支者. 後走腋後廉. 上繞肩胛. 循頸. 出走太陽之前. 結于耳後完骨.
其支者. 入耳中.
其直者. 出耳上. 下結于頷. 上屬目外眥.
其病小指支肘内鋭骨後廉痛. 循臂陰. 入腋下. 腋下痛. 腋後廉痛. 繞肩胛. 引頸而痛.
應耳中鳴痛. 引頷. 目瞑. 良久乃得視. 頸筋急. 則爲筋瘻頸腫. 寒熱在頸者.
治在燔鍼劫刺之. 以知爲數. 以痛爲輸. 其爲腫者. 復而鋭之. 本支者. 上曲牙. 循耳前.
屬目外眥. 上頷. 結于角. 其痛當所過者. 支轉筋.
治在燔鍼劫刺. 以知爲數. 以痛爲輸. 　名曰仲夏痺也.

手少陽之筋. 起于小指次指之端. 結于腕. 上循臂. 結于肘. 上繞臑外廉. 上肩. 走頸. 合手太陽.
其支者. 當曲頰. 入繫舌本.
其支者. 上曲牙. 循耳前. 屬目外眥. 上乘頷. 結于角.
其病當所過者. 即支轉筋. 舌卷.
治在燔鍼劫刺. 以知爲數. 以痛爲輸. 名曰季夏痺也.

手陽明之筋. 起于大指次指之端. 結于腕. 上循臂. 上結于肘外. 上臑. 結于髃.
其支者. 繞肩胛. 挾脊. 直者. 從肩髃上頸.
其支者. 上頰. 結于頄. 直者. 上出手太陽之前. 上左角. 絡頭. 下右頷.
其病當所過者. 支轉及轉筋. 肩不擧. 頸不可左右視.
治在燔鍼劫刺. 以知爲數. 以痛爲輸. 名曰孟夏痺也.

手太陰之筋. 起于大指之上. 循指上行. 結于魚後. 行寸口外側. 上循臂. 結肘中. 上臑内廉.
入腋下. 出缺盆. 結肩前髃. 上結缺盆. 下結胸裏. 散貫賁. 合賁. 下抵季脇.
其病當所過者. 支轉筋痛. 甚成息賁. 脇急吐血. 治在燔鍼劫刺. 以知爲數. 以痛爲輸.

262

名曰仲冬痺也.

手心主之筋. 起于中指. 與太陰之筋並行. 結于肘内廉. 上臂陰. 結腋下. 下散前後挾脇.

其支者. 入腋. 散胸中. 結于臂.

其病當所過者. 支轉筋. 前及胸痛息賁. 治在燔鍼劫刺. 以知爲數. 以痛爲輸. 名曰孟冬痺也.

手少陰之筋. 起于小指之内側. 結于鋭骨. 上結肘内廉. 上入腋. 交太陰. 挾乳裏. 結于胸中.

循臂. 下繋于臍. 其病内急. 心承伏梁. 下爲肘網. 其病當所過者. 支轉筋筋痛.

治在燔鍼劫刺. 以知爲數. 以痛爲輸. 其成伏梁唾血膿者. 死不治. 經筋之病. 寒則反折筋急.

熱則筋弛縱不收. 陰痿不用. 陽急則反折. 陰急則俛不伸. 焠刺者. 刺寒急也. 熱則筋縱不收.

無用燔鍼. 名曰季冬痺也.

足之陽明. 手之太陽. 筋急則口目爲噼. 眥急不能卒視. 治皆如右方也.

14. 骨度

黃帝問于伯高曰.

脉度言經脉之長短. 何以立之.

伯高曰. 先度其骨節之大小廣狹長短. 而脉度定矣.

黃帝曰. 願聞衆人之度.	人長	七尺五寸者. 其骨節之大小長短. 各幾何.	
伯高曰. 頭之大骨. 圍		二尺六寸.	
胸圍		四尺五寸.	
腰圍		四尺二寸.	
髮所覆者. 顱至項.		一尺二寸.	
髮以下至頤.	長	一尺.	
君子終折.			
結喉以下至缺盆中.	長	四寸.	
缺盆以下至髑骭.	長	九寸. 過則肺大. 不滿則肺小.	
髑骭以下至天樞.	長	八寸. 過則胃大. 不及則胃小.	
天樞以下至横骨.	長	六寸半. 過則廻腸廣長. 不滿則狹短.	
横骨	長	六寸半.	
横骨上廉以下. 至内輔之上廉.	長	一尺八寸.	
内輔之上廉以下至下廉.	長	三寸半.	
内輔下廉下至内踝.	長	一尺三寸.	
内踝以下至地.	長	三寸.	
膝膕以下至跗屬.	長	一尺六寸.	
跗屬以下至地.	長	三寸. 故骨圍大則大過. 小則不及.	
角以下至柱骨.	長	一尺.	

263

行腋中不見者.	長	四寸.
腋以下至季脇.	長	一尺二寸.
季脇以下至髀樞.	長	六寸.
髀樞以下至膝中.	長	一尺九寸.
膝以下至外踝.	長	一尺六寸.
外踝以下至京骨.	長	三寸.
京骨以下至地.	長	一寸.
耳後當完骨者.	廣	九寸.
耳前當耳門者.	廣	一尺三寸.
兩顴之間.	相去	七寸.
兩乳之間.	廣	九寸半.
兩髀之間.	廣	六寸半.
足長		一尺二寸. 廣四寸半.
肩至肘.	長	一尺七寸.
肘至腕.	長	一尺二寸半.
腕至中指本節.	長	四寸.
本節至其末.	長	四寸半.
項髮以下至背骨.	長	二寸半.
膂骨以下至尾骶. 二十一節.	長	三尺.

上節長一寸四分分之一. 奇分在下.

故上七節至于膂骨.　　　　　　九寸八分分之七.

此眾人骨之度也. 所以立經脉之長短也. 是故視其經脉之在于身也. 其見浮而堅. 其見明而大者. 多血. 細而沈者. 多氣也.

15. 五十營

黃帝曰. 余願聞五十營奈何.

岐伯荅曰. 天周二十八宿. 宿三十六分.

　　　　人氣行一周千八分. 日行二十八宿.

　　　　人經脉上下. 左右前後. 二十八脉. 周身十六丈二尺. 以應二十八宿.

　　　　漏水下百刻. 以分晝夜.

　　　　故人一呼脉再動.　　氣行三寸.

　　　　　一吸脉亦再動. 氣行三寸. 呼吸定息. 氣行六寸.

　　　　　　十息.　氣行六尺. 日行二分.

　　　　二百七十息.　氣行十六丈二尺. 氣行交通于中. 一周于身. 下水二刻.

		日行二十五分.	
五百四十息.	氣行再周于身.		下水四刻.
	日行四十分.		
二千七百息.	氣行十周于身.		下水二十刻.
	日行五宿二十分.		
一萬三千五百息.	氣行五十營于身水. **水下（原文は水下、下水の錯漢）**百刻.		
	日行二十八宿. 漏水皆盡. 脉終矣.		

所謂交通者. 并行一數也. 故五十營備. 得盡天地之壽矣. 凡行八百一十丈也.

16. 營氣

黃帝曰. 營氣之道. 内穀爲寶. 穀入于胃. 乃傳之肺. 流溢于中. 布散于外. 精專者. 行于經隧.

常營無已. 終而復始. 是謂天地之紀. 故氣從太陰出. 注手陽明.

上行注足陽明.

下行至跗上. 注大指間. 與太陰合.

上行抵脾. 從脾注心中. 循手少陰. 出腋下臂. 注小指. 合手太陽.

上行乘腋. 出𩑺内. 注目内眥. 上巓下項. 合足太陽. 循脊下尻.

下行注小指之端. 循足心. 注足少陰.

上行注腎. 從腎注心外. 散于胸中. 循心主脉. 出腋下臂. 出兩筋之間. 入掌中.

出中指之端. 還注小指次指之端. 合手少陽.

上行注膻中. 散于三焦. 從三焦注膽. 出脇. 注足少陽.

下行至跗上. 復從跗注大指間. 合足厥陰.

上行至肝. 從肝上注肺. 上循喉嚨. 入頑顙之竅. 究于畜門.

其支別者. 上額. 循巓. 下項中. 循脊入骶. 是督脉也.

絡陰器. 上過毛中. 入臍中. 上循腹裏. 入缺盆. 下注肺中. 復出太陰. 此營氣之所行也.

逆順之常也.

17. 脉度

黃帝曰.　願聞脉度.

岐伯荅曰. 手之六陽. 從手至頭. 長五尺.　　五六三丈.

足之六陰. 從手至胸中. 三尺五寸. 三六一丈八尺. 五六三尺. 合二丈一尺.

足之六陽. 從足上至頭. 八尺.　　六八四丈八尺.

足之六陰. 從足至胸中. 六尺五寸. 六六三丈六尺. 五六三尺. 合三丈九尺.

蹻脉. 從足至目. 七尺五寸. 二七一丈四尺. 二五一尺. 合一丈五尺.

265

督脉. 　　　任脉. 各　　　四尺五寸. 二四八尺. 二五一尺. 　　　合九尺.

凡都合一十六丈二尺. 此氣之大經隧也.

經脉爲裏. 支而橫者爲絡. 絡之別者爲孫. 盛而血者. 疾誅之. 盛者寫之.

虛者飮藥以補之. 五藏常內閱于上七竅也.

故肺氣通于鼻. 肺和則鼻能知臭香矣.

心氣通于舌. 心和則舌能知五味矣.

肝氣通于目. 肝和則目能辨五色矣.

脾氣通于口. 脾和則口能知五穀矣.

腎氣通于耳. 腎和則耳能聞五音矣.

五藏不和. 則七竅不通.

六府不和. 則留爲癰.

故邪在府. 則陽脉不和. 陽脉不和. 則氣留之. 氣留之. 則陽氣盛矣.

陽氣大盛. 則陰不利. 陰脉不利. 則血留之. 血留之. 則陰氣盛矣.

陰氣大盛. 則陽氣不能榮也. 故曰關.

陽氣大盛. 則陰氣弗能榮也. 故曰格.

陰陽俱盛. 不得相榮. 故曰關格. 關格者. 不得盡期而死也.

黃帝曰. 蹻脉安起安止. 何氣榮水.

岐伯荅曰. 蹻脉者. 少陰之別. 起于然骨之後. 上內踝之上. 直上循陰股. 入陰. 上循胸裏.

入缺盆. 上出人迎之前. 入頄. 屬目內眥. 合于太陽陽蹻而上行. 氣并相還.

則爲濡目. 氣不榮. 則目不合.

黃帝曰. 氣獨行五藏. 不榮六府. 何也.

岐伯荅曰. 氣之不得無行也. 如水之流. 如日月之行不休. 故陰脉榮其藏. 陽脉榮其府.

如環之無端. 莫知其紀. 終而復始. 其流溢之氣. 內漑藏府. 外濡腠理.

黃帝曰. 蹻脉有陰陽. 何脉當其數.

岐伯荅曰. 男子數其陽. 女子數其陰. 當數者爲經. 其不當數者爲絡也.

18. 營衞生會

黃帝問于岐伯曰.

人焉受氣. 陰陽焉會. 何氣爲營. 何氣爲衞. 營安從生. 衞于焉會. 老壯不同氣.

陰陽異位. 願聞其會.

岐伯荅曰. 人受氣于穀. 穀入于胃. 以傳與肺. 五藏六府. 皆以受氣. 其清者爲營. 濁者爲衞.

營在脉中. 衞在脉外. 營周不休. 五十而復大會. 陰陽相貫如環無端.

衞氣行于陰二十五度. 行于陽二十五度. 分爲晝夜. 故氣至陽而起. 至陰而止. 故曰

日中而陽隴. 爲重陽. 夜半而陰隴. 爲重陰. 故太陰主內. 太陽主外.

各行二十五度. 分爲晝夜. 夜半爲陰隴.

夜半後而爲陰衰. 平旦陰盡. 而陽受氣矣. 日中而陽隴. 日西而陽衰.

日入陽盡而陰受氣矣.

夜半而大會. 萬民皆臥. 命曰合陰. 平旦陰盡而陽受氣. 如是無已. 與天地同紀.

黃帝曰. 老人之不夜瞑者. 何氣使然. 少壯之人不晝瞑者. 何氣使然.

岐伯荅曰. 壯者之氣血盛. 其肌肉滑. 氣道通. 營衛之行. 不失其常. 故晝精而夜瞑.

老者之氣血衰. 其肌肉枯. 氣道澀. 五藏之氣相搏. 其營氣衰少. 而衛氣內伐.

故晝不精. 夜不眠.

黃帝曰. 願聞營衛之所行. 皆何道從來.

岐伯荅曰. 營出于中焦. 衛出于下焦.

黃帝曰. 願聞三焦之所出.

岐伯荅曰. 上焦出于胃上口. 並咽以上. 貫膈而布胸中. 走腋. 循太陰之分而行. 還至陽明.

上至舌. 下足陽明. 常與營俱行于陽二十五度. 行于陰亦二十五度. 一周也.

故五十度.

而復太會于手太陰矣.

黃帝曰. 人有熱飲食下胃. 其氣未定. 汗則出. 或出于面. 或出于背. 或出于身半.

其不循衛氣之道而出. 何也.

岐伯曰. 此外傷于風. 內開腠理. 毛蒸理泄. 衛氣走之. 固不得循其道. 此氣慓悍滑疾.

見開而出. 故不得從其道. 故命曰漏泄.

黃帝曰. 願聞中焦之所出.

岐伯荅曰. 中焦亦並胃中. 出上焦之後. 此所受氣者. 泌糟粕. 蒸津液. 化其精微. 上注于肺脉.

乃化而爲血. 以奉生身. 莫貴于此. 故獨得行于經隧. 命曰營氣.

黃帝曰. 夫血之與氣. 異名同類. 何謂也.

岐伯荅曰. 營衛者. 精氣也. 血者. 神氣也. 故血之與氣. 異名同類焉. 故奪血者無汗.

奪汗者無血. 故人生有兩死而無兩生.

黃帝曰. 願聞下焦之所出.

岐伯荅曰. 下焦者. 別廻腸. 注于膀胱而滲入焉. 故水穀者. 常并居于胃中. 成糟粕.

而俱下于大腸. 而成下焦. 滲而俱下. 濟泌別汁. 循下焦而滲入膀胱焉.

黃帝曰. 人飲酒. 酒亦入胃. 穀未熟. 而小便獨先下. 何也.

岐伯荅曰. 酒者. 熟穀之液也. 其氣悍以清. 故後穀而入. 先穀而液出焉.

黃帝曰. 善. 余聞上焦如霧. 中焦如漚. 下焦如瀆. 此之謂也.

19. 四時氣

黃帝問于岐伯曰.

夫四時之氣. 各不同形. 百病之起. 皆有所生. 灸刺之道. 何者爲定.

岐伯荅曰. 四時之氣. 各有所在. 灸刺之道. 得氣穴爲定. 故

春取經血脉分肉之間. 甚者深刺之. 間者淺刺之.

夏取盛經孫絡. 取分肉之（脫字）間. 絶皮膚.

秋取經腧. 邪在府. 取之合.

冬取井滎. 必深以留之.

温瘧汗不出. 爲五十九痏.

風疬膚脹. 爲五十七痏. 取皮膚之血者. 盡取之.

飱泄. 補三陰之上. 補陰陵泉. 皆久留之. 熱行乃止.

轉筋於陽. 治其陽. 轉筋于陰. 治其陰. 皆卒刺之. 徒疢. 先取環谷下三寸.

以鈹鍼鍼之.

已刺而筩之而内之. 入而復之. 以盡其疢. 必堅. 來緩則煩悗. 來急則安靜.

間日一刺. 疢盡乃止. 飲閉藥. 方刺之時徒飲. 方飲無食. 方食無飲. 無食他食.

百三十五日. 著痺不去. 久寒不已. 卒取其三里. 骨爲幹. 腸中不便. 取三里. 盛寫之.

虚補之.

癘風者. 素刺其腫上. 已刺. 以銳鍼鍼其處. 按出其惡氣. 腫盡乃止. 常食方食.

無食他食. 腹中常鳴. 氣上衝胸. 喘不能久立. 邪在大腸. 刺肓之原. 巨虚上廉.

三里.

小腹控睾. 引腰脊. 上衝心. 邪在小腸者. 連睾系. 屬于脊. 貫肝肺. 絡心系.

氣盛則厥逆. 上衝腸胃. 熏肝. 散于肓. 結于臍. 故取之肓原以散之.

刺太陰以予之. 取厥陰以下之. 取巨虚下廉以去之. 按其所過之經以調之.

善嘔. 嘔有苦. 長大息. 心中憺憺. 恐人將捕之. 邪在膽. 逆在胃. 膽液泄則口苦.

胃氣逆則嘔苦. 故曰嘔膽. 取三里. 以下胃氣逆. 則刺少陽血絡. 以閉膽逆.

却調其虚實. 以去其邪.

飲食不下. 膈塞不通. 邪在胃脘. 在上脘. 則刺抑而下之. 在下脘. 則散而去之.

小腹痛腫. 不得小便. 邪在三焦約. 取之太陽大絡. 視其絡脉. 與厥陰小絡.

結而血者. 腫上及胃脘. 取三里.

覩其色. 察其目. 知其散復者. 視其目色. 以知病之存亡也. 一其形. 聽其動靜者.

持氣口人迎. 以視其脉. 堅且盛且滑者. 病日進. 脉軟者. 病將下. 諸經實者.

病三日已. 氣口候陰. 人迎候陽也.

20. 五邪

邪在肺. 則病皮膚痛. 寒熱. 上氣喘. 汗出. 欬動肩背. 取之膺中外腧. 背三節五藏之傍.

以手疾按之快然. 乃刺之. 取之缺盆中. 以越之.

邪在肝. 則兩脇中痛. 寒中. 惡血在内. 行善掣節. 時脚腫. 取之行間. 以引脇下. 補三里.
以温胃中. 取血脉以散惡血. 取耳間青脉. 以去其掣.

邪在脾胃. 則病肌肉痛. 陽氣有餘. 陰氣不足. 則熱中善飢.

陽氣不足. 陰氣有餘. 則寒中腸鳴腹痛.

陰陽俱有餘. 若俱不足. 則有寒有熱. 皆調于三里.

邪在腎. 則病骨痛陰痺. 陰痺者. 按之而不得. 腹脹腰痛. 大便難. 肩背頚項痛. 時眩.
取之湧泉崑崙. 視有血者. 盡取之.

邪在心. 則病心痛. 喜悲. 時眩仆. 視有餘不足. 而調之其輸也.

21. 寒熱病

皮寒熱者. 不可附席. 毛髮焦. 鼻槁腊. 不得汗. 取三陽之絡. 以補手太陰.

肌寒熱者. 肌痛. 毛髮焦. 而脣槁腊. 不得汗. 取三陽于下. 以去其血者. 補足太陰.
以出其汗.

骨寒熱. 病無所安. 汗注不休. 齒未槁. 取其少陰于陰股之絡. 齒已槁. 死不治.
骨厥亦然.

骨痺. 舉節不. 用而痛. 汗注煩心. 取三陰之經補之.

身有所傷. 血出多. 及中風寒. 若有所墮墜. 四支懈惰不收. 名曰體惰. 取其小腹臍下三結交.
三結交者. 陽明太陰也. 臍下三寸. 關元也.

厥痺者. 厥氣上及腹. 取陰陽之絡. 視主病也. 寫陽補陰經也.

頚側之動脉. 人迎. 人迎. 足陽明(**脉脱字**)也. 在嬰筋之前. 嬰筋之後. 手陽明也. 名曰扶突.

次脉. 足少陽脉也. 名曰天牖.

次脉. 足太陽(**脉脱字**)也. 名曰天柱.

腋下動脉. 臂(**手脱字**)太陰(**脉脱字**)也. 名曰天府.

陽迎頭痛. 胸滿不得息. 取之人迎.

暴瘖氣鞭. 取扶突與舌本出血.

暴聾氣蒙. 耳目不明. 取天牖.

暴攣癎眩. 足不任身. 取天柱.

暴癉内逆. 肝肺相搏. 血溢鼻口. 取天府.

此爲天牖五部. 臂陽明. 有入頄徧齒者. 名曰大迎.

下齒齲. 取之臂. 惡寒補之. 不惡寒寫之. 足太陽. 有入頄徧齒者. 名曰角孫.

上齒齲. 取之在鼻與頄前. 方病之時. 其脉盛. 盛則寫之. 虛則補之. 一曰取之出鼻外.

足陽明. 有挾鼻入于面者. 名曰懸顱. 屬口對. 入繋目本. 視有過者取之. 損有餘. 益不足.
反者益甚.

足太陽. 有通項入于腦者. 正屬目本. 名曰眼系. 頭目苦痛. 取之在項中兩筋間.

入腦乃別陰蹻陽蹻. 陰陽相交. 陽入陰. 陰出陽. 交于目銳眥. 陽氣盛則瞋目. 陰氣盛則瞑目.

熱厥. 取足太陰少陽. 皆留之.

寒厥. 取足陽明少陰于足. 皆留之.

舌縱涎下煩悗. 取足少陰.

振寒. 洒洒鼓頷. 不得汗出. 腹脹煩悗. 取手太陰. 刺虛者. 刺其去也. 刺實者. 刺其來也.

春取絡脉. 夏取分腠. 秋取氣口. 冬取經輸. 凡此四時. 各以時爲齊. 絡脉治皮膚. 分腠治肌肉. 氣口治筋脉. 經輸治骨髓.

五藏身有五部. 伏兔一. 腓二. 腓者腨也. 背三. 五藏之腧四. 項五. 此五部有癰疽者死.

病始手臂者. 先取手陽明太陰而汗出.

病始頭首者. 先取項太陽而汗出.

病始足脛者. 先取足陽明而汗出. 臂太陰可汗出. 足陽明可汗出.

故取陰而汗出甚者. 止之于陽.

　取陽而汗出甚者. 止之於陰.

凡刺之害. 中而不去. 則精泄. 不中而去. 則致氣. 精泄則病甚而恇. 致氣則生爲癰疽也.

22. 癲狂

目眥外決于面者. 爲銳眥. 在内近鼻者. 爲内眥. 上爲外眥. 下爲内眥.（他編からの転文）

癲疾始生. 先不樂. 頭重痛. 視擧目赤. 甚作極. 已而煩心. 候之于顏. 取手太陽陽明太陰. 血變而止.

癲疾始作. 而引口. 啼呼喘悸者. 候之手陽明太陽. 左强者攻其右. 右强者攻其左. 血變而止.

癲疾始作. 先反僵. 因而脊痛. 候之足太陽陽明太陰手太陽. 血變而止.

治癲疾者. 常與之居. 察其所當取之處. 病至視之. 有過者寫之.

置其血于瓠壺之中. 至其發時. 血獨動矣. 不動. 灸窮骨二十壯. 窮骨者. 骶骨也.

骨癲疾者. 顑齒諸腧分肉皆滿. 而骨居. 汗出煩悗. 嘔多沃沫. 氣下泄. 不治.

筋癲疾者. 身倦攣急大. 刺項大經之大杼脉. 嘔多沃沫. 氣下泄. 不治.

脉癲疾者. 暴仆. 四肢之脉. 皆脹而縱. 脉滿. 盡刺之出血. 不滿. 灸之挾項太陽.

灸帶脉于腰相去三寸. 諸分肉本輸. 嘔多沃沫. 氣下泄. 不治.

癲疾者. 疾發如狂者. 死不治.

狂始生. 先自悲也. 喜忘苦怒善恐者. 得之憂飢. 治之取手太陰陽明. 血變而止. 及取足太陰陽明.

狂始發. 少臥不飢. 自高賢也. 自辯智也. 自尊貴也. 善罵詈. 日夜不休.

治之取手陽明太陽太陰舌下少陰. 視之盛者皆取之. 不盛釋之也.

狂言驚善笑. 好歌樂. 妄行不休者. 得之大恐. 治之取手陽明太陽太陰.

狂目妄見. 耳妄聞. 善呼者. 少氣之所生也. 治之取手太陽太陰陽明. 足太陰. 頭兩顑.

狂者多食. 善見鬼神. 善笑而不發于外者. 得之有所大喜. 治之取足太陰太陽陽明.

後取手太陰太陽陽明. 狂而新發. 未應如此者. 先取曲泉左右動脉. 及盛者見血. 有頃已.
不已. 以法取之. 灸骨骶二十壯.

風逆. 暴四肢腫. 身漯漯. 唏然時寒. 飢則煩. 飽則善變. 取手太陰表裏. 足少陰陽明之經.
肉清取滎. 骨清取井經也.
厥逆爲病也. 足暴清. 胸若將裂. 腸若將以刀切之. 煩而不能食. 脉大小皆渋. 煖取足少陰.
煖取足陽明. 清則補之. 溫則寫之.
厥逆. 腹脹滿. 腸鳴. 胸滿不得息. 取之下胸二脇. 欬而動手者. 與背腧. 以手按之立快者. 是也.
內閉不得溲. 刺足少陰太陽. 與骶上. 以長鍼.
氣逆. 則取其太陰陽明厥陰. 甚取少陰陽明動者之經也.
少氣. 身漯漯也. 言吸吸也. 骨痠體重. 懈惰不能動. 補足少陰.
短氣. 息短不屬. 動作氣索. 補足少陰. 去血絡也.

23. 熱病

偏枯. 身偏不用而痛. 言不變. 志不亂. 病在分腠之間. 巨鍼取之. 益其不足. 損其有餘.
乃可復也. 痱之爲病也. 身無痛者. 四肢不收. 智亂不甚. 其言微知. 可治. 甚則不能言.
不可治也. 病先起于陽. 後入于陰者. 先取其陽. 後取其陰. 浮而取之.
熱病三日. 而氣口靜. 人迎躁者. 取之諸陽. 五十九刺. 以寫其熱而出其汗.
實其陰以補其不足者. 身熱甚. 陰陽皆靜者. 勿刺也. 其可刺者. 急取之. 不汗出則泄.
所謂勿刺者. 有死微也.
熱病七日八日. 脉口動. 喘而短者. 急刺之. 汗且自出. 淺刺手大指間.
熱病七日八日. 脉微小. 病者溲血. 口中乾. 一日半而死. 脉代者. 一日死.
熱病已得汗出. 而脉尚躁. 喘且復熱. 勿刺膚. 喘甚者死.
熱病七日八日. 脉不躁. 躁不散數. 後三日中有汗. 三日不汗. 四日死. 未曾汗者. 勿腠刺之.

熱病先膚痛. 窒鼻充面. 取之皮. 以第一鍼. 五十九. 苛軫鼻. 索皮于肺. 不得. 索之火.
火者心也.
熱病先身渋倚而熱. 煩悗. 乾脣口嗌. 取之皮. 以第一鍼. 五十九. 膚脹. 口乾. 寒汗出.
索脉于心. 不得. 索之水. 水者腎也.
熱病嗌乾多飲. 善驚. 臥不能起. 取之膚肉. 以第六鍼. 五十九. 目眥青. 索肉于脾. 不得.
索之木. 木者肝也.
熱病面青. 腦痛. 手足躁. 取之筋間. 以第四鍼于四逆. 筋躄目浸. 索筋于肝. 不得. 索之金.
金者肺也.
熱病數驚. 瘛瘲而狂. 取之脉. 以第四鍼. 急寫有餘者. 癲疾毛髮去. 索血于心. 不得.

271

索之水. 水者腎也.

熱病身重骨痛. 耳聾而好暝. 取之骨. 以第四鍼. 五十九刺. 骨病不食. 齧齒. 耳青.
索骨于腎. 不得. 索之土. 土者脾也.

熱病不知所痛. 耳聾. 不能自收. 口乾. 陽熱甚. 陰頗有寒者. 熱在髓. 死不可治.

熱病頭痛. 顳顬目瘈脉痛. 善衄. 厥熱病也. 取之以第三鍼. 視有餘不足. 寒熱痔. （他編か
らの混入）

熱病體重. 腸中熱. 取之以第四鍼於其臉. 及下諸指間. 索氣于胃胳得氣也.

熱病挾臍急痛. 胸脇滿. 取之湧泉與陰陵泉. 取以第四鍼. 鍼嗌裏.

熱病而汗且出. 及脉順可汗者. 取之魚際大淵大都大白. 寫之則熱去. 補之則汗出. 汗出大甚.
取內踝上橫脉以止之.

熱病已得汗. 而脉尚躁盛. 此陰脉之極也. 死. 其得汗而脉靜者生.

熱病者. 脉尚盛躁. 而不得汗者. 此陽脉之極也. 死. 脉盛躁. 得汗靜者生.

熱病不可刺者有九.

一曰. 汗不出. 大顴發赤. 噦者死.

二曰. 泄而腹滿甚者死.

三曰. 目不明. 熱不已者死.

四曰. 老人嬰兒. 熱而腹滿者死.

五曰. 汗不出. 嘔下血者死.

六曰. 舌本爛. 熱不已者死.

七曰. 欬而衄. 汗不出. 出不至足者死.

八曰. 髓熱者死.

九曰. 熱而痙者死. 腰折瘛瘲. 齒噤齘也.

凡此九者. 不可刺也.

所謂五十九刺者.

兩手外內側各三. 凡十二痏。五指間各一. 凡八痏. 足亦如是。

頭入髮一寸傍. 三分各三. 凡六痏。

更入髮三寸邊五. 凡十痏。

耳前後口下者各一. 項中一. 凡六痏。

巔上一. 顖會一. 髮際一. 廉泉一. 風池二. 天柱二。

氣滿. 胸中喘息. 足太陰. 大指之端去爪甲如薤葉. 寒則留之. 熱則疾之. 氣下乃止。

心疝暴痛. 取足太陰厥陰. 盡刺去其血絡。

喉痺. 舌卷. 口中乾. 煩心. 心痛. 臂內廉痛. 不可及頭. 取手小指次指爪甲下去端如韭葉。

目中赤痛. 從內眥始. 取之陰蹻。

風痙. 身反折. 先取足太陽. 及膕中. 及血絡出血。

中有寒. 取三里. 癃。

取之陰蹻. 及三毛上. 及血絡出血. 男子如蠱. 女子如怚. 身體腰脊如解. 不欲飲食、
先取湧泉見血. 視跗上盛者. 盡見血也。

24. 厥病

厥頭痛. 面若腫起而煩心.　　　　　　　　　取之足陽明太陰.

厥頭痛. 頭脉痛. 心悲善泣. 視頭動脉反盛者.　刺盡去血. 後調足厥陰.

厥頭痛. 貞貞頭重而痛.　　　　　　　　　　寫頭上五行行五. 先取手少陰.
　　　　　　　　　　　　　　　　　　　　　後取足少陰.

厥頭痛. 意善忘. 按之不得.　　　　　　　　取頭面左右動脉. 後取足太陰.

厥頭痛. 項先痛. 腰脊爲應.　　　　　　　　先取天柱. 後取足太陽.

厥頭痛. 頭痛甚. 耳前後脉湧有熱.　　　　　寫出其血. 後取足少陽.

眞頭痛. 頭痛甚. 腦盡痛. 手足寒至節. 死不治.

頭痛不可取于腧者. 有所擊墮. 惡血在于內. 若肉傷痛未已. 可則刺. 不可遠取也.

頭痛不可刺者. 大痺爲惡. 日作者. 可令少愈. 不可已.

頭半（半は痺の間違い）寒痛.　　　　　　先取手少陽陽明. 後取足少陽陽明.

厥心痛. 與背相控. 善瘈. 如從後觸其心. 傴僂者. 腎心痛也. 先取京骨崑崙. 發鍼不已. 取然谷.

厥心痛. 腹脹胸滿. 心尤痛甚. 胃心痛也.　　取之大都大白.

厥心痛. 痛如以錐鍼刺其心. 心痛甚者. 脾心痛也.　取之然谷大谿.

厥心痛. 色蒼蒼如死狀. 終日不得大息. 肝心痛也.　取之行間大衝.

厥心痛. 臥若徒居. 心痛間. 動作痛益甚. 色不變. 肺心痛也. 取之魚際大淵.

眞心痛. 手足青至節. 心痛甚. 旦發夕死. 夕發旦死.

心痛不可刺者. 中有盛聚. 不可取于腧.

腸中有蟲瘕及蛟蛕. 皆不可取以小鍼.

心腸痛憹. 作痛腫聚. 往來上下行. 痛有休止. 腹熱. 喜渴. 涎出者. 是蛟蛕也.

以手聚按而堅持之. 無令得移. 以大鍼刺之. 久持之. 蟲不動. 乃出鍼也. 悲腹憹痛. 形中上者.

耳聾無聞. 取耳中.

耳鳴. 取耳前動脉. 耳痛不可刺者. 耳中有膿. 若有乾耵聹. 耳無聞也.

耳聾. 取手小指次指爪甲上. 與肉交者. 先取手. 後取足.

耳鳴. 取手中指爪甲上. 左取右. 右取左. 先取手. 後取足.

足髀不可擧. 側而取之. 在樞合中. 以員利鍼. 大鍼不可刺.

病注下血. 取曲泉.

風痺淫濼病. 不可已者. 足如履冰. 時如入湯中. 股脛淫濼. 煩心. 頭痛. 時嘔時悗. 眩已汗出.

273

久則目眩. 悲以喜恐. 短氣不樂. 不出三年死也.

25. 病本

先病而後逆者. 　　　治其本.

先逆而後病者. 　　　治其本.

先寒而後生病者. 　　治其本.

先病而後生寒者. 　　治其本.

先熱而後生病者. 　　治其本.

先泄而後生他病者. 治其本. 必且調之. 乃治其他病.

先病而後中滿者. 　治其標.

先病而後泄者. 　　治其本.

先中滿而後煩心者. 治其本.

有客氣. 有同氣. 大小便不利. 治其標.

　　　　　　　大小便利. 　治其本.

病發而有餘. 本而標之. 先治其本. 後治其標.

病發而不足. 標而本之. 先治其標. 後治其本.

謹詳察間甚. 以意調之. 間者并行. 甚爲獨行. 先小大便不利. 而後生他病者. 治其本也.

26. 雜病

厥. 挾脊而痛者. 至頂. 頭沈沈然. 目䀮䀮然. 腰脊強. 取足太陽膕中血絡.

厥. 胸滿面腫. 脣漯漯然. 暴言難. 甚則不能言. 取足陽明.

厥. 氣走喉而不能言. 手足青. 大便不利. 取足少陰.

厥而腹嚮嚮然. 多寒氣. 腹中榖榖. 便溲難. 取足太陰.

嗌乾. 口中熱如膠. 取足少陰.

膝中痛. 取犢鼻. 以員利鍼. 發而間之. 鍼大如氂. 刺膝無疑.

喉痺. 不能言. 取足陽明. 能言. 取手陽明.

瘧. 不渴. 間日而作. 取足陽明. 渴而日作. 取手陽明.

齒痛. 不惡清飲. 取足陽明. 惡清飲. 取手陽明.

聾而不痛者. 取足少陽. 聾而痛者. 取手陽明.

衄而不止. 衄血流. 取足太陽. 衃血. 取手太陽. 不已. 刺宛骨下. 不已. 刺膕中出血.

腰痛. 痛上寒. 取足太陽陽明. 痛上熱. 取足厥陰. 不可以俛仰. 取足少陽. 中熱而喘. 取足少陰.

274

膕中血絡.

喜怒而不欲食. 言益小. 刺足太陰. 怒而多言. 刺足少陽.

顑痛. 刺手陽明. 與顑之盛脉出血.

項痛. 不可俛仰. 刺足太陽. 不可以顧. 刺手太陽也.

小腹滿大. 上走胃至心. 淅淅身時寒熱. 小便不利. 取足厥陰.

腹滿. 大便不利. 腹大. 亦上走胸嗌. 喘息. 喝喝然. 取足少陰.

腹滿. 食不化. 腹響響然. 不能大便. 取足太陰.

心痛. 引腰脊. 欲嘔. 取足少陰.

心痛. 腹脹. 嗇嗇然. 大便不利. 取足太陰.

心痛. 引背不得息. 刺足少陰. 不已. 取手少陽.

心痛引小腹滿. 上下無常處. 便溲難. 刺足厥陰.

心痛. 但短氣不足以息. 刺手太陰.

心痛. 當九節次之. 按已刺. 按之立已. 不已. 上下求之. 得之立已.

顑痛. 刺足陽明曲周動脉. 見血立已. 不已. 按人迎于經. 立已.

氣逆上. 刺膺中陷者. 與下胸動脉.

腹痛. 刺臍左右動脉. 已刺按之. 立已. 不已. 刺氣街. 已刺按之. 立已.

痿厥. 為四末束. 俛乃疾解之. 日二. 不仁者. 十日而知. 無休. 病已止.

噦. 以草刺鼻嚏. 嚏而已. 無息而疾迎引之. 立已. 大驚之. 亦可已.

27. 周痺

黃帝問于岐伯曰.

周痺之在身也. 上下移徙. 隨脉其上下. 左右相應. 間不容空. 願聞此痛在血脉之中邪.
將在分肉之間乎. 何以致是. 其痛之移也. 間不及下鍼. 其憺痛之時. 不及定治.
而痛已止矣. 何道使然. 願聞其故.

岐伯荅曰. 此衆痺也. 非周痺也.

黃帝曰. 願聞衆痺.

岐伯對曰. 此各在其處. 更發更止. 更居更起. 以右應左. 以左應右. 非能周也. 更發更休也.

黃帝曰. 善. 刺之奈何.

岐伯對曰. 刺此者. 痛雖已止. 必刺其處. 勿令復起.

帝曰. 善. 願聞周痺何如.

岐伯對曰. 周痺者. 在于血脉之中. 隨脉以上. 隨脉以下. 不能左右各當其所.

275

黄帝曰．　　刺之奈何．

岐伯對曰．痛從上下者．先刺其下以過之．後刺其上以脱之．痛從下上者．先刺其上以過之．
　　　　　後刺其下以脱之．

黄帝曰．　　善．此痛安生．何因而有名．

岐伯對曰．風寒濕氣．客于外分肉之間．迫切而爲沫．沫得寒則聚．聚則排分肉而分裂也．
　　　　　分裂則痛．痛則神歸之．神歸之則熱．熱則痛解．痛解則厥．厥則他痺發．發則如是．
　　　　　此内不在藏．而外未發于皮．獨居分肉之間．眞氣不能周．故命曰周痺．故刺痺者．
　　　　　必先切循其下之六經．視其虚實．及大絡之血．結而不通．及虚而脉陷空者．而調之．
　　　　　熨而通之．其瘲堅．轉引而行之．

黄帝曰．　　善．余已得其意矣．亦得其事也．九者．經巽之理．十二經脉陰陽之病也．

28.　口問

黄帝間居．辟左右而問于岐伯曰．

　　　　　余已聞九鍼之經．論陰陽逆順．六經已畢．願得口問．

岐伯避席再拜曰．

　　　　　善乎哉問也．此先師之所口傳也．

黄帝曰．　　願聞口傳．

岐伯荅曰．夫百病之始生也．皆生于風雨寒暑．陰陽喜怒．飲食居處．大驚卒恐．則血氣分離．
　　　　　陰陽破散．經絡厥絶．脉道不通．陰陽相逆．衞氣稽留．經脉虚空．血氣不次．
　　　　　乃失其常．論不在經者．請道其方．

黄帝曰．　　人之欠者．何氣使然．

岐伯荅曰．衞氣晝日行于陽．夜半則行于陰．陰者夜．夜者臥．陽者主上．陰者主下．故陰
　　　　　氣積于下．陽氣未盡．陽引而上．陰引而下．陰陽相引．故數欠．陽氣盡．陰氣盛．
　　　　　則目瞑．陰氣盡．而陽氣盛．則寤矣．寫足少陰．補足太陽．

黄帝曰．　　人之欠者．何氣使然．

岐伯曰．　　穀入于胃．胃氣上注于肺．今有故寒氣．與新穀氣．俱還入于胃．新故相亂．
　　　　　眞邪相攻．氣并相逆．復出于胃．故爲噦．補手太陰．寫足少陰．

黄帝曰．　　人之唏者．何氣使然．

岐伯曰．　　此陰氣盛而陽氣虚．陰氣疾而陽氣徐．陰氣盛而陽氣絶．故爲唏．補足太陽．寫足少陰．

黄帝曰．　　人之振寒者．何氣使然．

岐伯曰．　　寒氣客于皮膚．陰氣盛．陽氣虚．故爲振寒寒慄．補諸陽．

黄帝曰．　　人之噫者．何氣使然．

岐伯曰．　　寒氣客于胃．厥逆從下上散．復出于胃．故爲噫．補足太陰陽明．一曰補眉本也．

黄帝曰．　　人之嚏者．何氣使然．

276

岐伯曰.	陽氣和利. 滿于心. 出于鼻. 故爲嚔. 補足太陽榮眉本. 一日眉上也.
黃帝曰.	人之軃者. 何氣使然.
岐伯曰.	胃不實. 則諸脉虛. 諸脉虛. 則筋脉懈惰. 筋脉懈惰. 則行陰用力. 氣不能復.
	故爲軃. 因其所在. 補分肉間.
黃帝曰.	人之哀而泣涕出者. 何氣使然.
岐伯曰.	心者. 五藏六府之主也. 目者. 宗脉之所聚也. 上液之道也. 口鼻者. 氣之門戶也.
	故悲哀愁憂則心動. 心動則五藏六府皆搖. 搖則宗脉感. 宗脉感則液道開. 液道開.
	故泣涕出焉. 液者. 所以灌精濡空竅者也. 故上液之道開則泣. 泣不止則液竭.
	液竭則精不灌. 精不灌則目無所見矣. 故命曰奪精. 補天柱經挾頸.
黃帝曰.	人之大息者. 何氣使然.
岐伯曰.	憂思則心系急. 心系急則氣道約. 約則不利. 故大息以伸出之.
	補手少陰心主足少陽留之也.
黃帝曰.	人之涎下者. 何氣使然.
岐伯曰.	飲食者. 皆入于胃. 胃中有熱. 則蟲動. 蟲動則胃緩. 胃緩則廉泉開. 故涎下.
	補足少陰.
黃帝曰.	人之耳中鳴者. 何氣使然.
岐伯曰.	耳者. 宗脉之所聚也. 故胃中空. 則宗脉虛. 虛則下溜. 脉有所竭者. 故耳鳴.
	補客主人. 手大指爪甲上與肉交者也.
黃帝曰.	人之自齧舌者. 何氣使然. 此厥逆走上. 脉氣輩至也. 少陰氣至. 則齧舌.
	少陽氣至. 則齧頰. 陽明氣至. 則齧脣矣. 視主病者. 則補之.
	凡此十二邪者. 皆奇邪之走空竅者也. 故邪之所在. 皆爲不足.
	故上氣不足. 腦爲之不滿. 耳爲之苦鳴. 頭爲之苦傾. 目爲之眩.
	中氣不足. 溲便爲之變. 腸爲之苦鳴.
	下氣不足. 則乃爲痿厥心悗. 補足外踝下留之.
黃帝曰.	治之奈何.
岐伯曰.	腎主爲欠. 取足少陰.
	肺主爲噦. 取手太陰足少陰.
	唏者. 陰與陽絶. 故補足太陽. 寫足少陰.
	振寒者. 補諸陽.
	噫者. 補足太陰陽明.
	嚔者. 補足太陽眉本.
	軃. 因其所在. 補分肉間.
	泣出. 補天柱經俠頸 **（頸は緖に訂正）**. 俠頸者. 頭中分也.
	大息. 補手少陰心主足少陽留之.

277

涎下. 補足少陰.

耳鳴. 補客主人手大指爪甲上與肉交者.

自齧舌. 視主病者則補之.

目眩頭傾. 補足外踝下留之.

痿厥心悗. 刺足大指間上二寸留之. 一日足外踝下留之.

29. 師傳

黃帝曰. 余聞先師有所心藏. 弗著于方. 余願聞而藏之. 則而行之. 上以治民. 下以治身.
　　　使百姓無病. 上下和親. 德澤下流. 子孫無憂. 傳于後世. 無有終時. 可得聞乎.

岐伯曰. 遠乎哉問也. 夫治民與自治. 治彼與治此. 治小與治大. 治國與治家. 未有逆而能治之也.
　　　夫惟順而已矣. 順者. 非獨陰陽脉論氣之逆順也. 百姓人民. 皆欲順其志也.

黃帝曰. 順之奈何.

岐伯曰. 入國問俗. 入家問諱. 上堂問禮. 臨病人問所便.

黃帝曰. 便病人奈何.

岐伯曰. 夫中熱消癉則便寒. 寒中之屬則便熱.

　　　胃中熱則消穀. 令人懸心善飢.

　　　臍以上皮熱. 腸中熱. 則出黃如糜.

　　　臍以下皮寒. 胃中寒. 則腹脹.

　　　腸中寒. 則腸鳴飧泄.

　　　胃中寒. 腸中熱. 則脹而且泄.

　　　胃中熱. 腸中寒. 則疾飢. 小腹痛脹.

黃帝曰. 胃欲寒飲. 腸欲熱飲. 兩者相逆. 便之奈何. 且夫王公大人血食之君. 驕恣從欲.
　　　輕人而能禁之. 禁之則逆其志. 順之則加其病. 便之奈何. 治之何先.

岐伯曰. 人之情. 莫不惡死而樂生. 告之以其敗. 語之以其善. 導之以其所便. 開之以其所苦.
　　　雖有無道之人. 惡有不聽者乎.

黃帝曰. 治之奈何.

岐伯曰. 春夏先治其標. 後治其本. 秋冬先治其本. 後治其標.

黃帝曰. 便其相逆者奈何.

岐伯曰. 便此者. 飲食衣服. 亦欲適寒溫. 寒無淒愴. 暑無出汗. 食飲者. 熱無灼灼. 寒無滄滄.
　　　寒溫中適. 故氣將持. 乃不致邪僻也.

黃帝曰. 本藏以身形支節䐃肉. 候五藏六府之小大焉. 今夫王公大人. 臨朝即位之君而問焉.
　　　誰可捫循之而後荅乎.

岐伯曰. 身形支節者. 藏府之蓋也. 非面部之閱也.

黃帝曰. 五藏之氣. 閱于面者. 余已知之矣. 以支節知而閱之奈何.

岐伯曰. 五藏六府者. 肺爲之蓋. 巨肩陷咽. 候見其外.

黃帝曰. 善.

岐伯曰. 五藏六府. 心爲之主. 缺盆爲之道. 骷骨有餘. 以候𩩲骬.

黃帝曰. 善.

岐伯曰. 肝者. 主爲將. 使之候外. 欲知堅固. 視目小大.

黃帝曰. 善.

岐伯曰. 脾者. 主爲衛. 使之迎糧. 視脣舌好惡. 以知吉凶.

黃帝曰. 善.

岐伯曰. 腎者. 主爲外. 使之遠聽. 視耳好惡. 以知其性.

黃帝曰. 善. 願聞六府之候.

岐伯曰. 六府者. 胃爲之海. 廣骸大頸張胸. 五穀乃容.

　　　鼻隧以長. 以候大腸.

　　　脣厚人中長. 以候小腸.

　　　目下果大. 其膽乃橫.

　　　鼻孔在外. 膀胱漏泄.

　　　鼻柱中央起. 三焦乃約.

　　　此所以候六府者也. 上下三等. 藏安且良矣.

30. 決氣

黃帝曰. 余聞人有精氣津液血脉. 余意以爲一氣耳. 今乃辨爲六名. 余不知其所以然.

岐伯曰. 兩神相搏. 合而成形. 常先身生. 是謂精.

黃帝曰. 何謂氣.

岐伯曰. 上焦開發. 宣五穀味. 熏膚充身澤毛. 若霧露之溉. 是謂氣.

黃帝曰. 何謂津.

岐伯曰. 腠理發泄. 汗出湊湊. 是謂津.

黃帝曰. 何謂液.

岐伯曰. 穀入氣滿. 淖澤注于骨. 骨屬屈伸洩澤. 補益腦髓. 皮膚潤澤. 是謂液.

黃帝曰. 何謂血.

岐伯曰. 中焦受氣取汁. 變化而赤. 是謂血.

黃帝曰. 何謂脉.

岐伯曰. 壅遏營氣. 令無所避. 是謂脉.

黃帝曰. 六氣者. 有餘不足. 氣之多少. 腦髓之虛實. 血脉之清濁. 何以知之.

岐伯曰. 精脫者. 耳聾.

　　　氣脫者. 目不明.

279

津脫者. 腠理開. 汗大泄.

液脫者. 骨屬屈伸不利. 色夭. 腦髓消. 脛痠. 耳數鳴.

血脫者. 色白夭然不澤. 其脉空虛. 此其候也.

黃帝曰. 六氣者. 貴賤何如.

岐伯曰. 六氣者. 各有部主也. 其貴賤善惡. 可爲常主. 然五穀與胃爲大海也.

31. 腸胃

黃帝問于伯高曰.

余願聞六府傳穀者. 腸胃之小大長短. 受穀之多少. 奈何.

伯高曰. 請盡言之. 穀所從出入. 淺深遠近長短之度.

脣至齒. 長九分. 口廣二寸半. 齒以後至會厭. 深三寸半. 大容五合.

舌重十兩. 長七寸. 廣二寸半.

咽門. 重十兩. 廣二寸半. 至胃長一尺六寸.

胃. 紆曲屈伸之. 長二尺六寸. 　　　　大一尺五寸. 徑五寸.
　　　　　　　　　　　　　　　　　　大容三斗五升.

小腸. 後附脊. 左環迴周疊積. 其注于

迴腸者. 外附于臍上. 迴運環 十六曲. 　大二寸半. 徑八分分之少半.
　　　　　　　　　　　　　　　　　　長三丈三尺.

迴腸. 當臍左環. 迴周葉積而下. 迴運環反十六曲. 大四寸. 徑一寸寸之少半.
　　　　　　　　　　　　　　　　　　長二丈一尺.

廣腸. 傅以受迴腸. 左環葉脊上下辟. 　大八寸. 徑二寸寸之太半.
　　　　　　　　　　　　　　　　　　長二尺八寸.

腸胃所入至所出. 長六丈四寸四分. 迴曲環反三十二曲也.

32. 平人絕穀

黃帝曰. 願聞人之不食七日而死. 何也.

伯高曰. 臣請言其故.

胃. 大一尺五寸. 徑五寸. 長二尺六寸. 橫屈受水穀三斗五升. 其中之穀. 常留二斗.
水一斗五升而滿. 上焦泄氣. 出其精微. 慓悍滑疾. 下焦下溉諸腸.

小腸. 大二寸半. 徑八分分之少半. 長三丈二尺. 受穀二斗四升. 水六升三合合之大半.

迴腸. 大四寸. 徑一寸寸之少半. 長二丈一尺. 受穀一斗. 水七升半.

廣腸. 大八寸. 徑二寸寸之大半. 長二尺八寸. 受穀九升三合八分合之一.

腸胃之長. 凡五丈八尺四寸. 受水穀九斗二升一合合之大半. 此腸胃所受水穀之數也.

平人則不然. 胃滿則腸虛. 腸滿則胃虛. 更虛更滿. 故氣得上下. 五藏安定. 血脉和利.
精神乃居. 故神者水穀之精氣也. 故腸胃之中. 常留穀二斗. 水一斗五升.
故平人日再後. 後二升半. 一日中五升. 七日五七三斗五升. 而留水穀盡矣.
故平人不食飲七日而死者. 水穀精氣津液皆盡故也.

33. 海論

黃帝問于岐伯曰.

余聞刺法于夫子. 夫子之所言. 不離于營衛血氣. 夫十二經脉者. 內屬于府藏.
外絡于肢節. 夫子乃合之于四海乎.

岐伯荅曰. 人亦有四海十二經水. 經水者. 皆注于海. 海有東西南北. 命曰四海.

黃帝曰. 以人應之奈何.

岐伯曰. 人有髓海. 有血海. 有氣海. 有水穀之海. 凡此四者. 以應四海也.

黃帝曰. 遠乎哉. 夫子之合人天地四海也. 願聞應之奈何.

岐伯荅曰. 必先明知陰陽表裏. 滎輸所在. 四海定矣.

黃帝曰. 定之奈何.

岐伯曰. 胃者.　　　　水穀之海. 其輸上在氣街.　　下至三里.

衝脉者.　為十二經之海. 其輸上在于大杼. 下出于巨虛之上下廉.

膻中者.　　為氣之海. 其輸上在于柱骨之上下. 前在于人迎.

腦為髓之海.　　　　其輸上在于其蓋. 下在風府.

黃帝曰. 凡此四海者. 何利何害. 何生何敗.

岐伯曰. 得順者生. 得逆者敗. 知調者利. 不知調者害.

黃帝曰. 四海之逆順奈何.

岐伯曰. 氣海有餘者. 氣滿胸中. 悗息面赤.

氣海不足者 (黑字は欠字). 則氣少不足以言.

血海有餘者 (黑字は欠字). 則常想其身大. 怫然不知其所病.

血海不足者 (黑字は欠字). 亦常想其身小. 狹然不知其所病.

水穀之海有餘者 (黑字は欠字). 則腹滿.

水穀之海不足者 (黑字は欠字). 則飢不受穀食.

髓海有餘者 (黑字は欠字). 則輕勁多力. 自過其度.

髓海不足者 (黑字は欠字). 則腦轉耳鳴. 脛痠眩冒. 目無所見. 懈怠安臥.

黃帝曰. 余已聞逆順. 調之奈何.

岐伯曰. 審守其輸. 而調其虛實. 無犯其害. 順者得復. 逆者必敗.

黃帝曰. 善.

34. 五亂

黃帝曰. 經脉十二者. 別爲五行. 分爲四時. 何失而亂. 何得而治.

岐伯曰. 五行有序. 四時有分. 相順則治. 相逆則亂.

黃帝曰. 何謂相順.

岐伯曰. 經脉十二者. 以應十二月. 十二月者. 分爲四時.

四時者. 春秋冬夏. 其氣各異. 營衛相隨. 陰陽已和. 清濁不相干. 如是則順之而治.

黃帝曰. 何謂逆而亂.

岐伯曰. 清氣在陰. 濁氣在陽. 營氣順脉. 衛氣逆行. 清濁相干. 亂于胸中. 是謂大悗.

故氣亂于心. 則煩心密嘿. 俛首靜伏.

亂于肺. 則俛仰喘喝. 接手以呼.

亂于腸胃. 則爲霍亂.

亂于臂脛. 則爲四厥.

亂于頭. 則爲厥逆頭重眩仆.

黃帝曰. 五亂者. 刺之有道乎.

岐伯曰. 有道以來. 有道以去. 審知其道. 是謂身寶.

黃帝曰. 善. 願聞其道.

岐伯曰. 氣在于心者. 取之手少陰心主之輸.

氣在于肺者. 取之手太陰榮足少陰輸.

氣在于腸胃者. 取之足太陰陽明. 不下者. 取之三里.

氣在于頭者. 取之天柱大杼. 不知. 取足太陽榮輸.

氣在于臂足. 取之先去血脉. 後取其陽明少陽之榮輸.

黃帝曰. 補寫奈何.

岐伯曰. 徐入徐出. 謂之導氣. 補寫無形. 謂之同精. 是非有餘不足也. 亂氣之相逆也.

黃帝曰. 允乎哉道. 明乎哉論. 請著之玉版. 命曰治亂也.

35. 脹論

黃帝曰. 脉之應于寸口. 如何而脹.

岐伯曰. 其脉大堅以濇者. 脹也.

黃帝曰. 何以知藏府之脹也.

岐伯曰. 陰爲藏. 陽爲府.

黃帝曰. 夫氣之令人脹也. 在于血脉之中耶. 藏府之內乎.

岐伯曰. 三者皆存焉. 然非脹之舍也.

黃帝曰. 願聞脹之舍.

岐伯曰. 夫脹者. 皆在于藏府之外. 排藏府. 而郭胸脇. 脹皮膚. 故命曰脹.

黃帝曰. 藏府之在胸脇腹裏之內也. 若匣匱之藏禁器也. 各有次舍. 異名而同處. 一域之中.
　　　其氣各異. 願聞其故.

黃帝曰. 未解其意. 再問.

岐伯曰. 夫胸腹. 藏府之郭也.

　　　　膻中者. 心主之宮城也.

　　　　胃者. 大倉也.

　　　　咽喉小腸者. 傳送也.

　　　　胃之五竅者. 閭里門戶也.

　　　　廉泉玉英者. 津液之道也.

　　　故五藏六府者. 各有畔界. 其病各有形狀. 營氣循脉. 衛氣逆. 爲脉脹.

　　　衛氣並脉循分. 爲膚脹. 三里而寫. 近者一下. 遠者三下. 無問虛實. 工在疾寫.

黃帝曰. 願聞脹形.

岐伯曰. 夫心脹者. 煩心短氣. 臥不安.

　　　　肺脹者. 虛滿而喘欬.

　　　　肝脹者. 脇下滿而痛引小腹.

　　　　脾脹者. 善噦. 四肢煩悗. 體重不能勝衣. 臥不安.

　　　　腎脹者. 腹滿引背. 央央然腰髀痛. 六府脹.

　　　　胃脹者. 腹滿. 胃脘痛. 鼻聞焦臭. 妨于食. 大便難.

　　　大腸脹者. 腸鳴而痛濯濯. 冬日重感于寒. 則飧泄不化.

　　　小腸脹者. 少腹䐜脹. 引腰而痛.

　　　膀胱脹者. 少腹滿而氣癃.

　　　三焦脹者. 氣滿于皮膚中. 輕輕然而不堅.

　　　膽脹者. 脇下痛脹. 口中苦. 善大息.

　　　凡此諸脹者. 其道在一. 明知逆順. 鍼數不失. 寫虛補實. 神去其室. 致邪失正.

　　　眞不可定. 粗之所敗. 謂之夭命. 補虛寫實. 神歸其室. 久塞其空. 謂之良工.

黃帝曰. 脹者焉生. 何因而有.

岐伯曰. 衛氣之在身也. 常然並脉循分肉. 行有逆順. 陰陽相隨. 乃得天和. 五藏更始. 四時有序.

　　　五穀乃化. 然後厥氣在下. 營衛留止. 寒氣逆上. 眞邪相攻. 兩氣相搏. 乃合爲脹也.

黃帝曰. 善. 何以解惑.

岐伯曰. 合之于眞. 三合而得.

帝曰. 　善.

黃帝問于岐伯曰.

　　　脹論言. 無問虛實. 工在疾寫. 近者一下. 遠者三下. 今有其三而不下者. 其過焉在.

岐伯對曰. 此言陷于肉肓而中氣穴者也. 不中氣穴. 則氣內閉. 鍼不陷肓. 則氣不行.

　　　上越中肉. 則衛氣相亂. 陰陽相逐. 其于脹也. 當寫不寫. 氣故不下. 三而不下.

283

必更其道. 氣下乃止. 不下復始. 可以萬全. 烏有殆者乎. 其于脹也. 必審其胗.
當寫則寫. 當補則補. 如鼓應桴. 惡有不下者乎.

36. 五癃津液別

黃帝問于岐伯曰.

水穀入于口. 輸于腸胃. 其液別爲五.

天寒衣薄. 則爲溺與氣.

天熱衣厚. 則爲汗.

悲哀氣并. 則爲泣.

中熱胃緩. 則爲唾.

邪氣内逆. 則氣爲之閉塞而不行.

不行則爲水脹. 余知其然也. 不知其何由生. 願聞其道.

岐伯曰. 水穀皆入于口. 其味有五. 各注其海. 津液各走其道. 故三焦出氣. 以温肌肉. 充皮膚.

爲其津. 其流而不行者. 爲液. 天暑衣厚. 則腠理開. 故汗出. 寒留于分肉之間.

聚沫則爲痛.

天寒則腠理閉. 氣濕不行. 水下留于膀胱. 則爲溺與氣.

五藏六府. 心爲之主. 耳爲之聽. 目爲之候. 肺爲之相. 肝爲之將. 脾爲之衛.

腎爲之主外. 故五藏六府之津液. 盡上滲于目.

心悲氣并. 則心系急. 心系急則肺擧. 肺擧則液上溢. 夫心系與肺不能常擧. 乍上乍下.

故欬而泣出矣.

中熱則胃中消穀. 消穀則蟲上下作. 腸胃充郭. 故胃緩. 胃緩則氣逆. 故唾出.

五穀之精液. 和合而爲膏者. 内滲入于骨空. 補益腦髓. 而下流于陰股. 陰陽不和.

則使液溢而下流于陰. 髓液皆減而下. 下過度則虚. 虚故腰背痛而脛痠.

陰陽氣道不通. 四海閉塞. 三焦不寫. 津液不化. 水穀并于腸胃之中. 別于廻腸.

留于下焦. 不得滲膀胱. 則下焦脹. 水溢則爲水脹. 此津液五別之逆順也.

37. 五閱五使

黃帝問于岐伯曰.

余聞刺有五官五閱. 以觀五氣. 五氣者. 五藏之使也. 五時之副也. 願聞其五使當安出.

岐伯曰. 五官者. 五藏之閱也.

黃帝曰. 願聞其所出. 令可爲常.

岐伯曰. 脉出于氣口. 色見于明堂. 五色更出. 以應五時. 各如其常. 經氣入藏. 必當治裏.

帝曰. 善. 五色獨決于明堂乎.

岐伯曰. 五官已辨. 闕庭必張. 乃立明堂. 明堂廣大. 蕃蔽見外. 方壁高基. 引垂居外. 五色乃治.
　　　平博廣大. 壽中百歲. 見此者. 刺之必已. 如是之人者. 血氣有餘. 肌肉堅緻.
　　　故可苦以鍼.

黃帝曰. 願聞五官.

岐伯曰. 鼻者肺之官也.
　　　目者肝之官也.
　　　口脣者脾之官也.
　　　舌者心之官也.
　　　耳者腎之官也.

黃帝曰. 以官何候.

岐伯曰. 以候五藏. 故肺病者. 喘息鼻張.
　　　　　　　　肝病者. 眥青.
　　　　　　　　脾病者. 脣黃.
　　　　　　　　心病者. 舌卷短顴赤.
　　　　　　　　腎病者. 顴與顏黑.

黃帝曰. 五脉安出. 五色安見. 其常色殆者如何.

岐伯曰. 五官不辨. 闕庭不張. 小其明堂. 蕃蔽不見. 又埤其墙. 墙下無基. 垂角去外.
　　　如是者. 雖平常殆. 況加疾哉.

黃帝曰. 五色之見于明堂. 以觀五藏之氣. 左右高下. 各有形乎.

岐伯曰. 府藏之在中也. 各以次舍. 左右上下. 各如其度也.

38. 逆順肥瘦

黃帝問于岐伯曰.
　　　余聞鍼道于夫子. 衆多畢悉矣. 夫子之道. 應若失而據未有堅然者也. 夫子之問學熟乎.
　　　將審察于物而心生之乎.

岐伯曰. 聖人之爲道者. 上合于天. 下合于地. 中合于人事. 必有明法. 以起度數. 法式檢押.
　　　乃後可傳焉. 故匠人不能釋尺寸而意短長. 廢繩墨而起平水也. 工人不能置規而爲員.
　　　去矩而爲方. 知用此者. 固自然之物. 易用之教. 逆順之常也.

黃帝曰. 願聞自然奈何.

岐伯曰. 臨深決水. 不用功力. 而水可竭也. 循掘決衝. 而經可通也. 此言氣之滑濇. 血之清濁.
　　　行之逆順也.

黃帝曰. 願聞人之白黑肥瘦小長. 各有數乎.

岐伯曰. 年質壯大. 血氣充盈. 膚革堅固. 因加以邪. 刺此者. 深而留之. 此肥人也. 廣肩腋.
　　　項肉薄. 厚皮而黑色. 脣臨臨然. 其血黑以濁. 其氣濇以遲. 其爲人也. 貪于取與.

刺此者. 深而留之. 多益其數也.

黃帝曰. 刺瘦人奈何.

岐伯曰. 瘦人者. 皮薄色少. 肉廉廉然. 薄脣輕言. 其血清氣滑. 易脫于氣. 易損于血. 刺此者.
淺而疾之.

黃帝曰. 刺常人奈何.

岐伯曰. 視其白黑. 各爲調之. 其端正敦厚者. 其血氣和調. 刺此者. 無失常數也.

黃帝曰. 刺壯士眞骨者奈何.

岐伯曰. 刺壯士眞骨. 堅肉緩節. 監監然. 此人重則氣濇血濁. 刺此者. 深而留之. 多益其數.
勁則氣滑血清. 刺此者. 淺而疾之.

黃帝曰. 刺嬰兒奈何.

岐伯曰. 嬰兒者. 其肉脆血少氣弱. 刺此者. 以毫刺. 淺鍼而疾發鍼. 日再可也.

黃帝曰. 臨深決水奈何.

岐伯曰. 血清氣濁. 疾寫之則氣竭焉.

黃帝曰. 循掘決衝奈何.

岐伯曰. 血濁氣濇. 疾寫之則經可通也.

黃帝曰. 脉行之逆順奈何.

岐伯曰. 手之三陰. 從藏走手. 手之三陽. 從手走頭. 足之三陽. 從頭走足. 足之三陰. 從足走腹.

黃帝曰. 少陰之脉獨下行. 何也.

岐伯曰. 不然. 夫衝脉者. 五藏六府之海也. 五藏六府皆稟焉. 其上者. 出於頏顙. 滲諸陽.
漑諸精.

其下者. 注少陰之大絡. 出于氣街. 循陰股內廉. 入膕中. 伏行骭骨內.

下至內踝之後屬而別.

其下者. 並于少陰之經. 滲三陰. 其前者. 伏行出跗屬下. 循跗入大指間.

滲諸絡而溫肌肉. 故別絡結. 則跗上不動. 不動則厥. 厥則寒矣.

黃帝曰. 何以明之.

岐伯曰. 以言導之. 切而驗之. 其非必動. 然後乃可明逆順之行也.

黃帝曰. 窘乎哉. 聖人之爲道也. 明于日月. 微于毫釐. 其非夫子. 孰能道之也.

39. 血絡論

黃帝曰. 願聞其奇邪而不在經者.

岐伯曰. 血絡是也.

黃帝曰. 刺血絡而仆者. 何也.

血出而射者. 何也.

血少黑而濁者. 何也.

血出清而半爲汁者. 何也.

發鍼而腫者. 何也.

血出若多若少. 而面色蒼蒼者. 何也.

發鍼而面色不變. 而煩悗者. 何也.

多出血而不動搖者. 何也. 願聞其故.

岐伯曰. 脉氣盛而血虛者. 刺之則脫氣. 脫氣則仆.

血氣俱盛. 而陰氣多者. 其血滑. 刺之則射.

陽氣畜積. 久留而不寫者. 其血黑以濁. 故不能射.

新飲而液滲于絡. 而未合和于血也. 故血出而汁別焉.

其不新飲者. 身中有水. 久則爲腫.

陰氣積于陽. 其氣因于絡. 故刺之血未出. 而氣先行. 故腫.

陰陽之氣. 其新相得而未和合. 因而寫之. 則陰陽俱脫. 表裏相離. 故脫色而蒼蒼然.

刺之血出多. 色不變而煩悗者. 刺絡而虛經. 虛經之屬于陰者. 陰脫. 故煩悶.

陰陽相得. 而合爲痺者. 此爲内溢于經. 外注于絡. 如是者. 陰陽俱有餘. 雖多出血. 而弗能虛也.

黃帝曰. 相之奈何.

岐伯曰. 血脉者盛. 堅橫以赤. 上下無常處. 小者如鍼. 大者如筯. 則而寫之. 萬全也.

故無失數矣. 失數而反. 各如其度.

黃帝曰. 鍼入而肉著者. 何也.

岐伯曰. 熱氣因于鍼. 則鍼熱. 熱則肉著于鍼. 故堅焉.

40. 陰陽清濁

黃帝曰. 余聞十二經脉. 以應十二經水者. 其五色各異. 清濁不同. 人之血氣若一. 應之奈何.

岐伯曰. 人之血氣. 苟能若一. 則天下爲一矣. 惡有亂者乎.

黃帝曰. 余問一人. 非問天下之衆.

岐伯曰. 夫一人者. 亦有亂氣. 天下之衆. 亦有亂人. 其合爲一耳.

黃帝曰. 願聞人氣之清濁.

岐伯曰. 受穀者濁. 受氣者清. 清者注陰. 濁者注陽. 濁而清者. 上出于咽. 清而濁者. 則下行.

清濁相干. 命曰亂氣.

黃帝曰. 夫陰清而陽濁. 濁者有清. 清者有濁. 清濁別之奈何.

岐伯曰. 氣之大別. 清者上注于肺. 濁者下走于胃. 胃之清氣. 上出于口. 肺之濁氣. 下注于經.

内積于海.

黃帝曰. 諸陽皆濁. 何陽獨甚乎.

岐伯曰. 手太陽獨受陽之濁. 手太陰獨受陰之清. 其清者. 上走空竅. 其濁者. 下行諸經.

287

諸陰皆清. 足太陰獨受其濁.

黃帝曰. 治之奈何.

岐伯曰. 清者其氣滑. 濁者其氣濇. 此氣之常也. 故刺陰者. 深而留之. 刺陽者. 淺而疾之.
　　　　清濁相干者. 以數調之也.

41. 陰陽繫日月

黃帝曰. 余聞天爲陽. 地爲陰. 日爲陽. 月爲陰. 其合之于人奈何.

岐伯曰. 腰以上爲天. 腰以下爲地. 故天爲陽. 地爲陰. 故（**手が抜けている**）足之十二經脉.
　　　　以應十二月. 月生于水.

　　　　故在下者爲陰. 手之十指. 以應十日. 日主火. 故在上者爲陽.

黃帝曰. 合之于脉奈何.

岐伯曰. 寅者. 正月之生陽也. 主左足之少陽.

　　　　未者　六月.　　　　　主右足之少陽.

　　　　卯者　二月.　　　　　主左足之太陽.

　　　　午者　五月.　　　　　主右足之太陽.

　　　　辰者　三月.　　　　　主左足之陽明.

　　　　巳者　四月.　　　　　主右足之陽明. 此兩陽合于前. 故曰陽明.

　　　　申者. 七月之生陰也. 主右足之少陰.

　　　　丑者十二月.　　　　　主左足之少陰.

　　　　酉者　八月.　　　　　主右足之太陰.

　　　　子者十一月.　　　　　主左足之太陰.

　　　　戌者　九月.　　　　　主右足之厥陰.

　　　　亥者　十月.　　　　　主左足之厥陰. 此兩陰交盡. 故曰厥陰.

　　　　甲主左手之少陽.

　　　　己主右手之少陽.

　　　　乙主左手之太陽.

　　　　戊主右手之太陽.

　　　　丙主左手之陽明.

　　　　丁主右手之陽明. 此兩火并合. 故爲陽明.

　　　　庚主右手之少陰.

　　　　癸主左手之少陰.

　　　　辛主右手之太陰.

　　　　壬主左手之太陰. 故

　　　　足之陽者. 陰中之少陽也.

足之陰者．陰中之太陰也．

手之陽者．陽中之太陽也．

手之陰者．陽中之少陰也．

腰以上者爲陽．腰以下者爲陰．

其於五藏也．心爲陽中之太陽．肺爲陽中之少陰．肝爲陰中之少陽．脾爲陰中之至陰．
腎爲陰中之太陰．

黃帝曰．以治奈何．

岐伯曰．正月二月三月．　　　人氣在左．無刺左足之陽．

四月五月六月．　　　人氣在右．無刺右足之陽．

七月八月九月．　　　人氣在右．無刺右足之陰．

十月十一月十二月．人氣在左．無刺左足之陰．

黃帝曰．五行以東方爲甲乙木．主春．春者蒼色．主肝．肝者．足厥陰也．
今乃以甲爲左手之少陽．不合于數．何也．

岐伯曰．此天地之陰陽也．非四時五行之以次行也．且夫陰陽者．有名而無形．故數之可十．
離之可百．散之可千．推之可萬．此之謂也．

42. 病傳

黃帝曰．余受九鍼于夫子．而私覽于諸方．或有導引行氣喬摩灸熨刺炳飮藥之．一者可獨守耶．
將盡行之乎．

岐伯曰．諸方者．衆人之方也．非一人之所盡行也．

黃帝曰．此乃所謂守一勿失．萬物畢者也．今余已聞陰陽之要．虛實之理．傾移之過．
可治之屬．願聞病之變化．淫傳絶敗而不可治者．可得聞乎．

岐伯曰．要乎哉問道．昭乎其如旦醒．窘乎其如夜瞑．能被而服之．神與俱成．畢將服之．
神自得之．生神之理．可著于竹帛．不可傳于子孫．

黃帝曰．何謂旦醒．

岐伯曰．明于陰陽．如惑之解．如醉之醒．

黃帝曰．何謂夜瞑．

岐伯曰．瘖乎其無聲．漠乎其無形．折毛發理．正氣橫傾．淫邪泮衍．血脉傳溜．大氣入藏．
腹痛下淫．可以致死．不可以致生．

黃帝曰．大氣入藏奈何．

岐伯曰．病先發于心．一日而之肺．三日而之肝．五日而之脾．三日不已死．冬夜半．夏日中．
病先發于肺．三日而之肝．一日而之脾．五日而之胃．十日不已死．冬日入．夏日出．
病先發于肝．三日而之脾．五日而之胃．三日而之腎．三日不已死．冬日入．夏蚤食．
病先發于脾．一日而之胃．二日而之腎．三日而之膂膀胱．十日不已死．冬人定．夏晏食．

289

病先發于胃. 五日而之腎. 三日而之膂膀胱. 五日而上之心. 二日不已死. 冬夜半.
夏日昳.

病先發于腎. 三日而之膂膀胱. 三日而上之心. 三日而之小腸. 三日不已死. 冬大晨.
夏早晡.

病先發于膀胱. 五日而之腎. 一日而之小腸. 一日而之心. 二日不已死. 冬雞鳴. 夏下晡.

諸病以次相傳. 如是者. 皆有死期. 不可刺也. 間一藏及二三四藏者. 乃可刺也.

43. 淫邪發夢

黃帝曰. 願聞淫邪泮衍奈何.

岐伯曰. 正邪從外襲內. 而未有定舍. 反淫于藏. 不得定處. 與營衛俱行. 而與魂魄飛揚.
使人臥不得安. 而喜夢. 氣淫于府. 則有餘于外. 不足于內. 氣淫于藏. 則有餘于內.
不足于外.

黃帝曰. 有餘不足有形乎.

岐伯曰. 陰氣盛. 則夢涉大水而恐懼.

陽氣盛. 則夢大火而燔焫.

陰陽俱盛. 則夢相殺. 上盛則夢飛. 下甚則夢墮. 盛飢則夢取. 甚飽則夢予.

肝氣盛. 則夢怒.

肺氣盛. 則夢恐懼哭泣飛揚.

心氣盛. 則夢善笑恐畏.

脾氣盛. 則夢歌樂. 身體重不舉.

腎氣盛. 則夢腰脊兩解不屬.

凡此十二盛者. 至而寫之. 立已.

厥氣客于心. 則夢見丘山煙火.

客于肺. 則夢飛揚. 見金鐵之奇物.

客于肝. 則夢山林樹木.

客于脾. 則夢見丘陵大澤. 壞屋風雨.

客于腎. 則夢臨淵. 沒居水中.

客于膀胱. 則夢遊行.

客于胃. 則夢飲食.

客于大腸. 則夢田野.

客于小腸. 則夢聚邑衝衢.

客于膽. 則夢鬥訟自刳.

客于陰器. 則夢接內.

客于項. 則夢斬首.

客于脛.　　則夢行走而不能前.　及居深地.　窌苑中.

客于股肱.　則夢禮節拜起.

客于胞䐽.　則夢洩便.

凡此十五不足者.　至而補之.　立已也.

44.　順氣一日分爲四時

黃帝曰. 夫百病之所始生者.　必起于燥濕寒暑風雨. 陰陽喜怒飲食居處. 氣合而有形. 得藏而有名.
　　余知其然也.　夫百病者.　多以旦慧晝安.　夕加夜甚.　何也.

岐伯曰.　四時之氣使然.

黃帝曰.　願聞四時之氣.

岐伯曰.　春生夏長.　秋收冬藏.　是氣之常也.　人亦應之.　以一日分爲四時.

　　朝則爲春.　日中爲夏.　日入爲秋.　夜半爲冬.

　　朝則人氣始生.　病氣衰.　　　故旦慧.

　　日中人氣長.　　長則勝邪.　　　故安.

　　夕則人氣始衰.　邪氣始生.　　　故加.

　　夜半人氣入藏. 邪氣獨居于身.　故甚也.

黃帝曰.　其時有反者.　何也.

岐伯曰.　是不應四時之氣.　藏獨主其病者.　是必以藏氣之所不勝時者甚.　以其所勝時者起也.

黃帝曰.　治之奈何.

岐伯曰.　順天之時.　而病可與期.　順者爲工.　逆者爲粗.

黃帝曰.　善.　余聞刺有五變.　以主五輸.　願聞其數.

岐伯曰.　人有五藏.　五藏有五變.　五變有五輸.　故五五二十五輸.　以應五時.

黃帝曰.　願聞五變.

岐伯曰.　肝爲牡藏.　其色青.　其時春.　　其音角.　　　其味酸.　　　其日甲乙.

　　心爲牡藏.　其色赤.　其時夏.　　其日丙丁. 其音徵.　　　其味苦.

　　脾爲牝藏.　其色黃.　其時長夏.　其日戊己.　其音宮.　　　其味甘.

　　肺爲牝藏.　其色白.　其音商.　　其時秋.　　其日庚辛.　其味辛.

　　腎爲牝藏.　其色黑.　其時冬.　　其日壬癸. 其音羽.　　　其味鹹.　是爲五變.

黃帝曰.　以主五輸奈何.

　　藏主冬.　冬刺井.

　　色主春.　春刺滎.

　　時主夏.　夏刺輸.

　　音主長夏.　長夏刺經.

　　味主秋.　秋刺合.　是謂五變以主五輸.

291

黃帝曰. 諸原安合. 以致六輸.

岐伯曰. 原獨不應五時. 以經合之. 以應其數. 故六六三十六輸.

黃帝曰. 何謂藏主冬. 時主夏. 音主長夏. 味主秋. 色主春. 願聞其故.

岐伯曰. 病在藏者. 取之井.

病變于色者. 取之滎.

病時間時甚者. 取之輸.

病變于音者. 取之經.

經滿而血者. 病在胃. 及以飲食不節得病者. 取之於合. 故命曰味主合. 是謂五變也.

45. 外揣

黃帝曰. 余聞九鍼九篇. 余親授其調. 頗得其意.

夫九鍼者. 始于一而終于九. 然未得其要道也.

夫九鍼者. 小之則無內. 大之則無外. 深不可爲下. 高不可爲蓋. 恍惚無窮. 流溢無極.

余知其合于天道人事四時之變也. 然余願雜之毫毛. 渾束爲一. 可乎.

岐伯曰. 明乎哉問也. 非獨鍼道焉. 夫治國亦然.

黃帝曰. 余願聞鍼道. 非國事也.

岐伯曰. 夫治國者. 夫惟道焉. 非道. 何可小大深淺. 雜合而爲一乎.

黃帝曰. 願卒聞之.

岐伯曰. 日與月焉. 水與鏡焉. 鼓與響焉. 夫日月之明. 不失其影. 水鏡之察. 不失其形.

鼓響之應. 不後其聲. 動搖則應和. 盡得其情.

黃帝曰. 窘乎哉. 昭昭之明. 不可蔽. 其不可蔽.

不失陰陽也. 合而察之. 切而驗之. 見而得之. 若清水明鏡之不失其形也. 五音不彰.

五色不明. 五藏波蕩. 若是則內外相襲. 若鼓之應桴. 響之應聲. 影之似形.

故遠者司外揣內. 近者司內揣外. 是謂陰陽之極. 天地之蓋. 請藏之靈蘭之室.

弗敢使泄也.

46. 五變

黃帝問于少俞曰.

余聞百疾之始期也. 必生于風雨寒暑. 循毫毛而入腠理. 或復還. 或留止.

或爲風腫汗出. 或爲消癉. 或爲寒熱. 或爲留痺. 或爲積聚. 奇邪淫溢. 不可勝數.

願聞其故. 夫同時得病. 或病此. 或病彼. 意者天之爲人生風乎. 何其異也.

少俞曰. 夫天之生風者. 非以私百姓也. 其行公平正直. 犯者得之. 避者得無殆. 非求人.

而人自犯之.

黃帝曰. 一時遇風. 同時得病. 其病各異. 願聞其故.

少兪曰. 善乎哉問. 請論以比匠人. 匠人磨斧斤. 砺刀. 削斲材木. 木之陰陽. 尚有堅脆.
堅者不入. 脆者皮弛. 至其交節. 而缺斤斧焉. 夫一木之中. 堅脆不同. 堅者則剛.
脆者易傷. 況其材木之不同. 皮之厚薄. 汁之多少. 而各異耶. 夫木之蚤花.
先生葉者. 遇春霜烈風. 則花落而葉萎. 久曝大旱. 則脆木薄皮者.
枝條汁少而葉萎. 久陰淫雨. 則薄皮多汁者.
皮潰而漉. 卒風暴起. 則剛脆之木. 枝折扤傷. 秋霜疾風. 則剛脆之木. 根搖而葉落.
凡此五者. 各有所傷. 況於人乎.

黃帝曰. 以人應木奈何.

少兪荅曰. 木之所傷也. 皆傷其枝. 枝之剛脆. 而堅. 未成傷也. 人之有常病也.
亦因其骨節皮膚腠理之不堅固者. 邪之所舍也. 故常爲病也.

黃帝曰. 人之善病風厥漉汗者. 何以候之.

少兪荅曰. 肉不堅. 腠理疏. 則善病風.

黃帝曰. 何以候肉之不堅也.

少兪荅曰. 膕肉不堅而無分理者. 粗理. 粗理而皮不緻者. 腠理疏. 此言其渾然者.

黃帝曰. 人之善病消癉者. 何以候之.

少兪荅曰. 五藏皆柔弱者. 善病消癉.

黃帝曰. 何以知五藏之柔弱也.

少兪荅曰. 夫柔弱者. 必有剛強. 剛強多怒. 柔者易傷也.

黃帝曰. 何以候柔弱之與剛強.

少兪荅曰. 此人薄皮膚. 而目堅固以深者. 長衝直揚. 其心剛. 剛則多怒. 怒則氣上逆. 胸中畜積.
血氣逆留. 臏皮充肌. 血脉不行. 轉而爲熱. 熱則消肌膚. 故爲消癉.
此言其人暴剛而肌肉弱者也.

黃帝曰. 人之善病寒熱者. 何以候之.

少兪荅曰. 小骨弱肉者. 善病寒熱.

黃帝曰. 何以候骨之小大. 肉之堅脆. 色之不一也.

少兪荅曰. 顴骨者. 骨之本也. 顴大則骨大. 顴小則骨小. 皮膚薄而. 其肉無䐃. 其臂懦懦然.
其地色殆然. 不與其天同色. 汚然獨異. 此其候也. 然後臂薄者. 其髓不滿.
故善病寒熱也.

黃帝曰. 何以候人之善病痺者.

少兪荅曰. 粗理而肉不堅者. 善病痺.

黃帝曰. 痺之高下有處乎.

少兪荅曰. 欲知其高下者. 各視其部.

黃帝曰. 人之善病腸中積聚者. 何以候之.

少兪荅曰. 皮膚薄而不澤. 肉不堅而淖澤. 如此則腸胃惡. 惡則邪氣留止. 積聚乃傷.

293

脾胃之間. 寒溫不次. 邪氣稍至. 稽積留止. 大聚乃起.

黄帝曰. 余聞病形. 已知之矣. 願聞其時.

少俞苔曰. 先立其年. 以知其時. 時高則起. 時下則殆. 雖不陷下. 當年有衝通. 其病必起.
是謂因形而生病. 五變之紀也.

47. 本藏

黄帝問于岐伯曰.

人之血氣精神者. 所以奉生而周于性命者也.

經脉者. 所以行血氣. 而營陰陽. 濡筋骨. 利關節者也.

衛氣者. 所以温分肉. 充皮膚. 肥腠理. 司開闔者也.

志意者. 所以御精神. 收魂魄. 適寒溫. 和喜怒者也.

是故血和. 則經脉流行. 營覆陰陽. 筋骨勁強. 關節清利矣.

衛氣和. 則分肉解利. 皮膚調柔. 腠理緻密矣.

志意和. 則精神專直. 魂魄不散. 悔怒不起. 五藏不受邪矣.

寒溫和. 則六府化穀. 風痺不作. 經脉通利. 肢節得安矣. 此人之常平也.

五藏者. 所以藏精神血氣魂魄者也.

六府者. 所以化水穀而行津液者也. 此人之所以具受于天也. 無愚智賢不肖.
無以相倚也.

然有其獨盡天壽. 而無邪僻之病. 百年不衰. 雖犯風雨卒寒大暑. 猶有弗能害也.

有其不離屏蔽室內. 無怵惕之恐. 然猶不免於病. 何也. 願聞其故.

岐伯對曰. 窘乎哉問也.

五藏者. 所以參天地. 副陰陽. 而連四時. 化五節者也.

五藏者. 固有小大高下堅脆端正偏傾者. 六府亦有小大長短厚薄結直緩急.

凡此二十五者. 各不同. 或善或惡. 或吉或凶. 請言其方.

心小. 則安. 邪弗能傷. 易傷以憂.

心大. 則憂不能傷. 易傷于邪.

心高. 則滿于肺中. 悗而善忘. 難開以言.

心下. 則藏外易傷于寒. 易恐以言. 心堅. 則藏安守固.

心脆. 則善病消癉熱中.

心端正. 則和利難傷.

心偏傾. 則操持不一. 無守司也.

肺小. 則少飲. 不病喘喝.

肺大. 則多飲. 善病胸痺喉痺逆氣.

肺高. 則上氣肩息欬.

294

肺下． 則居賁迫肺．善脇下痛．

肺堅． 則不病欬上氣．

肺脆． 則苦病消癉易傷．

肺端正． 則和利難傷．

肺偏傾． 則胸偏痛也．

肝小． 則藏安．無脇下之病．

肝大． 則逼胃迫咽．迫咽則苦膈中且脇下痛．

肝高． 則上支賁切脇．悗爲息賁．

肝下． 則逼胃．脇下空．脇下空則易受邪．

肝堅． 則藏安難傷．

肝脆． 則善病消癉易傷．

肝端正． 則和利難傷．

肝偏傾． 則脇下痛也．

脾小． 則藏安．難傷于邪也．

脾大． 則苦湊眇而痛．不能疾行．

脾高． 則眇引季脇而痛．

脾下． 則下加于大腸．下加于大腸．則藏苦受邪．

脾堅． 則藏安難傷．

脾脆． 則善病消癉易傷．

脾端正． 則和利難傷．

脾偏傾． 則善滿善脹也．

腎小． 則藏安難傷．

腎大． 則善病腰痛．不可以俛仰．易傷以邪．

腎高． 則苦背膂痛．不可以俯仰．

腎下． 則腰尻痛．不可以俛仰．爲狐疝．

腎堅． 則不病腰背痛．

腎脆． 則苦病消癉易傷．

腎端正． 則和利難傷．

腎偏傾． 則苦腰尻痛也．

凡此二十五變者．人之所苦常病．

黃帝曰．何以知其然也．

岐伯曰．**赤色小理者**．心小．粗理者．心大．無髑骬者．心高．髑骬小短舉者．心下．髑骬長者．心下堅．髑骬弱小以薄者．心脆．髑骬直下不舉者．心端正．髑骬倚一方者．心偏傾也．

白色小理者．肺小．粗理者．肺大．巨肩反膺陷喉者．肺高．合腋張脇者．肺下．好肩背厚者．肺堅．肩背薄者．肺脆．背膺厚者．肺端正．脇偏疏者．肺偏傾也．

295

青色小理者. 肝小. 粗理者. 肝大. 廣胸反骹者. 肝高. 合脇兔骹者. 肝下.

胸脇好者. 肝堅. 脇骨弱者. 肝脆. 膺腹好相得者. 肝端正. 脇骨偏擧者. 肝偏傾也.

黃色小理者. 脾小. 粗理者. 脾大. 揭脣者. 脾高. 脣下縱者. 脾下. 脣堅者. 脾堅.

脣大而不堅者. 脾脆. 脣上下好者. 脾端正. 脣偏擧者. 脾偏傾也.

黑色小理者. 腎小. 粗理者. 腎大. 高耳者. 腎高. 耳後陷者. 腎下. 耳堅者. 腎堅.

耳薄不堅者. 腎脆. 耳好前居牙車者. 腎端正. 耳偏高者. 腎偏傾也. 凡此諸變者.

持則安. 減則病也.

帝曰. 善. 然非余之所問也. 願聞人之有不可病者. 至盡天壽. 雖有深憂大恐怵惕之志.

　　猶不能減也. 甚寒大熱. 不能傷也. 其有不離屏蔽室內. 又無怵惕之恐.

　　然不免於病者. 何也. 願聞其故.

岐伯曰. 五藏六府. 邪之舍也. 請言其故.

　　五藏皆小者. 少病. 苦燋心. 大愁憂.

　　五藏皆大者. 緩于事. 難使以憂.

　　五藏皆高者. 好高擧措.

　　五藏皆下者. 好出人下.

　　五藏皆堅者. 無病.

　　五藏皆脆者. 不離于病.

　　五藏皆端正者. 和利得人心.

　　五藏皆偏傾者. 邪心而善盜. 不可以爲人平. 反覆言語也.

黃帝曰. 願聞六府之應.

岐伯答曰. 肺合大腸.　　　大腸者.　　　皮其應.

　　　　　心合小腸.　　　小腸者.　　　脉其應.

　　　　　肝合膽.　　　　膽者.　　　　筋其應.

　　　　　脾合胃.　　　　胃者.　　　　肉其應.

　　　　　腎合三焦膀胱.　三焦膀胱者.　腠理毫毛其應.

黃帝曰. 應之奈何.

岐伯曰. 肺應皮. 皮厚者.　　　　　　大腸厚.

　　　　　　　皮薄者.　　　　　　大腸薄.

　　　　　　　皮緩腹裏大者.　　　大腸大而長.

　　　　　　　皮急者.　　　　　　大腸急而短.

　　　　　　　皮滑者.　　　　　　大腸直.

　　　　　　　皮肉不相離者.　　　大腸結.

　　　　心應脉. 皮厚者. 脉厚者. 脉厚者. 小腸厚.

　　　　　　　皮薄者. 脉薄者. 脉薄者. 小腸薄.

　　　　　　　皮緩者. 脉緩. 脉緩者. 小腸大而長.

296

	皮薄而脉沖小者.	小腸小而短.		
	諸陽經脉. 皆多紆屈者.	小腸結.		
脾應肉.	肉䐃堅大者.	胃厚.		
	肉䐃麼者.	胃薄.		
	肉䐃小而麼者.	胃不堅.		
	肉䐃不稱身者.	胃下. 胃下者. 下管約不利.		
	肉䐃不堅者.	胃緩.		
	肉䐃無小裏累者.	胃急.		
	肉䐃多少裏累者.	胃結. 胃結者. 上管約不利也.		
肝應爪.	爪厚色黃者.	膽厚.		
	爪薄色紅者.	膽薄.		
	爪堅色青者.	膽急.		
	爪濡色赤者.	膽緩.		
	爪直色白無約者.	膽直.		
	爪惡色黑多紋者.	膽結也.		
腎應骨.	密理厚皮者.	三焦膀胱厚.		
	粗理薄皮者.	三焦膀胱薄.		
	疏腠理者.	三焦膀胱緩.		
	皮急而無毫毛者.	三焦膀胱急.		
	毫毛美而粗者.	三焦膀胱直.		
	稀毫毛者.	三焦膀胱結也.		

黃帝曰. 厚薄美惡. 皆有形. 願聞其所病.

岐伯荅曰. 視其外應. 以知其內藏. 則知所病矣.

48. 禁服

雷公問于黃帝曰.

　　細子得受業. 通于九鍼六十篇. 旦暮勤服之. 近者編絶. 久者簡垢. 然尚諷誦弗置.

　　未盡解於意矣. 外揣言渾束爲一. 未知所謂也. 夫大則無外. 小則無內. 大小無極.

　　高下無度. 束之奈何. 士之才力. 或有厚薄. 智慮褊淺. 不能博大深奧. 自強于學.

　　若細子. 細子恐其散于後世. 絶于子孫. 敢問約之奈何.

黃帝曰. 善乎哉問也. 此先師之所禁. 坐私傳之也. 割臂歃血之盟也. 子若欲得之. 何不齋乎.

雷公再拜而起曰. 請聞命. 于是也. 乃齋宿三日而請. 曰. 敢問今日正陽. 細子願以受盟.

黃帝乃與俱入齋室. 割臂歃血.

黃帝親祝曰. 今日正陽. 歃血傳方. 有敢背此言者. 反受其殃.

雷公再拜曰. 細子受之.

黃帝乃左握其手. 右授之書曰. 愼之愼之. 吾爲子言之.

　　　凡刺之理. 經脉爲始. 營其所行. 知其度量. 内刺五藏. 外刺六府. 審察衛氣.
　　　爲百病母. 調其虛實. 虛實乃止. 寫其血絡. 血盡不殆矣.

雷公曰. 此皆細子之所以通. 未知其所約也.

黃帝曰. 夫約方者. 猶約囊也. 囊滿而弗約. 則輸泄. 方成弗約. 則神與弗俱.

雷公曰. 願爲下材者. 弗滿而約之.

黃帝曰. 未滿而知約之. 以爲工. 不可以爲天下師.

雷公曰. 願聞爲工.

黃帝曰. 寸口主中. 人迎主外. 兩者相應. 俱往俱來. 若引繩. 大小齊等. 春夏人迎微大.
　　　秋冬寸口微大. 如是者. 名曰平人.

　　　人迎大一倍于寸口. 病在足少陽. 一倍而躁. **病**在手少陽.
　　　人迎二倍. 　　　　病在足太陽. 二倍而躁. 病在手太陽.
　　　人迎三倍. 　　　　病在足陽明. 三倍而躁. 病在手陽明.

　　　盛則爲熱. 虛則爲寒. 緊則爲痛痺. 　代則乍甚乍間.

　　　盛則寫之. 虛則補之. 緊痛則取之分肉. 代則取血絡. 且飲藥. 陷下則灸之. 不盛不虛.
　　　以經取之. 名曰經刺.

　　　人迎四倍者. 且大且數. 名曰溢陽. 溢陽爲外格. 死不治. 必審按其本末. 察其寒熱.
　　　以驗其藏府之病.

　　　寸口大于人迎一倍. 病在足厥陰. 一倍而躁. 在手心主.
　　　寸口二倍. 　　　　病在足少陰. 二倍而躁. 在手少陰.
　　　寸口三倍. 　　　　病在足太陰. 三倍而躁. 在手太陰.

　　　盛則脹滿寒中食不化. 虛則熱中出糜少氣溺色變. 代則痛痺. 　　　代則乍痛乍止.

　　　盛則寫之. 　　　　虛則補之. 　　　　緊則先刺而後灸之. 代則取血絡而
　　　後調之.

　　　陷下則徒灸之. 陷下者. 脉血結于中. 中有著血. 血寒. 故宜灸之. 不盛不虛. 以經取之.
　　　寸口四倍者. 名曰内關. 内關者. 且大且數. 死不治. 必審察其本末之寒溫.
　　　以驗其藏府之病. 通其營輸. 乃可傳于大數. 大數曰. 盛則徒寫之. 虛則徒補之.
　　　緊則灸刺且飲藥. 陷下則徒灸之. 不盛不虛. 以經取之. 所謂經治者. 飲藥亦曰灸刺.
　　　脉急則引. 脉大以弱. 則欲安靜. 用力無勞也.

49. 五色

雷公問于黃帝曰.

　　　五色獨決于明堂乎. 小子未知其所謂也.

黄帝曰. 明堂者鼻也. 闕者眉間也. 庭者顏也. 蕃者頰側也. 蔽者耳門也. 其間欲方大.
　　　　　去之十步. 皆見于外. 如是者壽. 必中百歲.
雷公曰. 五官之辨奈何.
黄帝曰. 明堂骨. 高以起. 平以直. 五藏次于中央. 六府挾其兩側. 首面上于闕庭.
　　　　　王宮在于下極. 五藏安于胸中. 眞色以致. 病色不見. 明堂潤澤以清. 五官惡得無辨乎.
雷公曰. 其不辨者. 可得聞乎.
黄帝曰. 五色之見也. 各出其色部. 部骨陷者. 必不免于病矣. 其色部乘襲者. 雖病甚不死矣.
雷公曰. 官五色奈何.
黄帝曰. 青黑爲痛. 黄赤爲熱. 白爲寒. 是謂五官.
雷公曰. 病之益甚. 與其方衰. 如何.
黄帝曰. 外内皆在焉.
　　　　　切其脉口. 滑小緊以沈者. 病益甚在中.
　　　　　人迎氣. 大緊以浮者. 　　　其病益甚在外.
　　　　　其脉口浮滑者. 　　　　　　病日進.
　　　　　人迎沈而滑者. 　　　　　　病日損.
　　　　　其脉口滑以沈者. 　　　　　病日進在内.
　　　　　其人迎脉滑盛以浮者. 　　　其病日進在外.
　　　　　脉之浮沈. 及人迎與寸口氣. 小大等者. 病難已.
　　　　　病之在藏. 沈而大者易已. 小爲逆.
　　　　　病在府. 　浮而大者. 其病易已.
　　　　　人迎盛堅者. 傷於寒.
　　　　　氣口盛堅者. 傷於食.
雷公曰. 以色言病之間甚奈何.
黄帝曰. 其色麤以明.
　　　　　沈夭者爲甚.
　　　　　其色上行者. 病益甚.
　　　　　其色下行者. 如雲徹散者. 病方已.
　　　　　五色各有藏部. 有外部. 有内部也.
　　　　　色從外部走内部者. 其病從外走内.
　　　　　其色從内走外部者. 其病從内走外.
　　　　　病生於内者. 　先治其陰. 後治其陽. 反者益甚.
　　　　　其病生於陽者. 先治其外. 後治其内. 反者益甚.
　　　　　其脉滑大以代而長者. 病從外來. 目有所見. 志有所惡. 此陽氣之并也. 可變而已.
雷公曰. 小子聞. 風者. 百病之始也. 厥逆者. 寒濕之起也. 別之奈何.
黄帝曰. 常候闕中. 薄澤爲風. 沖濁爲痺. 在地爲厥. 此其常也. 各以其色言其病.

299

雷公曰. 人不病卒死. 何以知之.

黃帝曰. 大氣入于藏府者. 不病而卒死矣.

雷公曰. 病小愈而卒死者. 何以知之.

黃帝曰. 赤色出兩顴. 大如母指者. 病雖小愈. 必卒死. 黑色出於庭. 大如母指. 必不病而卒死.

雷公再拜曰. 善哉. 其死有期乎.

黃帝曰. 察色以言其時.

雷公曰. 善乎. 願卒聞之.

黃帝曰. 庭者. 首面也. 闕上者. 咽喉也. 闕中者. 肺也. 下極者. 心也.
直下者. 肝也. 肝左者. 膽也. 下者. 脾也. 方上者. 胃也.
中央者. 大腸也. 挾大腸者. 腎也. 當腎者. 臍也. 面王以上者. 小腸也.
面王以下者. 膀胱子處也. 顴者. 肩也. 顴後者. 臂也.
臂下者. 手也. 目內眥上者. 膺乳也. 挾繩而上者. 背也. 循牙車以下者. 股也.
中央者. 膝也. 膝以下者. 脛也. 當脛以下者. 足也. 巨分者. 股裏也.
巨屈者. 膝臏也.

此五藏六府肢節之部也. 各有部分. 有部分. 用陰和陽. 用陽和陰. 當明部分. 萬舉萬當.

能別左右. 是謂大道. 男女異位. 故曰陰陽. 審察澤夭. 謂之良工.

沈濁爲內. 浮澤爲外. 黃赤爲風. 青黑爲痛. 白爲寒. 黃而膏潤爲膿. 赤甚者爲血.
痛甚爲攣.

寒甚爲皮不仁.

五色各見其部. 察其浮沈. 以知淺深.

察其澤夭. 以觀成敗.

察其散搏. 以知遠近. 視色上下. 以知病處.

積神于心. 以知往今. 故相氣不微. 不知是非. 屬意勿去. 乃知新故.

色明不粗. 沈夭爲甚. 不明不澤. 其病不甚.

其色散駒駒然. 未有聚. 其病散而氣痛. 聚未成也. 腎乘心. 心先病. 腎爲應. 色皆如是.

男子色在于面王. 爲小腹痛. 下爲卵痛. 其圜直. 爲莖痛. 高爲本. 下爲首.
狐疝㿉陰之屬也.

女子在于面王. 爲膀胱子處之病. 散爲痛. 搏爲聚. 方圓左右. 各如其色形.

其隨而下至胝. 爲淫. 有潤如膏狀. 爲暴食不潔.

左爲左. 右爲右. 其色有邪. 聚散而不端. 面色所指者也.

色者. 青黑赤白黃. 皆端滿有別鄉. 別鄉赤者. 其色亦大如楡莢. 在面王. 爲不日.

其色上銳. 首空上向. 下銳下向. 在左右如法. 以五色命藏.

青爲肝. 赤爲心. 白爲肺. 黃爲脾. 黑爲腎. 肝合筋. 心合脉. 肺合皮. 脾合肉.
腎合骨也.

300

50. 論勇

黃帝問于少兪曰.

　　　　有人于此. 並行並立. 其年之長少等也. 衣之厚薄均也. 卒然遇烈風暴雨.
　　　　或病或不病. 或皆病. 或皆不病. 其故何也.

少兪曰. 帝問何急.

黃帝曰. 願盡聞之.

少兪曰. 春青風. 夏陽風. 秋涼風. 冬寒風. 凡此四時之風者. 其所病各不同形.

黃帝曰. 四時之風. 病人如何.

少兪曰. 黃色薄皮弱肉者. 不勝春之虛風. 白色薄皮弱肉者. 不勝夏之虛風. 青色薄皮弱肉.
　　　　不勝秋之虛風. 赤色薄皮弱肉者. 不勝冬之虛風也.

黃帝曰. 黑色不病乎.

少兪曰. 黑色而皮厚肉堅. 固不傷于四時之風. 其皮薄而肉不堅. 色不一者.
　　　　長夏至而有虛風者病矣.
　　　　其皮厚而肌肉堅者. 長夏至而有虛風不病矣. 其皮厚而肌肉堅者. 必重感于寒.
　　　　外內皆然乃病.

黃帝曰. 善.

黃帝曰. 夫人之忍痛與不忍痛者. 非勇怯之分也.
　　　　夫勇士之不忍痛者. 見難則前. 見痛則止.
　　　　夫怯士之忍痛者. 聞難則恐. 遇痛不動.
　　　　夫勇士之忍痛者. 見難不恐. 遇痛不動.
　　　　夫怯士之不忍痛者. 見難與痛. 目轉面盻. 恐不能言. 失氣驚. 顏色變化. 乍死乍生.
　　　　余見其然也※. 不知其何由. 願聞其故.

少兪曰. 夫忍痛與不忍痛者. 皮膚之薄厚. 肌肉之堅脆緩急之分也. 非勇怯之謂也.

黃帝曰. 願聞勇怯之所由然.

少兪曰. 勇士者. 目深以固. 長衡直揚. 三焦理橫. 其心端直. 其肝大以堅. 其膽滿以傍.
　　　　怒則氣盛而胸張. 肝舉而膽橫. 眥裂而目揚. 毛起而面蒼. 此勇士之由然者也.

黃帝曰. 願聞怯士之所由然.

少兪曰. 怯士者. 目大而不減. 陰陽相失. 其焦理縱. 䯏骭短而小. 肝系緩. 其膽不滿而縱.
　　　　腸胃挺. 脇下空. 雖方大怒. 氣不能滿其胸. 肝肺雖舉. 氣衰復下. 故不能久怒.
　　　　此怯士之所由然者也.

黃帝曰. 怯士之得酒. 怒不避勇士者. 何藏使然.

少兪曰. 酒者. 水穀之精. 熟穀之液也. 其氣慓悍. 其入于胃中. 則胃脹. 氣上逆滿於胸中.
　　　　肝浮膽橫. 當是之時. 固比于勇士. 氣衰則悔. 與勇士同類. 不知避之. 名曰酒悖也.

301

51. 背腧

黃帝問于岐伯曰.

　　　願聞五藏之腧. 出于背者.

岐伯曰. 胸中大腧. 在杼骨之端. 肺腧. 在三焦之間.

　　　心腧. 在五焦之間.

　　　膈腧. 在七焦之間.

　　　肝腧. 在九焦之間.

　　　脾腧. 在十一焦之間.

　　　腎腧. 在十四焦之間.

　　　皆挾脊相去三寸所. 則欲得而驗之. 按其處. 應在中而痛解. 乃其腧也. 灸之則可.
　　　刺之則不可. 氣盛則寫之. 虛則補之. 以火補者. 毋吹其火. 須自滅也.

　　　以火寫者. 疾吹其火. 傳其艾. 須其火滅也.

52. 衞氣

黃帝曰. 五藏者. 所以藏精神魂魄者也. 六府者. 所以受水穀而化行物者也. 其氣內于五藏.
　　　而外絡肢節. 其浮氣之不循經者. 爲衞氣. 其精氣之行于經者. 爲營氣. 陰陽相隨.
　　　外內相貫. 如環之無端. 亭亭淳淳乎. 孰能窮之. 然其分別陰陽.
　　　皆有標本虛實所離之處. 能別陰陽十二經者. 知病之所生. 候虛實之所在者.
　　　能得病之高下. 知六府之氣街者. 能知解結契紹于門戶. 能知虛石之堅軟者.
　　　知補寫之所在. 能知六經標本者. 可以無惑于天下.

岐伯曰. 博哉聖帝之論. 臣請盡意悉言之.

　　　足太陽之本. 在跟以上五寸中.　　　標在兩絡命門. 命門者目也.

　　　足少陽之本. 在竅陰之間.　　　　　標在窻篭之前. 窻篭者耳也.

　　　足少陰之本. 在內踝下上三寸中.　　標在背腧. 與舌下兩脉也.

　　　足厥陰之本. 在行間上五寸所.　　　標在背腧也.

　　　足陽明之本. 在厲兌.　　　　　　　標在人迎. 頰挾頏顙也.

　　　足太陰之本. 在中封前上四寸之中.　標在背腧. 與舌本也.

　　　手太陽之本. 在外踝之後.　　　　　標在命門之上一寸也.

　　　手少陽之本. 在小指次指之間上二寸. 標在耳後上角. 下外眥也.

　　　手陽明之本. 在肘骨中. 上至別陽.　標在顏下. 合鉗上也.

　　　手太陰之本. 在寸口之中.　　　　　標在腋內動也.

　　　手少陰之本. 在銳骨之端.　　　　　標在背腧.

　　　手心主之本. 在掌後兩筋之間二寸中. 標在腋下下三寸也.

　　　凡候此者. 下虛則厥. 下盛則熱. 上虛則眩. 上盛則熱痛. 故石者絕而止之.

虚者引而起之.

請言氣街. 胸氣有街. 腹氣有街. 頭氣有街. 脛氣有街.

故氣在頭者. 止之于腦.

　氣在胸者. 止之膺與背腧.

　氣在腹者. 止之背腧與衝脉于臍左右之動脉者.

　氣在脛者. 止之于氣街與承山踝上以下.

取此者用毫鍼. 必先按而在久. 應于手. 乃刺而予之. 所治者. 頭痛眩仆. 腹痛中滿暴脹.

及有新積痛可移者. 易已也. 積不痛. 難已也.

53. 論痛

黃帝問于少俞曰.

　　筋骨之強弱. 肌肉之堅脆. 皮膚之厚薄. 腠理之疏密. 各不同. 其于鍼石火焫之痛何如.

　　腸胃之厚薄堅脆. 亦不等. 其於毒藥何如. 願盡聞之.

少俞曰. 人之骨強筋弱肉緩皮膚厚者. 耐痛. 其于鍼石之痛. 火焫亦然.

黃帝曰. 其耐火焫者. 何以知之.

少俞荅曰. 加以黑色而美骨者. 耐火焫.

黃帝曰. 其不耐鍼石之痛者. 何以知之.

少俞曰. 堅肉薄皮者. 不耐鍼石之痛. 于火焫亦然.

黃帝曰. 人之病. 或同時而傷. 或易已. 或難已. 其故何如.

少俞曰. 同時而傷. 其身多熱者易已. 多寒者難已.

黃帝曰. 人之勝毒. 何以知之.

少俞曰. 胃厚色黑. 大骨及肥者. 皆勝毒. 故其瘦而薄胃者. 皆不勝毒也.

54. 天年

黃帝問于岐伯曰.

　　願聞人之始生. 何氣築爲基. 何立而爲楯. 何失而死. 何得而生.

岐伯曰. 以母爲基. 以父爲楯. 失神者死. 得神者生也.

黃帝曰. 何者爲神.

岐伯曰. 血氣已和. 榮衛已通. 五藏已成. 神氣舍心. 魂魄畢具. 乃成爲人.

黃帝曰. 人之壽夭各不同. 或夭壽. 或卒死. 或病久. 願聞其道.

岐伯曰. 五藏堅固. 血脉和調. 肌肉解利. 皮膚致密. 營衛之行. 不失其常. 呼吸微徐. 氣以度行.

　　六府化穀. 津液布揚. 各如其常. 故能長久.

黃帝曰. 人之壽百歲而死. 何以致之.

303

岐伯曰. 使道隊以長. 基牆高以方. 通調營衞. 三部三里. 起骨高肉滿. 百歲乃得終.

黃帝曰. 其氣之盛衰. 以至其死. 可得聞乎.

岐伯曰. 人生十歲. 五藏始定. 血氣已通. 其氣在下. 故好走.

二十歲. 血氣始盛. 肌肉方長. 故好趨.

三十歲. 五藏大定. 肌肉堅固. 血脉盛滿. 故好步.

四十歲. 五藏六府. 十二經脉. 皆大盛以平定. 腠理始疏. 榮華頹落.

髮頗班白. 平盛不搖. 故好坐.

五十歲. 肝氣始衰. 肝葉始薄. 膽汁始減. 目始不明.

六十歲. 心氣始衰. 善憂悲. 血氣懈惰. 故好臥.

七十歲. 脾氣虛. 皮膚枯.

八十歲. 肺氣衰. 魄離. 故言善悞.

九十歲. 腎氣焦. 四藏經脉空虛.

百歲. 五藏皆虛. 神氣皆去. 形骸獨居. 而終矣.

黃帝曰. 其不能終壽而死者. 何如.

岐伯曰. 其五藏皆不堅. 使道不長. 空外以張. 喘息暴疾. 又卑基牆. 薄脉少血. 其肉不石.

數中風寒. 血氣虛. 脉不通. 眞邪相攻. 亂而相引. 故中壽而盡也.

55. 逆順

黃帝問于伯高曰.

余聞氣有逆順. 脉有盛衰. 刺有大約. 可得聞乎.

伯高曰. 氣之逆順者. 所以應天地陰陽四時五行也. 脉之盛衰者. 所以候血氣之虛實有餘不足.

刺之大約者. 必明知病之可刺. 與其未可刺. 與其已不可刺也.

黃帝曰. 候之奈何.

伯高曰. 兵法曰. 無迎逢逢之氣. 無擊堂堂之陣.

刺法曰. 無刺熇熇之熱. 無刺漉漉之汗. 無刺渾渾之脉. 無刺病與脉相逆者.

黃帝曰. 候其可刺奈何.

伯高曰. 上工刺其未生者也.

其次刺其未盛者也.

其次刺其已衰者也.

下工刺其方襲者也. 與其形之盛者也. 與其病之與脉相逆者也. 故曰. 方其盛也.

勿敢毀傷. 刺其已衰. 事必大昌. 故曰. 上工治未病. 不治已病. 此之謂也.

56. 五味

黃帝曰. 願聞穀氣有五味. 其入五藏分別奈何.

伯高曰. 胃者. 五藏六府之海也. 水穀皆入于胃. 五藏六府. 皆稟氣于胃. 五味各走其所喜.

　　穀味酸先走肝. 穀味苦先走心.

　　穀味甘先走脾. 穀味辛先走肺.

　　穀味鹹先走腎. 穀氣津液已行. 營衛大通. 乃化糟粕. 以次傳下.

黃帝曰. 營衛之行奈何.

伯高曰. 穀始入于胃. 其精微者. 先出于胃. 之兩焦. 以溉五藏. 別出兩行營衛之道.

　　其大氣之搏而不行者. 積于胸中. 命曰氣海. 出于肺. 循喉咽. 故呼則出. 吸則入.

　　天地之精氣. 其大數常出三入一. 故穀不入半日則氣衰. 一日則氣少矣.

黃帝曰. 穀之五味. 可得聞乎.

伯高曰. 請盡言之.

　　五穀. 秔米甘. 麻酸. 大豆鹹. 麥苦. 黃黍辛.

　　五菓. 棗甘. 李酸. 栗鹹. 杏苦. 桃辛.

　　五畜. 牛甘. 犬酸. 豬鹹. 羊苦. 雞辛.

　　五菜. 葵甘. 韭酸. 藿鹹. 薤苦. 葱辛.

　　五色. 黃色宜甘. 青色宜酸. 黑色宜鹹. 赤色宜苦. 白色宜辛.

　　凡此五者. 各有所宜.

　　所言五色者. 脾病者. 宜食秔米飯牛肉棗葵.

　　　　　　心病者. 宜食麥羊肉杏薤.

　　　　　　腎病者. 宜食大豆黃卷豬肉栗藿.

　　　　　　肝病者. 宜食麻犬肉李韭.

　　　　　　肺病者. 宜食黃黍雞肉桃葱.

　　五禁. 肝病禁辛. 心病禁鹹. 脾病禁酸. 腎病禁甘. 肺病禁苦.

　　肝色青. 宜食甘. 秔米飯牛肉棗葵皆甘.

　　心色赤. 宜食酸. 犬肉麻李韭皆酸.

　　脾色黃. 宜食鹹. 大豆豕肉栗藿皆鹹.

　　肺色白. 宜食苦. 麥羊肉杏薤皆苦.

　　腎色黑. 宜食辛. 黃黍雞肉桃葱皆辛.

57. 水脹

黃帝問于岐伯曰.

　　水與膚脹鼓脹腸覃石瘕石水. 何以別之.

岐伯荅曰. 水始起也. 目窠上微腫. 如新臥起之狀. 其頸脉動. 時欬. 陰股間寒. 足脛瘇. 腹乃大.

305

其水已成矣. 以手按其腹. 隨手而起. 如裹水之狀. 此其候也.

黄帝曰. 膚脹何以候之.

岐伯曰. 膚脹者. 寒氣客于皮膚之間. 殼殼然不堅. 腹大. 身盡腫. 皮厚. 按其腹窅而不起.
腹色不變. 此其候也.

黄帝曰（脫簡）. 鼓脹何如.

岐伯曰. 腹脹. 身皆大. 大與膚脹等也. 色蒼黄. 腹筋起. 此其候也.

黄帝曰（脫簡）. 腸覃何如.

岐伯曰. 寒氣客于腸外. 與衛氣相搏. 氣不得榮. 因有所繫. 癖而內著. 惡氣乃起. 瘜肉乃生.
其始生也. 大如雞卵. 稍以益大. 至其成. 如懷子之狀. 久者離歲. 按之則堅.
推之則移. 月事以時下. 此其候也.

黄帝曰（脫簡）. 石瘕何如.

岐伯曰. 石瘕生于胞中. 寒氣客于子門. 子門閉塞. 氣不得通. 惡血當寫不寫. 衃以留止.
日以益大. 狀如懷子. 月事不以時下. 皆生于女子. 可導而下.

黄帝曰. 膚脹鼓脹可刺邪.

岐伯曰. 先寫其脹之血絡. 後調其經. 刺去其血絡也.

58. 賊風

黄帝曰. 夫子言. 賊風邪氣之傷人也. 令人病焉. 今有其不離屏蔽. 不出室穴之中. 卒然病者.
非不離賊風邪氣. 其故何也.

岐伯曰. 此皆嘗有所傷于濕氣. 藏于血脉之中. 分肉之間. 久留而不去. 若有所墮墜.
惡血在內而不去. 卒然喜怒不節. 飲食不適. 寒溫不時. 腠理閉而不通.
其開而遇風寒. 則血氣凝結.
與故邪相襲. 則爲寒痺. 其有熱則汗出. 汗出則受風. 雖不遇賊風邪氣. 必有因加而發焉.

黄帝曰. 今夫子之所言者. 皆病人之所自知也. 其毋所遇邪氣. 又毋怵惕之所志. 卒然而病者.
其故何也. 唯有因鬼神之事乎.

岐伯曰. 此亦有故邪. 留而未發. 因而志有所惡. 及有所慕. 血氣內亂. 兩氣相搏. 其所從來者微.
視之不見. 聽而不聞. 故似鬼神.

黄帝曰. 其祝而已者. 其故何也.

岐伯曰. 先巫者. 因知百病之勝. 先知其病之所從生者. 可祝而已也.

59. 衛氣失常

黄帝曰. 衛氣之留于腹中. 稸積不行. 苑蘊不得常所. 使人肢脅胃中滿. 喘呼逆息者. 何以去之.

伯高曰. 其氣積于胸中者. 上取之. 積于腹中者. 下取之. 上下皆滿者. 傍取之.

黄帝曰. 取之奈何.

伯高對曰. 積於上. 寫大迎天突喉中. 積于下者. 寫三里與氣街. 上下皆滿者. 上下取之.
　　　　　與季脇之下一寸. 重者雞足取之. 診視其脉. 大而弦急. 及絶不至者. 及腹皮急甚者.
　　　　　不可刺也.

黄帝曰. 善.

黄帝問于伯高曰. 何以知皮肉氣血筋骨之病也.

伯高曰. 色起兩眉薄澤者. 　　　病在皮.
　　　　唇色青黃赤白黑者. 　　病在肌肉.
　　　　營氣濡然者. 　　　　　病在血氣.
　　　　目色青黃赤白黑者. 　　病在筋.
　　　　耳焦枯受塵垢. 　　　　病在骨.

黄帝曰. 病形何如. 取之奈何.

伯高曰. 夫百病變化. 不可勝數. 然皮有部. 肉有柱. 血氣有輸. 骨有屬.

黄帝曰. 願聞其故.

伯高曰. 皮之部. 輸于四末. 肉之柱. 在臂脛諸陽分肉之間. 與足少陰分間. 血氣之輸.
　　　　輸于諸絡. 氣血留居. 則盛而起. 筋部無陰無陽. 無左無右. 候病所在. 骨之屬者.
　　　　骨空之所以受益而益腦髓者也.

黄帝曰. 取之奈何.

伯高曰. 夫病變化. 浮沈深淺. 不可勝窮. 各在其處. 病間者淺之. 甚者深之. 間者小之.
　　　　甚者衆之. 隨變而調氣. 故曰上工.

黄帝問于伯高曰. 人之肥瘦大小寒溫. 有老壯少小. 別之奈何.

伯高對曰. 人年五十已上爲老. 二十已上爲壯. 十八已上爲少. 六歲已上爲小.

黄帝曰. 何以度知其肥瘦.

伯高曰. 人有肥有膏有肉.

黄帝曰. 別此奈何.

伯高曰. 膕肉堅皮滿者肥. 膕肉不堅皮緩者膏. 皮肉不相離者肉.

黄帝曰. 身之寒溫何如.

伯高曰. 膏者其肉淖. 而粗理者身寒. 細理者身熱. 脂者其肉堅. 細理者熱. 粗理者寒.

黄帝曰. 其肥瘦大小奈何.

伯高曰. 膏者多氣而皮縱緩. 故能縱腹垂腴. 肉者身體容大. 脂者其身收小.

黄帝曰. 三者之氣血多少何如.

伯高曰. 膏者多氣. 多氣者熱. 熱者耐寒.
　　　　肉者多血. 則充形. 充形則平.
　　　　脂者. 其血清. 氣滑少. 故不能大.
　　　　此別于衆人者也.

307

黃帝曰. 衆人奈何.

伯高曰. 衆人皮肉脂膏. 不能相加也. 血與氣. 不能相多. 故其形不小不大. 各自稱其身.
命曰衆人.

黃帝曰. 善. 治之奈何.

伯高曰. 必先別其三形. 血之多少. 氣之清濁. 而後調之. 治無失常經.
是故膏人縱腹垂腴. 肉人者上下容大. 脂人者雖脂不能大也.

60. 玉版

黃帝曰. 余以小鍼爲細物也. 夫子乃言. 上合之于天. 下合之于地. 中合之于人.
余以爲過鍼之意矣. 願聞其故.

岐伯曰. 何物大於天乎. 夫大于鍼者. 惟五兵焉. 五兵者. 死之備也. 非生之具. 且夫人者.
天地之鎭塞也. 其不可不參乎. 夫治民者. 亦唯鍼焉. 夫鍼之與五兵. 其孰小乎.

黃帝曰. 病之生時. 有喜怒不測. 飮食不節. 陰氣不足. 陽氣有餘. 營氣不行. 乃發爲癰疽.
陰陽不通. 兩熱相搏. 乃化爲膿. 小鍼能取之乎.

岐伯曰. 聖人不能使化者. 爲之邪不可留也. 故兩軍相當. 旗幟相望. 白刃陳于中野者.
此非一日之謀也. 能使其民. 令行禁止. 士卒無白刃之難者. 非一日之敎也.
須臾之得也. 夫至使身被癰疽之病. 膿血之聚者. 不亦離道遠乎. 夫癰疽之生.
膿血之成. 不從天下. 不從地出. 積微之所生也. 故聖人自治于未有形也.
愚者遭其已成也.

黃帝曰. 其以形不予遭. 膿已成不予見. 爲之奈何.

岐伯曰. 膿已成. 十死一生. 故聖人弗使已成. 而明爲良方. 著之竹帛. 使能者踵而傳之. 後世.
無有終時者. 爲其不予遭也.

黃帝曰. 其已有膿血. 而後遭乎. 不道之. 以小鍼治乎.

岐伯曰. 以小治小者. 其功小. 以大治大者. 多害. 故其已成膿血者. 其唯砭石鈹鋒之所取也.

黃帝曰. 多害者. 其不可全乎.

岐伯曰. 其在逆順焉.

黃帝曰. 願聞逆順.

岐伯曰. 以爲傷者. 其白眼青. 黑眼小. 是一逆也. 內藥而嘔者. 是二逆也. 腹痛渴甚. 是三逆也.
肩項中不便. 是四逆也. 音嘶色脫. 是五逆也. 除此五者爲順矣.

黃帝曰. 諸病皆有逆順. 可得聞乎.

岐伯曰. 腹脹. 身熱. 脉大. 是一逆也.
腹鳴而滿. 四肢清. 泄. 其脉大. 是二逆也.
衄而不止. 脉大. 是三逆也.
咳. 且溲血. 脫形. 其脉小勁. 是四逆也.

308

欬. 脱形. 身熱.　　　脉小以疾. 是謂五逆也. 如是者. 不過十五日而死矣.

其腹大脹. 四末清. 脱形. 泄甚.　　是一逆也.

腹脹. 便血.　　　其脉大時絶. 是二逆也.

欬. 溲血. 形肉脱.　　脉搏.　　是三逆也.

嘔血. 胸滿引背.　　脉小而疾. 是四逆也.

欬. 嘔. 腹脹. 且飱泄. 其脉絶.　　是五逆也. 如是者. 不及一時而死矣.

工不察此者. 而刺之. 是謂逆治.

黃帝曰. 夫子之言鍼甚駿. 以配天地. 上數天文. 下度地紀. 内別五藏. 外次六府. 經脉二十八會. 盡有周紀. 能殺生人. 不能起死者. 子能反之乎.

岐伯曰. 能殺生人. 不能起死者也.

黃帝曰. 余聞之. 則爲不仁. 然願聞其道. 弗行於人.

岐伯曰. 是明道也. 其必然也. 其如刀劍之可以殺人. 如飲酒使人醉也. 雖勿診. 猶可知矣.

黃帝曰. 願卒聞之.

岐伯曰. 人之所受氣者. 穀也. 穀之所注者. 胃也. 胃者. 水穀氣血之海也. 海之所行雲氣者. 天下也. 胃之所出氣血者. 經隧也. 經隧者. 五藏六府之大絡也. 迎而奪之而已矣.

黃帝曰. 上下有數乎.

岐伯曰. 迎之五里. 中道而止. 五至而已. 五往而藏之氣盡矣. 故五五二十五. 而竭其輸矣. 此所謂奪其天氣者也. 非能絶其命而傾其壽者也.

黃帝曰. 願卒聞之.

岐伯曰. 闚門而刺之者. 死于家中. 入門而刺之者. 死于堂上.

黃帝曰. 善乎方. 明哉道. 請著之玉版. 以爲重寶. 傳之後世. 以爲刺禁. 令民勿敢犯也.

61. 五禁

黃帝問于岐伯曰.

　　　余聞刺有五禁. 何謂五禁.

岐伯曰. 禁其不可刺也.

黃帝曰. 余聞刺有五奪.

岐伯曰. 無寫其不可奪者也.

黃帝曰. 余聞刺有五過.

岐伯曰. 補寫無過其度.

黃帝曰. 余聞刺有五逆.

岐伯曰. 病與脉相逆. 命曰五逆.

黃帝曰. 余聞刺有九宜.

岐伯曰. 明知九鍼之論. 是謂九宜.

309

黄帝曰. 何謂五禁. 願聞其不可刺之時.

岐伯曰. 甲乙日自乘. 無刺頭. 無發矇于耳内.

丙丁日自乘. 無振埃于肩喉廉泉.

戊己日自乘四季. 無刺腹去爪寫水.

庚辛日自乘. 無刺關節于股膝.

壬癸日自乘. 無刺足脛.

是謂五禁.

黄帝曰. 何謂五奪.

岐伯曰. 　形肉已奪. 　　是一奪也.

大奪血之後. 　　是二奪也.

大汗出之後. 　　是三奪也.

大泄之後. 　　　是四奪也.

新産及大血之後. 是五奪也.

此皆不可寫.

黄帝曰. 何謂五逆.

岐伯曰. 熱病脉靜. 汗已出脉盛躁. 　　　　　　是一逆也.

病泄脉洪大. 　　　　　　　　　　　　　　是二逆也.

著痺不移. 䐃肉破. 身熱. 脉偏絶. 　　　　是三逆也.

淫而奪形. 身熱. 色夭然白. 及後下血衃. 血衃篤重. 是謂四逆也.

寒熱奪形. 脉堅搏. 　　　　　　　　　　　是謂五逆也.

62. 動輸

黄帝曰. 經脉十二. 而手太陰. 足少陰陽明. 獨動不休. 何也.

岐伯曰. 是明胃脉也. 胃爲五藏六府之海. 其清氣上注于肺. 肺氣從太陰而行之. 其行也.
以息往來. 故人一呼脉再動. 一吸脉亦再動. 呼吸不已. 故動而不止.

黄帝曰. 氣之過于寸口也. 上十焉息. 下八焉伏. 何道從還. 不知其極.

岐伯曰. 氣之離藏也. 卒然如弓弩之發. 如水之下岸. 上于魚以反衰. 其餘氣衰散以逆上.
故其行微.

黄帝曰. 足之陽明. 何因而動.

岐伯曰. 胃氣上注于肺. 其悍氣上衝頭者. 循咽. 上走空竅. 循眼系. 入絡腦. 出顑.
下客主人. 循牙車. 合陽明. 并下人迎. 此胃氣別走于陽明者也. 故陰陽上下.
其動也若一. 故陽病而陽脉小者爲逆. 陰病而陰脉大者爲逆. 故陰陽俱靜俱動.
若引繩. 相傾者病.

黄帝曰. 足少陰何因而動.

310

岐伯曰. 衝脉者. 十二經之海也. 與少陰之大絡. 起于腎. 下出于氣街. 循陰股内廉. 邪入膕中.
　　　　循脛骨内廉. 並少陰之經. 下入内踝之後. 入足下. 其別者. 邪入踝. 出屬跗上.
　　　　入大指之間. 注諸絡. 以温足脛. 此脉之常動者也.
黄帝曰. 營衛之行也. 上下相貫. 如環之無端. 今有其卒然遇邪氣. 及逢大寒. 手足懈惰.
　　　　其脉陰陽之道. 相輸之會. 行相失也. 氣何由還.
岐伯曰. 夫四末陰陽之會者. 此氣之大絡也. 四街者. 氣之徑路也. 故絡絶則徑通.
　　　　四末解則氣從合. 相輸如環.
黄帝曰. 善. 此所謂如環無端. 莫知其紀. 終而復始. 此之謂也.

63. 五味論

黄帝問于少俞曰.
　　　　五味入于口也. 各有所走. 各有所病.
　　　　酸走筋. 多食之. 令人癃.
　　　　鹹走血. 多食之. 令人渴.
　　　　辛走氣. 多食之. 令人洞心.
　　　　苦走骨. 多食之. 令人變嘔.
　　　　甘走肉. 多食之. 令人悗心.
　　　　余知其然也. 不知其何由. 願聞其故.
少俞荅曰. 酸入于胃. 其氣濇以收. 上之兩焦. 弗能出入也. 不出即留于胃中. 胃中和温.
　　　　則下注膀胱. 膀胱之胞. 薄以懦. 得酸則縮綣. 約而不通. 水道不行. 故癃. 陰者.
　　　　積筋之所終也. 故酸入而走筋矣.
黄帝曰. 鹹走血. 多食之. 令人渴. 何也.
少俞曰. 鹹入于胃. 其氣上走中焦. 注于脉. 則血氣走之. 血與鹹相得則凝. 凝則胃中汁注之.
　　　　注之則胃中竭. 竭則咽路焦. 故舌本乾而善渴. 血脉者. 中焦之道也. 故鹹入而走血矣.
黄帝曰. 辛走氣. 多食之. 令人洞心. 何也.
少俞曰. 辛入于胃. 其氣走于上焦. 上焦者. 受氣而營諸陽者也. 薑韭之氣薰之. 營衛之氣.
　　　　不時受之. 久留心下. 故洞心. 辛與氣俱行. 故辛入而與汗俱出.
黄帝曰. 苦走骨. 多食之. 令人變嘔. 何也.
少俞曰. 苦入于胃. 五穀之氣. 皆不能勝苦. 苦入下脘. 三焦之道. 皆閉而不通. 故變嘔.
　　　　齒者. 骨之所終也. 故苦入而走骨. 故入而復出. 知其走骨也.
黄帝曰. 甘走肉. 多食之. 令人悗心. 何也.
少俞曰. 甘入于胃. 其氣弱小. 不能上至于上焦. 而與穀留于胃中者. 令人柔潤者也.
　　　　胃柔則緩. 緩則蟲動. 蟲動則令人悗心. 其氣外通於肉. 故甘走肉.

64. 陰陽二十五人

黃帝曰. 余聞陰陽之人何如.

伯高曰. 天地之間. 六合之內. 不離于五. 人亦應之. 故五五二十五人之政. 而陰陽之人不與焉.
其態又不合于衆者五. 余已知之矣. 願聞二十五人之形. 血氣之所生. 別而以候.
從外知內. 何如.

岐伯曰. 悉乎哉問也. 此先師之祕也. 雖伯高猶不能明之也.

黃帝避席遵循而却曰.
余聞之. 得其人弗教. 是謂重失. 得而洩之. 天將厭之. 余願得而明之. 金櫃藏之.
不敢揚之.

岐伯曰. 先立五形. 金木水火土. 別其五色. 異其五形之人. 而二十五人具矣.

黃帝曰. 願卒聞之.

岐伯曰. 愼之愼之. 臣請言之.

木形之人. 比於上角. 似於蒼帝.
其爲人. 蒼色. 小頭. 長面. 大肩背. 直身. 小手足. 好有才. 勞心. 少力. 多憂.
勞於事.
能春夏. 不能秋冬. 感而病生. 足厥陰佗佗然.
大角之人. 比於左足少陽. 少陽之上遺遺然.
左角之人. 比於右足少陽. 少陽之下隨隨然.
鈦角之人. 比於右足少陽. 少陽之上推推然.
判角之人. 比於左足少陽. 少陽之下栝栝然.

火形之人. 比於上徵. 似於赤帝.
其爲人. 赤色. 廣肭. 銳面. 小頭. 好肩背髀腹. 小手足. 行安地. 疾心. 行搖肩.
背肉滿. 有氣. 輕財. 少信. 多慮見事明. 好顏. 急心. 不壽暴死.
能春夏. 不能秋冬. 秋冬感而病生. 手少陰核核然.
質徵之人. 比於左手太陽. 太陽之上肌肌然.
少徵之人. 比於右手太陽. 太陽之下慆慆然.
右徵之人. 比於右手太陽. 太陽之上鮫鮫然.
質判之人. 比於左手太陽. 太陽之下支支頤頤然.

土形之人. 比於上宮. 似於上古黃帝.
其爲人. 黃色. 圓面. 大頭. 美肩背. 大腹. 美股脛. 小手足. 多肉. 上下相稱. 行安地.
擧足浮. 安心. 好利人. 不喜權勢. 善附人也.
能秋冬. 不能春夏. 春夏感而病生. 足太陰敦敦然.
太宮之人. 比於左足陽明. 陽明之上婉婉然.
加宮之人. 比於左足陽明. 陽明之下坎坎然.
少宮之人. 比於右足陽明. 陽明之上樞樞然.

左宮之人. 比於右足陽明. 陽明之下兀兀然.

金形之人. 比於上商. 似於白帝.

其爲人. 方面. 白色. 小頭. 小肩背. 小腹. 小手足. 如骨發踵外. 骨輕. 身清廉. 急心. 靜悍. 善爲吏.

能秋冬. 不能春夏. 春夏感而病生. 手太陰敦敦然.

鈦商之人. 比於左手陽明. 陽明之上廉廉然.

右商之人. 比於左手陽明. 陽明之下脱脱然.

左商之人. 比於右手陽明. 陽明之上監監然.

小商之人. 比於右手陽明. 陽明之下嚴嚴然.

水形之人. 比於上羽. 似於黑帝.

其爲人. 黑色. 面不平. 大頭. 廉頤. 小肩. 大腹. 動手足. 發行搖身. 下尻長.

背延延然. 不敬畏. 善欺紿人. 戮死.

能秋冬. 不能春夏. 春夏感而病生. 足少陰污污然.

大羽之人. 比於右足太陽. 太陽之上頰頰然.

小羽之人. 比於左足太陽. 太陽之下紆紆然.

衆之爲人. 比於右足太陽. 太陽之下潔潔然.

桎之爲人. 比於左足太陽. 太陽之上安安然.

是故五形之人. 二十五變者. 衆之所以相欺者是也.

黃帝曰. 得其形. 不得其色. 何如.

岐伯曰. 形勝色. 色勝形者. 至其勝時. 年加感則病行. 失則憂矣. 形色相得者. 富貴大樂.

黃帝曰. 其形色相勝之時. 年加可知乎.

岐伯曰. 凡年忌. 下上之人. 大忌常加.

七歲. 十六歲. 二十五歲. 三十四歲. 四十三歲. 五十二歲. 六十一歲. 皆人之太忌. 不可不自安也. 感則病行. 失則憂矣. 當此之時. 無爲姦事. 是謂年忌.

黃帝曰. 夫子之言. 脉之上下. 血氣之候. 以知形氣. 奈何.

岐伯曰. 足陽明之上. 血氣盛. 則髯美長.

　　　　　　　　血少氣多. 則髯短. 故

　　　　　　　　氣少血多. 則髯少.

　　　　　　　　血氣皆少. 則無髯. 兩吻多畫.

　　　　足陽明之下. 血氣盛. 則下毛美長至胸.

　　　　　　　　血多氣少. 則下毛美短至臍. 行則善高擧足. 足指少肉. 足善寒.

　　　　　　　　血少氣多. 則肉而善瘃.

　　　　　　　　血氣皆少. 則無毛. 有則稀枯悴. 善痿厥足痺.

　　　　足少陽之上. 氣血盛. 則通髯美長.

　　　　　　　　血多氣少. 則通髯美短.

313

　　　　　血少氣多. 則少鬚.

　　　　　血氣皆少. 則無鬚. 於寒濕. 則善痺骨痛爪枯也.

　　足少陽之下. 血氣盛. 　則脛毛美長. 外踝肥.

　　　　　血多氣少. 則脛毛美短. 外踝皮堅而厚.

　　　　　血少氣多. 則胻毛少. 外踝皮薄而軟歟.

　　　　　血氣皆少. 則無毛. 外踝瘦無肉.

　　足太陽之上. 血氣盛. 　則美眉. 眉有毫毛.

　　　　　血多氣少. 則惡眉. 面多少理.

　　　　　血少氣多. 則面多肉. 血氣和. 則美色.

　　足太陽**陰**之下. 血氣盛. 則跟肉滿踵堅. （**陰は誤挿入**）

　　　　　氣少血多. 則瘦跟空.

　　　　　血氣皆少. 則喜轉筋. 踵下痛.

　　手陽明之上. 血氣盛. 　則髭美.

　　　　　血氣多. 則髭惡.

　　　　　血氣皆少. 則無髭.

　　手陽明之下. 血氣盛. 　則腋下毛美. 手魚肉以溫.

　　　　　氣血皆少. 則手瘦以寒.

　　手少陽之上. 血氣盛. 　則眉美以長. 耳色美.

　　　　　血氣皆少. 則耳焦惡色.

　　手少陽之下. 血氣盛. 　則手捲多肉以溫.

　　　　　血氣皆少. 則寒以瘦.

　　　　　氣少血多. 則瘦以多脉.

　　手太陽之上. 血氣盛. 　則有多鬚. 面多肉以平.

　　　　　血氣皆少. 則面瘦惡色.

　　手太陽之下. 血氣盛. 　則掌肉充滿.

　　　　　血氣皆少. 則掌瘦以寒.

黃帝曰. 二十五人者. 刺之有約乎.

岐伯曰. 美眉者. 足太陽之脉. 氣血多.

　　　惡眉者. 　　　　　　氣血少.

　　　其肥而澤者. 　血氣有餘.

　　　　肥而不澤者. 氣有餘. 血不足.

　　　　瘦而無澤者. 氣血俱不足.

　　　審察其形氣有餘不足而調之. 可以知逆順矣.

黃帝曰. 刺其諸陰陽奈何.

岐伯曰. 按其寸口人迎. 以調陰陽. 切循其經絡之凝澀. 結而不通者. 此於身皆爲痛痺. 甚則不行.

314

故凝澀. 凝澀者. 致氣以溫之. 血和乃止. 其結絡者. 脉結血不行. 決之乃行. 故曰.
氣有餘於上者. 導而下之.

氣不足於上者. 推而休之. 其稽留不至者. 因而迎之. 必明於經隧. 乃能持之.

寒與熱爭者. 導而行之.

其宛陳血不結者. 則而予之.

必先明知二十五人. 則血氣之所在. 左右上下. 刺約畢也.

65. 五音五味

右徵與少徵. 調右手太陽上.

左商與左徵. 調左手陽明上.

少徵與大宮. 調左手陽明上.

右角與大角. 調右足少陽下.

大徵與少徵. 調左手太陽上.

衆羽與少羽. 調右足太陽下.

少商與右商. 調手太陽下.

桎羽與衆羽. 調右足太陽下.

少宮與太宮. 調右足陽明下.

判角與少角. 調右足少陽下.

鈇商與上商. 調右足陽明下.

鈇商與上角. 調左足太陽下.

上徵與右徵同. 穀麥. 畜羊. 果杏.　　手少陰. 藏心. 色赤. 味苦. 時夏.

上羽與大羽同. 穀大豆. 畜彘. 果栗. 足少陰. 藏腎. 色黑. 味鹹. 時冬.

上宮與大宮同. 穀稷. 畜牛. 果棗.　　足太陰. 藏脾. 色黃. 味甘. 時季夏.

上商與右商同. 穀黍. 畜雞. 果桃.　　手太陰. 藏肺. 色白. 味辛. 時秋.

上角與大角同. 穀麻. 畜犬. 果李.　　足厥陰. 藏肝. 色青. 味酸. 時春.

大宮與上角. 同右足陽明上.

左角與大角. 同左足陽明上.

少羽與大羽. 同右足太陽下.

左商與右商. 同左手陽明上.

加宮與大宮. 同左足少陽上.

質判與大宮. 同左手太陽下.

判角與大角. 同左足少陽下.

大羽與大角. 同右足太陽上.

大角與大宮. 同右足少陽上.

315

右微. 少微. 質微. 上微. 判微.

右角. 鈦角. 上角. 大角. 判角.

右商. 少商. 鈦商. 上商. 左商.

少宮. 上宮. 大宮. 加宮. 左宮.

衆羽. 桎羽. 上羽. 大羽. 少羽.

黄帝曰. 婦人無鬚者. 無血氣乎.

岐伯曰. 衝脉任脉. 皆起於胞中. 上循背裏. 爲經絡之海. 其浮而外者. 循腹右上行. 會於咽喉.
別而絡脣口. 血氣盛. 則充膚熱肉. 血獨盛. 則澹滲皮膚. 生毫毛.

今婦人之生. 有餘於氣. 不足於血. 以其數脱血也. 衝任之脉. 不榮口脣. 故鬚不生焉.

黄帝曰. 士人有傷於陰. 陰氣絶而不起. 陰不用. 然其鬚不去. 其故何也. 宦者獨去. 何也.
願聞其故.

岐伯曰. 宦者去其宗筋. 傷其衝脉. 血寫不復. 皮膚内結. 脣口不榮. 故鬚不生.

黄帝曰. 其有天宦者. 未嘗被傷. 不脱於血. 然其鬚不生. 其故何也.

岐伯曰. 此天之所不足也. 其任衝不盛. 宗筋不成. 有氣無血. 脣口不榮. 故鬚不生.

黄帝曰. 善乎哉. 聖人之通萬物也. 若日月之光影. 音聲之鼓響. 聞其聲而知其形. 其非夫子.
孰能明萬物之精. 是故聖人視其顏色. 黄赤者多熱氣. 青白者少熱氣. 黑色者多血少氣.
美眉者. 太陽多血. 通髯極鬚者. 少陽多血. 美鬚者. 陽明多血. 此其時然也.
夫人之常數. 太陽常多血少氣. 少陽常多氣少血. 陽明常多血多氣. 厥陰常多氣少血.
少陰常多氣少血. 太陰常多血少氣. 此天之常數也.

66. 百病始生

黄帝問于岐伯曰.

夫百病之始生也. 皆生于風雨寒暑清濕喜怒. 喜怒不節則傷藏. 風雨則傷上清濕則傷下.
三部之氣. 所傷異類. 願聞其會.

岐伯曰. 三部之氣. 各不同. 或起於陰. 或起於陽. 請言其方. 喜怒不節. 則傷藏.
藏傷則病起於陰也. 清濕襲虛. 則病起於下. 風雨襲虛. 則病起於上. 是謂三部.
至於其淫泆. 不可勝數.

黄帝曰. 余固不能數. 故問先師. 願卒聞其道.

岐伯曰. 風雨寒熱. 不得虛邪. 不能獨傷人. 卒然逢疾風暴雨而不病者. 蓋無虛故邪. 不能獨傷人.
此必因虛邪之風. 與其身形. 兩虛相得. 乃客其形. 兩實相逢. 衆人肉堅. 其中於虛邪也.
因於天時. 與其身形. 參以虛實. 大病乃成. 氣有定舍. 因處爲名. 上下中外. 分爲三貞.
是故虛邪之中人也.
始於皮膚. 皮膚緩則腠理開. 開則邪從毛髮入. 入則抵深. 深則毛髮立. 毛髮立則淅然.

故皮膚痛.

留而不去. 則傳舍於絡脉. 在絡之時. 痛於肌肉. 其痛之時息. 大經乃代.

留而不去. 傳舍於經. 在經之時. 洒淅喜驚.

留而不去. 傳舍於輸. 在輸之時. 六經不通. 四肢則肢節痛. 腰脊乃強.

留而不去. 傳舍於伏衝之脉. 在伏衝之時. 體重身痛.

留而不去. 傳舍於腸胃. 在腸胃之時. 賁響腹脹. 多寒則腸鳴飧泄. 食不化.

多熱則溏出麋.

留而不去. 傳舍於腸胃之外. 募原之間. 留著於脉.

稽留而不去. 息而成積. 或著孫脉. 或著絡脉. 或著經脉. 或著輸脉.

或著於伏衝之脉. 或著於膂筋. 或著於腸胃之募原. 上連於緩筋. 邪氣淫泆. 不可勝論.

黃帝曰. 願盡聞其所由然.

岐伯曰. 其著孫絡之脉而成積者. 其積往來上下. 臂手孫絡之居也. 浮而緩. 不能句積而止之.

故往來移行. 腸胃之間. 水湊滲注灌. 濯濯有音. 有寒則䐜䐜滿雷引. 故時切痛.

其著於陽明之經. 則挾臍而居. 飽食則益大. 飢則益小. 其著於緩筋也. 似陽明之積.

飽食則痛. 飢則安. 其著於腸胃之募原也. 痛而外連於緩筋. 飽食則安. 飢則痛.

其著於伏衝之脉者. 揣之應手而動. 發手則熱氣下於兩股. 如湯沃之状.

其著於膂筋. 在腸後者. 飢則積見. 飽則積不見. 按之不得.

其著於輸之脉者. 閉塞不通. 津液不下. 孔竅乾壅.

此邪氣之從外入內. 從上下也.

黃帝曰. 積之始生. 至其已成. 奈何.

岐伯曰. 積之始生. 得寒乃生. 厥乃成積也.

黃帝曰. 其成積奈何.

岐伯曰. 厥氣生足悗. 悗生脛寒. 脛寒則血脉凝澀. 血脉凝澀. 則寒氣上入于腸胃. 入於腸胃.

則䐜脹. 䐜脹則腸外之汁沫. 迫聚不得散. 日以成積. 卒然多食飲. 則腸滿.

起居不節. 用力過度. 則絡脉傷. 陽絡傷則血外溢. 血外溢則衄血. 陰絡傷則血內溢.

血內溢則後血. 腸胃之絡傷. 則血溢於腸外. 腸外有寒汁沫. 與血相搏.

則并合凝聚不得散. 而積成矣.

卒然外中於寒. 若內傷於憂怒. 則氣上逆. 氣上逆. 則六輸不通. 温氣不行.

凝結蘊裏而不散. 津液澀滲. 著而不去. 而積皆成矣.

黃帝曰. 其生於陰者. 奈何.

岐伯曰. 憂思傷心. 重寒傷肺. 忿怒傷肝. 醉以入房. 汗出當風. 傷脾. 用力過度. 若入房汗出浴.

則傷腎. 此內外三部之所生病者也.

黃帝曰. 善. 治之奈何.

岐伯荅曰. 察其所痛. 以知其應. 有餘不足. 當補則補. 當寫則寫. *母*逆天時. 是謂至治.

317

67. 行鍼

黃帝問于岐伯曰.

余聞九鍼於夫子. 而行之於百姓. 百姓之血氣. 各不同形. 或神動而氣先鍼行.
或氣與鍼相逢. 或鍼以出氣獨行. 或數刺乃知. 或發鍼而氣逆. 或數刺病益劇.
凡此六者. 各不同形. 願聞其方.

岐伯曰. 重陽之人. 其神易動. 其氣易往也.

黃帝曰. 何謂重陽之人.

岐伯曰. 重陽之人. 熇熇高高. 言語善疾. 舉足善高. 心肺之藏氣有餘. 陽氣滑盛而揚.
故神動而氣先行.

黃帝曰. 重陽之人. 而神不先行者. 何也.

岐伯曰. 此人頗有陰者也.

黃帝曰. 何以知其頗有陰也.

岐伯曰. 多陽者多喜. 多陰者多怒. 數怒者易解. 故曰頗有陰其陰陽之離合難. 故其神不能先行也.

黃帝曰. 其氣與鍼相逢奈何.

岐伯曰. 陰陽和調. 而血氣淖澤滑利. 故鍼入而氣出疾而相逢也.

黃帝曰. 鍼已出而氣獨行者. 何氣使然.

岐伯曰. 其陰氣多而陽氣少. 陰氣沈而陽氣浮者. 內藏. 故鍼已出. 氣乃隨其後. 故獨行也.

黃帝曰. 數刺乃知. 何氣使然.

岐伯曰. 此人之多陰而少陽. 其氣沈而氣往難. 故數刺乃知也.

黃帝曰. 鍼入而氣逆者. 何氣使然.

岐伯曰. 其氣逆. 與其數刺病益甚者. 非陰陽之氣. 浮沈之勢也. 此皆粗之所敗. 工之所失.
其形氣無過焉.

68. 上膈

黃帝曰. 氣爲上膈者. 食飲入而還出. 余已知之矣. 蟲爲下膈. 下膈者. 食晬時乃出. 余未得其意.
願卒聞之.

岐伯曰. 喜怒不適. 食飲不節. 寒溫不時. 則寒汁流於腸中. 流於腸中. 則蟲寒. 蟲寒.
則積聚守於下管. 則腸胃充郭. 衞氣不營. 邪氣居之. 人食則蟲上食. 蟲上食.
則下管虛. 下管虛. 則邪氣勝之. 積聚以留. 留則癰成. 癰成則下管約.
其癰在管內者. 即而痛深. 其癰在外者. 則癰外而痛浮. 癰上皮熱.

黃帝曰. 刺之奈何.

岐伯曰. 微按其癰. 視氣所行. 先淺刺其傍. 稍內益深. 還而刺之. 毋過三行. 察其沈浮.
以爲深淺. 已刺必熨. 令熱入中. 日使熱內. 邪氣益衰. 大癰乃潰. 伍以參禁.
以除其內. 恬憺無爲.

乃能行氣. 後以鹹苦化穀. 乃下矣.

69. 憂恚無言

黃帝問於少師曰.

人之卒然憂恚而言無音者. 何道之塞. 何氣出行. 使音不彰. 願聞其方.

少師荅曰. 咽喉者. 水穀之道也. 喉嚨者. 氣之所以上下者也. 會厭者. 音聲之戶也.
口唇者. 音聲之扇也. 舌者. 音聲之機也. 懸雍垂者. 音聲之關也.
頏顙者. 分氣之所泄也. 橫骨者. 神氣所使. 主發舌者也. 故人之鼻洞. 涕出不收者.
頏顙不開. 分氣失也. 是故厭小而疾薄. 則發氣疾. 其開闔利. 其出氣易. 其厭大而厚.
則開闔難. 其氣出遲. 故重言也. 人卒然無音者. 寒氣客于厭. 則厭不能發. 發不能下.
至其開闔不致. 故無音.

黃帝曰. 刺之奈何.

岐伯曰. 足之少陰. 上繫於舌. 絡於橫骨. 終於會厭. 兩寫其血脉. 濁氣乃辟. 會厭之脉.
上絡任脉. 取之天突. 其厭乃發也.

70. 寒熱

黃帝問于岐伯曰.

寒熱瘰癧. 在於頸腋者. 皆何氣使生.

岐伯曰. 此皆鼠瘻寒熱之毒氣也. 留於脉而不去者也.

黃帝曰. 去之奈何.

岐伯曰. 鼠瘻之本. 皆在於藏. 其末上出於頸腋之間. 其浮於脉中.
而未內著於肌肉而外爲膿血者. 易去也.

黃帝曰. 去之奈何.

岐伯曰. 請從其本. 引其末. 可使衰去. 而絕其寒熱. 審按其道. 以予之. 徐往徐來. 以去之.
其小如麥者. 一刺知. 三刺而已.

黃帝曰. 決其生死奈何.

岐伯曰. 反其目視之. 其中有赤脉. 上下貫瞳子.
見一脉. 一歲死. 見一脉半. 一歲半死.
見二脉. 二歲死. 見二脉半. 二歲半死.
見三脉. 三歲而死. 見赤脉. 不下貫瞳子. 可治也.

319

71. 邪客

黄帝問于伯高曰.

夫邪氣之客人也. 或令人目不瞑. 不臥出者. 何氣使然.

伯高曰. 五穀入于胃也. 其糟粕津液宗氣. 分爲三隧. 故宗氣積于胸中. 出於喉嚨. 以貫心脉. 而行呼吸焉.

營氣者. 泌其津液. 注之於脉. 化以爲血. 以榮四末. 内注五藏六府. 以應刻數焉. 衞氣者. 出其悍氣之慓疾. 而先行於四末分肉皮膚之間. 而不休者也. 晝日行於陽. 夜行於陰. 常從足少陰之分間. 行於五藏六府.

今厥氣客於五藏六府. 則衞氣獨衞其外. 行於陽. 不得入於陰. 行於陽. 則陽氣盛. 陽氣盛. 則陽蹻陷. 不得入於陰. 陰虚. 故目不瞑.

黄帝曰. 善. 治之奈何.

伯高曰. 補其不足. 寫其有餘. 調其虚實. 以通其道. 而去其邪. 飮以半夏湯一劑. 陰陽已通. 其臥立至.

黄帝曰. 善. 此所謂決凟壅塞. 經絡大通. 陰陽和得者也. 願聞其方.

伯高曰. 其湯方. 以流水千里以外者八升. 揚之萬遍. 取其清五升煮之. 炊以葦薪. 火沸. 置秫米一升. 治半夏五合. 徐炊. 令竭爲一升半. 去其滓. 飮汁一小杯. 日三. 稍益. 以知爲度. 故其病新發者. 覆杯則臥. 汗出則已矣. 久者. 三飮而已也.

黄帝問於伯高曰. 願聞人之肢節. 以應天地. 奈何.

伯高荅曰. 天圓地方. 人頭圓足方以應之.

天有日月. 人有兩目.

地有九州. 人有九竅.

天有風雨. 人有喜怒.

天有雷電. 人有音聲.

天有四時. 人有四肢.

天有五音. 人有五藏.

天有六律. 人有六府.

天有冬夏. 人有寒熱.

天有十日. 人有手十指.

辰有十二. 人有足十指莖垂以應之.

女子不足二節. 以抱人形.

天有陰陽. 人有夫妻.

歲有三百六十五日. 人有三百六十節.

地有高山. 人有肩膝.

地有深谷. 人有腋膕.

地有十二經水. 人有十二經脉.

地有泉脉. 人有衛氣.

地有草蓂. 人有毫毛.

天有晝夜. 人有臥起.

天有列星. 人有牙齒.

地有小山. 人有小節.

地有山石. 人有高骨.

地有林木. 人有募筋.

地有聚邑. 人有䐃肉.

歲有十二月. 人有十二節.

地有四時不生草. 人有無子.

此人與天地相應者也.

黃帝問於岐伯曰.

　　　　余願聞持鍼之數. 內鍼之理. 縱舍之意. 扦皮開腠理. 奈何. 脉之屈折出入之處.

　　　　焉至而出. 焉至而止. 焉至而徐. 焉至而疾. 焉至而入. 六府之輸於身者.

　　　　余願盡聞少敘. 別離之處. 離而入陰. 別而入陽. 此何道而從行. 願盡聞其方.

岐伯曰.　帝之所問. 鍼道畢矣.

黃帝曰.　願卒聞之.

岐伯曰.　手太陰之脉. 出於大指之端. 內屈循白肉際. 至本節之後大淵. 留以澹.

　　　　外屈上於本節之下. 內屈. 與陰諸絡. 會於魚際. 數脉并注. 其氣滑利.

　　　　伏行壅骨之下. 外屈出寸口而行. 上至於肘內廉. 入於大筋之下. 內屈上行臑陰.

　　　　入腋下. 內屈走肺.

　　　　此順行逆數之屈折也.

　　　　心主之脉. 出於中指之端. 內屈循中指內廉. 以上留於掌中. 伏行兩骨之間.

　　　　外屈出兩筋之間. 骨肉之際. 其氣滑利. 上二寸. 外屈出行兩筋之間. 上至肘內廉.

　　　　入於小筋之下. 留兩骨之會. 上入於胸中. 內絡于心脉.

黃帝曰.　手少陰之脉. 獨無腧. 何也.

岐伯曰.　少陰心脉也. 心者. 五藏六府之大主也. 精神之所舍也. 其藏堅固. 邪弗能容也.

　　　　容之則心傷. 心傷則神去. 神去則死矣. 故諸邪之在於心者. 皆在於心之包絡.

　　　　包絡者. 心主之脉也. 故獨無腧焉.

黃帝曰.　少陰獨無腧者. 不病乎.

岐伯曰.　其外經病. 而藏不病. 故獨取其經於掌後銳骨之端. 其餘脉出入屈折.

　　　　皆如手少陰心主之脉行也. 故本腧者. 皆因其氣之虛實疾徐以取之. 是謂因衝而寫.

　　　　因衰而補. 如是者. 邪氣得去. 眞氣堅固. 是謂因天之序.

黃帝曰.　持鍼縱舍奈何.

321

岐伯曰. 必先明知十二經脉之本末. 皮膚之寒熱. 脉之盛衰滑濇. 其脉滑而盛者. 病日進.
虛而細者. 久以持. 大以濇者. 爲痛痺. 陰陽如一者. 病難治.
其本末尚熱者. 病尚在. 其熱以衰者. 其病亦去矣. 持其尺.
察其肉之堅脆小大滑濇寒溫燥濕. 因視目之五色. 以知五藏而決死生. 視其血脉.
察其色. 以知其寒熱痛痺.

黃帝曰. 持鍼縱舍. 余未得其意也.

岐伯曰. 持鍼之道. 欲端以正. 安以靜. 先知虛實而行疾徐. 左指執骨. 右手循之. 無與肉果.
寫欲端以正. 補必閉膚. 輔鍼導氣. 邪得淫泆. 眞氣得居.

黃帝曰. 扞皮開腠理奈何.

岐伯曰. 因其分肉. 左別其膚. 微內而徐端之. 適神不散. 邪氣得去.

黃帝問於岐伯曰. 人有八虛. 各何以候.

岐伯荅曰. 以候五藏.

黃帝曰. 候之奈何.

岐伯曰. 肺心有邪. 其氣留于兩肘.
肝有邪. 其氣流于兩腋.
脾有邪. 其氣留于兩髀.
腎有邪. 其氣留於兩膕.
凡此八虛者. 皆機關之室. 眞氣之所過. 血絡之所遊. 邪氣惡血. 固不得住留.
住留則傷經絡. 骨節機關. 不得屈伸. 故病攣也.

72. 通天

黃帝問于少師曰.
余嘗聞人有陰陽. 何謂陰人. 何謂陽人.

少師曰. 天地之間. 六合之內. 不離于五. 人亦應之. 非徒一陰一陽而已也. 而略言耳.
口弗能徧明也.

黃帝曰. 願略聞其意. 有賢人聖人. 心能備而行之乎.

少師曰. 蓋有太陰之人. 少陰之人. 太陽之人. 少陽之人. 陰陽和平之人. 凡五人者.
其態不同. 其筋骨氣血各不等.

黃帝曰. 其不等者. 可得聞乎.

少師曰. **太陰之人**. 貪而不仁. 下齊湛湛. 好內而惡出. 心和而不發. 不務於時. 動而後之.
此太陰之人也.

少陰之人. 小貪而賊心. 見人有亡. 常若有得. 好傷好害. 見人有榮. 乃反慍怒.
心疾而無恩. 此少陰之人也.

太陽之人. 居處于于. 好言大事. 無能而虛說. 志發于四野. 擧措不顧是非.

322

爲事如常自用. 事雖敗而無常悔. 此太陽之人也.

少陽之人. 諟諦好自貴. 有小小官. 則高自宜. 好爲外交. 而不內附. 此少陽之人也.

陰陽和平之人. 居處安靜. 無爲懼懼. 無爲欣欣. 婉然從物. 或與不爭. 與時變化. 尊則謙謙. 譚而不治. 是謂至治. 古之善用鍼艾者. 視人五態. 乃治之. 盛者寫之. 虛者補之.

黃帝曰. 治人之五態奈何.

少師曰. 太陰之人. 多陰而無陽. 其陰血濁. 其衛氣濇. 陰陽不和. 緩筋而厚皮. 不之疾寫. 不能移之.

少陰之人. 多陰少陽. 小胃而大腸. 六府不調. 其陽明脉小. 而太陽脉大. 必審調之. 其血易脫. 其氣易敗也.

太陽之人. 多陽而少陰. 必謹調之. 無脫其陰. 而寫其陽. 陽重脫者易狂. 陰陽皆脫者. 暴死不知人也.

少陽之人. 多陽少陰. 經小而絡大. 血在中而氣外. 實陰而虛陽. 獨寫其絡脉則強. 氣脫而疾. 中氣不足. 病不起也.

陰陽和平之人. 其陰陽之氣和. 血脉調. 謹診其陰陽. 視其邪正. 安容儀. 審有餘不足. 盛則寫之. 虛則補之. 不盛不虛. 以經取之. 此所以調陰陽. 別五態之人者也.

黃帝曰. 夫五態之人者. 相與母故卒然新會. 未知其行也. 何以別之.

少師荅曰. 衆人之屬. 不知五態之人者. 故五五二十五人. 而五態之人不與焉. 五態之人. 尤不合於衆者也.

黃帝曰. 別五態之人奈何.

少師曰. 太陰之人. 其狀黮黮然黑色. 念然下意. 臨臨然長大. 膕然未僂. 此太陰之人也.

少陰之人. 其狀清然竊然. 固以陰賊. 立而躁嶮. 行而似伏. 此少陰之人也.

太陽之人. 其狀軒軒儲儲. 反身折膕. 此太陽之人也.

少陽之人. 其狀立則好仰. 行則好搖. 其兩臂兩肘. 則常出於背. 此少陽之人也.

陰陽和平之人. 其狀委委然. 隨隨然. 顒顒然. 愉愉然. 暶暶然. 豆豆然. 衆人皆曰君子. 此陰陽和平之人也.

73. 官能

黃帝問于岐伯曰.

余聞九鍼于夫子衆多矣. 不可勝數. 余推而論之. 以爲一紀. 余司誦之. 子聽其理. 非則語余. 請正其道. 令可久傳. 後世無患. 得其人乃傳. 非其人勿言.

岐伯稽首再拜曰. 請聽聖王之道.

黃帝曰. 用鍼之理. 必知形氣之所在. 左右上下. 陰陽表裏. 血氣多少. 行之逆順. 出入之合. 謀伐有過. 知解結. 知補虛寫實. 上下氣門. 明通於四海. 審其所在. 寒熱淋露.

323

以輸異處. 審於調氣. 明於經隧. 左右肢絡. 盡知其會. 寒與熱爭. 能合而調之.
虛與實鄰. 知決而通之. 左右不調. 犯而行之. 明於逆順. 乃知可治. 陰陽不奇.
故知起時. 審於本末. 察其寒熱. 得邪所在. 萬刺不殆. 知官九鍼. 刺道畢矣.
明於五輸. 徐疾所在. 屈伸出入. 皆有條理. 言陰與陽.
合於五行. 五藏六府. 亦有所藏. 四時八風. 盡有陰陽. 各得其位. 合於明堂. 各處色部.
五藏六府. 察其所痛. 左右上下. 知其寒溫. 何經所在. 審皮膚之寒溫滑濇. 知其所苦.
膈有上下. 知其氣所在. 先得其道. 稀而疏之. 稍深而留. 故能徐入之. 大熱在上.
推而下之. 從下上者. 引而去之. 視前痛者. 常先取之. 大寒在外. 留而補之.
入於中者. 從合寫之.
鍼所不爲. 灸之所宜. 上氣不足. 推而揚之. 下氣不足. 積而從之. 陰陽皆虛. 火自當之.
厥而寒甚. 骨廉陷下. 寒過於膝. 下陵三里. 陰絡所過. 得之留止. 寒入於中. 推而行之.
經陷下者. 火則當之. 結絡堅緊. 火所治之. 不知所苦. 兩蹻之下. 男陰女陽. 良工所禁.
鍼論畢矣. 用鍼之服. 必有法則. 上視天光. 下司八正. 以辟奇邪. 而觀百姓. 審於虛實.
無犯其邪. 是得天之露. 遇歲之虛. 救而不勝. 反受其殃. 故曰. 必知天忌.
乃言鍼意. 法於往古. 驗於來今. 觀於窈冥. 通於無窮. 粗之所不見. 良工之所貴.
莫知其形. 若神髣髴. 邪氣之中人也. 洒淅動形. 正邪之中人也微. 先見於色.
不知於其身. 若有若無. 若亡若存. 有形無形. 莫知其情. 是故上工之取氣.
乃救其萌芽. 下工守其已成. 因敗其形.
是故工之用鍼也. 知氣之所在. 而守其門戶. 明於調氣. 補寫所在. 徐疾之意. 所取之處.
寫必用員. 切而轉之. 其氣乃行. 疾而徐出. 邪氣乃出. 伸而迎之. 遙大其穴. 氣出乃疾.
補必用方. 外引其皮. 令當其門. 左引其樞. 右推其膚. 微旋而徐推之. 必端以正.
安以靜. 堅心無解. 欲微以留. 氣下而疾出之. 推其皮. 蓋其外門. 真氣乃存.
用鍼之要. 無忘其神.

雷公問於黃帝曰.

鍼論曰. 得其人乃傳. 非其人勿言. 何以知其可傳.

黃帝曰. 各得其人. 任之其能. 故能明其事.

雷公曰. 願聞官能奈何.

黃帝曰. 明目者. 可使視色. 聰耳者. 可使聽音. 捷疾辭語者. 可使傳論. 語徐而安靜.
手巧而心審諦者. 可使行鍼艾. 理血氣而調諸逆順. 察陰陽而兼諸方.
緩節柔筋而心和調者. 可使導引行氣. 疾毒言語輕人者. 可使唾癰呪病. 爪苦手毒.
爲事善傷者. 可使按積抑痺. 各得其能. 方乃可行. 其名乃彰. 不得其人. 其功不成.
其師無名. 故曰. 得其人乃言. 非其人勿傳. 此之謂也. 手毒者. 可使試按龜.
置龜於器下而按其上. 五十日而死矣. 手甘者. 復生如故也.

74. 論疾診尺

黃帝問於岐伯曰.

　　　　余欲無視色持脉. 獨調其尺. 以言其病. 從外知内. 爲之奈何.

岐伯曰. 審其尺之緩急小大滑濇. 肉之堅脆. 而病形定矣.

　　　　視人之目窠上. 微癰如新臥起狀. 其頸脉動. 時欬. 按其手足上. 窅而不起者.
　　　　風水膚脹也.

　　　　尺膚滑其淖澤者. 風也.

　　　　尺肉弱者. 解㑊安臥. 脱肉者. 寒熱不治.

　　　　尺膚滑而澤脂者. 風也.

　　　　尺膚濇者. 風痺也.

　　　　尺膚粗如枯魚之鱗者. 水泆飲也.

　　　　尺膚熱甚. 脉盛躁者. 病温也. 其脉盛而滑者. 病且出也.

　　　　尺膚寒. 其脉小者. 泄少氣.

　　　　尺膚炬然. 先熱後寒者. 寒熱也.

　　　　尺膚先寒. 久大之而熱者. 亦寒熱也.

　　　　肘所獨熱者. 腰以上熱.

　　　　手所獨熱者. 腰以下熱.

　　　　肘前獨熱者. 膺前熱.

　　　　肘後獨熱者. 肩背熱.

　　　　臂中獨熱者. 腰腹熱.

　　　　肘後麤以下三四寸熱者. 腸中有蟲.

　　　　掌中熱者. 腹中熱.

　　　　掌中寒者. 腹中寒.

　　　　魚上白肉. 有青血脉者. 胃中有寒.

　　　　尺炬然熱. 人迎大者. 當奪血.

　　　　尺堅大. 脉小甚. 少氣悗. 有加立死.

　　　　目赤色者. 病在心.

　　　　白在肺. 青在肝. 黃在脾. 黑在腎. 黃色不可名者. 病在胸中.

　　　　診目痛. 赤脉從上下者.　　太陽病.

　　　　　　　　　　從下上者.　　陽明病.

　　　　　　　　　　從外走内者. 少陽病.

　　　　診寒熱. 赤脉上下至瞳子. 見一脉.　　一歳死.

　　　　　　　　　　　　　　　見一脉半. 一歳半死.

　　　　　　　　　　　　　　　見二脉.　　二歳死.

　　　　　　　　　　　　　　　見二脉半. 二歳半死.

見三脉.　　三歲死.

診齲齒痛. 按其陽之來. 有過者獨熱. 在左左熱. 在右右熱. 在上上熱. 在下下熱.

診血脉者. 多赤多熱. 多青多痛. 多黑爲久痹. 多赤多黑. 多青皆見者. 寒熱.

身痛而色微黃. 齒垢黃. 爪甲上黃. 黃疸也.

安臥小便黃赤. 脉小而濇者. 不嗜食.

人病. 其寸口之脉. 與人迎之脉. 小大等. 及其浮沈等者. 病難已也.

女子手少陰脉動甚者. 姙子.

嬰兒病. 其頭毛皆逆上者. 必死.

耳間青脉起者. 掣痛.

大便赤瓣. 飱泄. 脉小者. 手足寒. 難已.

飱泄脉小. 手足温. 亦易已.

四時之變. 寒暑之勝. 重陰必陽. 重陽必陰.

故陰主寒. 陽主熱.

故寒甚則熱. 熱甚則寒.

故曰. 寒生熱. 熱生寒. 此陰陽之變也.

故曰. 冬傷於寒. 春生癉熱.

　　　春傷於風. 夏生後泄腸澼.

　　　夏傷於暑. 秋生痎瘧.

　　　秋傷於濕. 冬生咳嗽.

是謂四時之序也.

75. 刺節眞邪

黃帝問于岐伯曰.

　　　余聞刺有五節. 奈何.

岐伯曰. 固有五節. 一曰振埃. 二曰發矇. 三曰去爪. 四曰徹衣. 五曰解惑.

黃帝曰. 夫子言五節. 余未知其意.

岐伯曰. 振埃者. 刺外經去陽病也.

　　　發矇者. 刺府輸. 去府病也.

　　　去爪者. 刺關節肢絡也.

　　　徹衣者. 盡刺諸陽之奇輸也.

　　　解惑者. 盡知調陰陽補寫有餘不足. 相傾移也.

黃帝曰. 刺節言振埃. 夫子乃言. 刺外經去陽病. 余不知其所謂也. 願卒聞之.

岐伯曰. 振埃者. 陽氣大逆. 上滿於胸中. 憤瞋肩息. 大氣逆上. 喘喝坐伏. 病惡埃煙. 餇不得息.

　　　請言振埃. 尚疾於振埃.

326

黃帝曰. 善. 取之何如.

岐伯曰. 取之天容.

黃帝曰. 其欬上氣. 窮詘胸痛者. 取之奈何.

岐伯曰. 取之廉泉.

黃帝曰. 取之有數乎.

岐伯曰. 取天容者. 無過一里. 取廉泉者. 血變而止.

帝曰. 善哉.

黃帝曰. 刺節言發矇. 余不得其意. 夫發矇者. 耳無所聞. 目無所見. 夫子乃言. 刺府輸去府病. 何輸使然. 願聞其故.

岐伯曰. 妙乎哉問也. 此刺之大約. 鍼之極也. 神明之類也. 口說書卷. 猶不能及也. 請言發矇. 耳尚疾於發矇也.

黃帝曰. 善. 願卒聞之.

岐伯曰. 刺此者. 必於日中. 刺其聽宮. 中其眸子. 聲聞於耳. 此其輸也.

黃帝曰. 善. 何謂聲聞於耳.

岐伯曰. 刺邪. 以手堅按其兩鼻竅. 而疾偃其聲. 必應於鍼也.

黃帝曰. 善. 此所謂弗見爲之. 而無目視. 見而取之. 神明相得者也.

黃帝曰. 刺節言去爪. 夫子乃言. 刺關節肢絡. 願卒聞之.

岐伯曰. 腰脊者. 身之大關節也. 肢脛者. 人之管以趨翔也. 莖垂者. 身中之機. 陰精之候. 津液之道也. 故飲食不節. 喜怒不時. 津液內溢. 乃下留於睾. 血道不通. 日大不休. 俛仰不便. 趨翔不能. 此病滎然有水. 不上不下. 鈹石所取. 形不可匿. 常不得蔽. 故命曰去爪.

帝曰. 善.

黃帝曰. 刺節言徹衣. 夫子乃言. 盡刺諸陽之奇輸. 未有常處也. 願卒聞之.

岐伯曰. 是陽氣有餘. 而陰氣不足. 陰氣不足. 則內熱. 陽氣有餘. 則外熱. 內熱相搏. 熱於懷炭. 外畏綿帛近. 不可近身. 又不可近席. 腠理閉塞. 則汗不出. 舌焦脣槁腊. 乾嗌燥. 飲食不讓美惡.

黃帝曰. 善. 取之奈何.

岐伯曰. 或之於其天府大杼. 三痏. 又刺中膂. 以去其熱. 補足手太陰. 以出其汗. 熱去汗稀. 疾於徹衣.

黃帝曰. 善.

黃帝曰. 刺節言解惑. 夫子乃言. 盡知調陰陽補寫有餘不足. 相傾移也. 惑何以解之.

岐伯曰. 大風在身. 血脉偏虛. 虛者不足. 實者有餘. 輕重不得. 傾側宛伏. 不知東西. 不知南北. 乍上乍下. 乍反乍覆. 顛倒無常. 甚於迷惑.

黃帝曰. 善. 取之奈何.

岐伯曰. 寫其有餘. 補其不足. 陰陽平復. 用鍼若此. 疾於解惑.

黃帝曰. 善. 請藏之靈蘭之室. 不敢妄出也.

黃帝曰. 余聞刺有五邪. 何謂五邪.

岐伯曰. 病有持癰者. 有容大者. 有狹小者. 有熱者. 有寒者. 是謂五邪.

黃帝曰. 刺五邪奈何.

岐伯曰. 凡刺五邪之方. 不過五章. 癉熱消滅. 腫聚散亡. 寒痺益溫. 小者益陽. 大者必去.
請道其方.

凡刺癰邪. 無迎隴. 易俗移性. 不得膿. 脆道更行. 去其鄉. 不安處所. 乃散亡.

諸陰陽過癰者. 取之其輸寫之.

凡刺大邪. 日以小. 泄奪其有餘. 乃益虛. 剽其通. 鍼其邪. 肌肉親視之. 毋有反其真.

刺諸陽分肉間.

凡刺小邪. 日以大. 補其不足. 乃無害. 視其所在. 迎之界. 遠近盡至.

其不得外侵而行之. 乃自費. 刺分肉間.

凡刺熱邪. 越而蒼. 出遊不歸. 乃無病. 爲開通. 辟門戶. 使邪得出. 病乃已.

凡刺寒邪. 日以溫. 徐往徐來. 致其神. 門戶已閉. 氣不分. 虛實得調. 其氣存也.

黃帝曰. 官鍼奈何.

岐伯曰. 刺癰者. 用鈹鍼. 刺大者. 用鋒鍼. 刺小者. 用員利鍼. 刺熱者. 用鑱鍼. 刺寒者.
用毫鍼也.

請言解論與. 天地相應. 與四時相副. 人參天地. 故可爲解. 下有漸洳. 上生葦蒲.
此所以知形氣之多少也. 陰陽者. 寒暑也. 熱則滋雨而在上. 根荄少汁. 人氣在外.
皮膚緩. 腠理開. 血氣減. 汗大泄. 皮淖澤. 寒則地凍水冰. 人氣在中. 皮膚緻.
腠理閉. 汗不出.
血氣強. 肉堅澀. 當是之時. 善行水者. 不能往水. 善穿地者. 不能鑿凍. 善用鍼者.
亦不能取四厥. 血脉凝結. 堅搏不往來者. 亦未可即柔. 故行水者. 必待天溫冰釋凍解.
而水乃行. 地可穿也. 人脉猶是也. 治厥者. 必先熨. 調和其經. 掌與腋. 肘與脚.
項與脊. 以調之. 火氣已通. 血脉乃行. 然後視其病. 脉淖澤者. 刺而平之. 堅緊者.
破而散之.
氣下乃止. 此所謂以解結者也.
用鍼之類. 在於調氣. 氣積於胃. 以通. 營衛各行其道. 宗氣流於海. 其下者. 注於氣街.
其上者. 走於息道. 故厥在於足. 宗氣不下. 脉中之血. 凝而留止. 弗之火調. 弗能取之.
用鍼者. 必先察其經絡之實虛. 切而循之. 按而彈之. 視其應動者. 乃後取之而下之.
六經調者. 謂之不病. 雖病謂之自已也. 一經上實下虛而不通者. 此必有橫絡.
盛加於大經. 令之不通. 視而寫之. 此所謂解結也.
上寒下熱. 先刺其項太陽. 久留之. 已刺. 則熨項與肩胛令熱. 下合乃止.

328

此所謂推而上之者也.

上熱下寒. 視其虛脉而陷之於經絡者取之. 氣下乃止. 此所謂引而下之者也.

大熱徧身. 狂而妄見妄聞妄言. 視足陽明及大絡取之. 虛者補之. 血而實者寫之.

因其偃臥. 居其頭前. 以兩手四指. 挾按頸動脉. 久持之. 卷而切之.

下至缺盆中而復止. 如前. 熱去乃止. 此所謂推而散之者也.

黃帝曰. 有一脉生數十病者. 或痛. 或癰. 或熱. 或寒. 或痒. 或痺. 或不仁. 變化無窮.
其故何也.

岐伯曰. 此皆邪氣之所生也.

黃帝曰. 余聞氣者. 有眞氣. 有正氣. 有邪氣. 何謂眞氣.

岐伯曰. 眞氣者. 所受於天. 與穀氣并而充身也. 正氣者. 正風也. 從一方來. 非實風.
又非虛風也.

邪氣者. 虛風之賊傷人也. 其中人也深. 不能自去. 正風者. 其中人也淺. 合而自去.
其氣來柔弱. 不能勝眞氣. 故自去. 虛邪之中人也. 洒淅動形. 起毫毛而發腠理. 其入深.
內搏於骨. 則爲骨痺. 搏於筋. 則爲筋攣. 搏於脉中. 則爲血閉不通. 則爲癰. 搏於肉.
與衞氣相搏. 陽勝者則爲熱. 陰勝者則爲寒. 寒則眞氣去. 去則虛. 虛則寒搏於皮膚之間.
其氣外發腠理. 開毫毛. 搖氣往來. 行則爲痒. 留而不去. 爲痺. 衞氣不行. 則爲不仁.
虛邪偏客於身半. 其入深. 內居榮衞. 榮衞稍衰. 則眞氣去. 邪氣獨留. 發爲偏枯.
其邪氣淺者. 脉偏痛. 虛邪之入於身也深. 寒與熱相搏. 久留而內著. 寒勝其熱.
則骨疼肉枯. 熱勝其寒. 則爛肉腐肌爲膿. 內傷骨. 內傷骨. 爲骨蝕. 有所疾前筋.
筋屈不得伸. 邪氣居其間而不反. 發爲筋溜. 有所結. 氣歸之. 衞氣留之. 不得反.
津液久留. 合而爲腸溜. 久者數歲乃成.
以手按之柔. 已有所結. 氣歸之. 津液留之. 邪氣中之. 凝結日以易甚. 連以聚居.
爲昔瘤. 以手按之堅. 有所結. 深中骨. 氣因於骨. 骨與氣并. 日以益大. 則爲骨疽.
有所結. 中於肉. 宗氣歸之. 邪留而不去. 有熱則化而爲膿. 無熱則爲肉疽.
凡此數氣者. 其發無常處. 而有常名也.

76. 衞氣行

黃帝問于岐伯曰. 願聞衞氣之行. 出入之合. 何如.

伯高曰. 歲有十二月. 日有十二辰. 子午爲經. 卯酉爲緯. 天周二十八宿. 而一面七星.
四七二十八星. 房昴爲緯. 虛張爲經. 是故房至畢爲陽. 昴至尾爲陰. 陽主晝.
陰主夜. 故衞氣之行. 一日一夜. 五十周於身. 晝日行於陽二十五周. 夜行於陰二十五周.
周於五藏.
是故平旦陰盡. 陽氣出於目. 目張則氣上行於頭. 循項. 下足太陽. 循背下至小指之端.
其散者. 別於目銳眥. 下手太陽. 下至手小指之間外側.

329

其散者. 別於目銳眥. 下足少陽. 注小指次指之間. 以上循手少陽之分側. 下至小指之間.

　別者. 以上至耳前. 合於頷脉. 注足陽明. 以下行至跗上. 入五指之間.

其散者. 從耳下. 下手陽明. 入大指之間. 入掌中.

其至於足也. 入足心. 出內踝. 下行陰分. 復合於目. 故為一周.

是故日行一舍. 人氣行一周與十分身之八.

日行二舍. 　人氣行三周於身. 與十分身之六.

日行三舍. 　　人氣行於身. 五周與十分身之四.

日行四舍. 　　人氣行於身. 七周與十分身之二.

日行五舍. 　　人氣行於身九周.

日行六舍. 　　人氣行於身. 十周與十分身之八.

日行七舍. 　　人氣行於身. 十二周在身. 與十分身之六.

日行十四舍. 　人氣二十五周於身. 有奇分. 與十分身之四.

陽盡於陰. 陰受氣矣. 其始入於陰. 常從足少陰. 注於腎. 腎注於心. 心注於肺.

肺注于肝. 肝注于脾. 脾復注於腎. 為周. 是故夜行一舍. 人氣行於陰藏.

一周與十分藏之八.

亦如陽行之二十五周. 而復合於目. 陰陽一日一夜. 合有奇分. 十分身之四.

與十分藏之二. 是故人之所以臥起之時有早晏者. 奇分不盡故也.

黃帝曰. 衛氣之在於身也. 上下往來. 不以期. 候氣而刺之奈何.

伯高曰. 分有多少. 日有長短. 春秋冬夏. 各有分理. 然後常以平旦為紀. 以夜盡為始.

是故一日一夜. 水下百刻. 二十五刻者. 半日之度也. 常如是毋已. 日入而止.

隨日之長短. 各以為紀而刺之.

謹候其時. 病可與期. 失時反候者. 百病不治. 故曰. 刺實者. 刺其來也. 刺虛者.

刺其去也. 此言氣存亡之時. 以候虛實而刺之. 是故謹候氣之所在而刺之. 是謂逢時.

在於三陽.

必候其氣在於陽而刺之. 病在於三陰. 必候其氣在陰分而刺之.

水下一刻. 　　人氣在太陽.

水下二刻. 　　人氣在少陽.

水下三刻. 　　人氣在陽明.

水下四刻. 　　人氣在陰分.

水下五刻. 　　人氣在太陽.

水下六刻. 　　人氣在少陽.

水下七刻. 　　人氣在陽明.

水下八刻. 　　人氣在陰分.

水下九刻. 　　人氣在太陽.

水下十刻.　　　人氣在少陽.

水下十一刻.　　人氣在陽明.

水下十二刻.　　人氣在陰分.

水下十三刻.　　人氣在太陽.

水下十四刻.　　人氣在少陽.

水下十五刻.　　人氣在陽明.

水下十六刻.　　人氣在陰分.

水下十七刻.　　人氣在太陽.

水下十八刻.　　人氣在少陽.

水下十九刻.　　人氣在陽明.

水下二十刻.　　人氣在陰分.

水下二十一刻.　人氣在太陽.

水下二十二刻.　人氣在少陽.

水下二十三刻.　人氣在陽明.

水下二十四刻.　人氣在陰分.

水下二十五刻.　人氣在太陽.

此半日之度也. 從房至畢. 一十四舍. 水下五十刻. 日行半度. 廻行一舍. 水下三刻. 與七分刻之四.

大要日. 常以日之加於宿上也. 人氣在太陽. 是故日行一舍. 人氣行三陽. 行與陰分. 常如是無已. 天與地同紀. 紛紛盼盼. 終而復始. 一日一夜. 水下百刻而盡矣.

77. 九宮八風

合八風虛實邪正. 立秋二. 秋分七. 立冬六. 夏至九. 招搖. 冬至一. 夏至四. 春分三. 立春八.

太一常以冬至之日. 居叶蟄之宮. 四十六日.

　　　　　　　　明日居天留. 四十六日.

　　　　　　　　明日居倉門. 四十六日.

　　　　　　　　明日居陰洛. 四十五日.

　　　　　　　　明日居天宮. 四十六日.

　　　　　　　　明日居玄委. 四十六日.

　　　　　　　　明日居倉果. 四十六日.

　　　　　　　　明日居新洛. 四十五日.

　　　　　　　　明日復居叶蟄之宮. 日冬至矣.

太一日遊. 以冬至之日. 居叶蟄之宮. 數所在日. 從一處至九日. 復反於一. 常如是無已. 終而復始.

太一移日. 天必應之以風雨. 以其日風雨. 則吉. 歲美. 民安少病矣. 先之則多雨. 後之則多汗.

太一在冬至之日. 有變. 占在君.

太一在春分之日. 有變. 占在相.

太一在中宮之日. 有變. 占在吏.

太一在秋分之日. 有變. 占在將.

太一在夏至之日. 有變. 占在百姓. 所謂有變者.

太一居五宮之日. 疾風折樹木. 揚沙石. 各以其所主. 占貴賤. 因視風所從來而占之.

風從其所居之鄉來. 爲實風. 主生長養萬物. 從其衝後來. 爲虛風. 傷人者也. 主殺主害者.

謹候虛風而避之.

故聖人日避虛邪之道. 如避矢石然. 邪弗能害. 此之謂也. 是故太一入徙立於中宮. 乃朝八風.

以占吉凶也.

風從南方來.	名日大弱風.	其傷人也.	內舍於心.	外在於脉.	其氣主熱.
風從西南方來.	名日謀風.	其傷人也.	內舍於脾.	外在於肌.	其氣主爲弱.
風從西方來.	名日剛風.	其傷人也.	內舍於肺.	外在於皮膚.	其氣主爲燥.
風從西北方來.	名日折風.	其傷人也. 內舍於小腸. 外在於手太陽脉. 脉絕則溢. 脉閉則結不通. 善暴死.			
風從北方來.	名日大剛風.	其傷人也.	內舍於腎.	外在於骨與肩背之膂筋. 其氣主爲寒也.	
風從東北方來.	名日凶風.	其傷人也.	內舍於大腸.	外在於兩脇腋骨下及肢節.	
風從東方來.	名日嬰兒風.	其傷人也.	內舍於肝.	外在於筋紐.	其氣主爲身濕.
風從東南方來.	名日弱風.	其傷人也.	內舍於胃.	外在肌肉.	其氣主體重.

此八風. 皆從其虛之鄉來. 乃能病人. 三虛相搏. 則爲暴病卒死. 兩實一虛. 病則爲淋露寒熱.

犯其雨濕之地. 則爲痿. 故聖人避風. 如避矢石焉. 其有三虛. 而偏中於邪風. 則爲擊仆偏枯矣.

78. 九鍼論

黃帝日. 余聞九鍼于夫子. 衆多博大矣. 余猶不能寤. 敢問九鍼焉生. 何因而有名.

岐伯日. 九鍼者. 天地之大數也. 始於一而終於九. 故日.

　　　一以法天. 二以法地. 三以法人. 四以法時. 五以法音. 六以法律. 七以法星. 八以法風.
　　　九以法野.

黃帝日. 以鍼應九之數奈何.

岐伯日. 夫聖人之起天地之數也. 一而九之. 故以立九野. 九而九之. 九九八十一. 以起黃鍾數焉.
　　　以鍼應數也.

　　　一者天也. 天者陽也. 五藏之應天者肺. 肺者五藏六府之蓋也. 皮者肺之合也. 人之陽也.
　　　故爲之治鍼. 必以大其頭而銳其末. 令無得深入. 而陽氣出.

　　　二者地也. 人之所以應土者肉也. 故爲之治鍼. 必箇其身而員其末. 令無得傷肉分.

傷則氣得竭.

三者人也. 人之所以成生者血脉也. 故爲之治鍼. 必大其身而員其末.

令可以按脉勿陷. 以致其氣. 令邪氣獨出.

四者時也. 時者. 四時八風之客於經絡之中. 爲瘤病者也. 故爲之治鍼.

必筩其身而鋒其末. 令可以寫熱出血. 而痼病竭.

五者音也. 音者. 冬夏之分. 分於子午. 陰與陽別. 寒與熱爭. 兩氣相搏. 合爲癰膿者也.

故爲之治鍼. 必令其末如劍鋒. 可以取大膿.

六者律也. 律者. 調陰陽四時. 而合十二經脉. 虚邪客於經絡. 而爲暴痺者也.

故爲之治鍼. 必令尖如氂. 且圓且銳. 中身微大. 以取暴氣.

七者星也. 星者. 人之七竅. 邪之所客於經. 而爲痛痺. 舍於經絡者也. 故爲之治鍼.

令尖如蚊虻喙. 靜以徐往. 微以久留. 正氣因之. 眞邪俱往. 出鍼而養者也.

八者風也. 風者. 人之股肱八節也. 八正之虚風. 八風傷人. 内舍於骨解腰脊節腠理之間.

爲深痺也. 故爲之治鍼. 必長其身. 鋒其末. 可以取深邪遠痺.

九者野也. 野者. 人之節解皮膚之間也. 淫邪流溢於身. 如風水之状.

而溜不能過於機關大節者也. 故爲之治鍼. 令小大如挺. 其鋒微員.

以取大氣之不能過於關節者也.

黄帝曰. 鍼之長短有數乎.

岐伯曰. 一曰鑱鍼者. 取法於巾鍼. 去末寸半. 卒銳之. 長一寸六分. 主熱在頭身也.

二曰員鍼. 　　取法於絮鍼. 筩其身而卵其鋒. 長一寸六分. 主治分間氣.

三曰鍉鍼. 　　取法於黍粟之銳. 長三寸半. 主按脉取氣. 令邪出.

四曰鋒鍼. 　　取法於絮鍼. 筩其身. 鋒其末. 長一寸六分. 主癰熱出血.

五曰鈹鍼. 　　取法於劍鋒. 廣二分半. 長四寸. 主大癰膿兩熱爭者也.

六曰員利鍼. 取法於氂鍼. 微大其末. 反小其身令可深内也. 長一寸六分. 主取癰痺者也.

七曰毫鍼. 　　取法於毫毛. 長一寸六分. 主寒熱痛痺在絡者也.

八曰長鍼. 　　取法於綦鍼. 長七寸. 主取深邪遠痺者也.

九曰大鍼. 　　取法於鋒鍼. 其鋒微員. 長四寸. 主取大氣不出關節者也.

鍼形畢矣. 此九鍼大小長短法也.

黄帝曰. 願聞身形應九野. 奈何.

岐伯曰. 請言身形之應九野也.

左足應立春. 其日戊己丑. 左脇應春分. 　　其日乙卯.

左手應立夏. 其日戊辰己巳. 膺喉首頭應夏至. 其日丙午.

右手應立秋. 其日戊申己未. 右脇應秋分. 　　其日辛酉.

右足應立冬. 其日戊戌己亥. 腰尻下竅應冬至. 其日壬子.

六府膈下三藏應中州. 其大禁. 大禁太一所在之日. 及諸戊己.

凡此九者. 善候八正所在之處. 所主左右上下. 身體有癰腫者. 欲治之. 無以其所直

333

之日潰治之. 是謂天忌日也.

形樂志苦. 病生於脉. 治之以灸刺.

形苦志樂. 病生於筋. 治之以熨引.

形樂志樂. 病生於肉. 治之以鍼石.

形苦志苦. 病生於咽喝. 治之以甘藥.

形數驚恐. 筋脉不通. 病生於不仁. 治之以按摩醪藥. 是謂形.

五藏氣. 心主噫. 肺主欬. 肝主語. 脾主吞. 腎主欠.

六府氣. 膽爲怒. 胃爲氣逆噦. 大腸小腸爲泄. 膀胱不約爲遺溺. 下焦溢爲水.

五味. 酸入肝. 辛入肺. 苦入心. 甘入脾. 鹹入腎. 淡入胃. 是謂五味也.

五幷. 精氣幷肝則憂. 幷心則喜. 幷肺則悲. 幷腎則恐. 幷脾則畏.

是謂五精之氣幷於藏也.

五惡. 肝惡風. 心惡熱. 肺惡寒. 腎惡燥. 脾惡濕. 此五藏氣所惡也.

五液. 心主汗. 肝主泣. 肺主涕. 腎主唾. 脾主涎. 此五液所出也.

五勞. 久視傷血. 久臥傷氣. 久坐傷肉. 久立傷骨. 久行傷筋. 此五久勞所病也.

五走. 酸走筋. 辛走氣. 苦走血. 鹹走骨. 甘走肉. 是謂五走也.

五裁. 病在筋. 無食酸. 病在氣. 無食辛. 病在骨. 無食鹹. 病在血. 無食苦.

　　　　病在肉. 無食甘. 口嗜而欲食之. 不可多也. 必自裁也. 命日五裁.

五發. 陰病發於骨. 陽病發於血. 以味發於氣. 陽病發於冬. 陰病發於夏.

五邪. 邪入於陽. 則爲狂.

　　　邪入於陰. 則爲血痺.

　　　邪入於陽. 轉則爲癲疾.

　　　邪入於陰. 轉則爲瘖.

　　　陽入之於陰. 病靜.

　　　陰出之於陽. 病喜怒.

五藏. 心藏神. 肺藏魄. 肝藏魂. 脾藏意. 腎藏精志也.

五主. 心主脉. 肺主皮. 肝主筋. 脾主肌. 腎主骨.

陽明多血多氣. 太陽多血少氣. 少陽多氣少血. 太陰多血少氣. 厥陰多血少氣.

少陰多氣少血. 故日.

刺陽明出血氣.

刺太陽出血惡氣.

刺少陽出氣惡血.

刺太陰出血惡氣.

刺厥陰出血惡氣.

刺少陰出氣惡血也.

足陽明太陰爲表裏. 少陽厥陰爲表裏. 太陽少陰爲表裏. 是謂足之陰陽也.

334

手陽明太陰爲表裏. 少陽心主爲表裏. 太陽少陰爲表裏. 是謂手之陰陽也.

79. 歲露論

黃帝問於岐伯曰.

經言. 夏日傷暑. 秋病瘧. 瘧之發以時. 其故何也.

岐伯對曰. 邪客於風府. 病循膂而下. 衞氣一日一夜. 常大會於風府. 其明日日下一節.

故其日作晏. 此其先客於脊背也. 故每至於風府. 則腠理開. 腠理開則邪氣入.

邪氣入則病作.

此所以日作尚晏也. 衞氣之行風府. 日下一節. 二十一日. 下至尾底. 二十二日.

入脊內. 注於伏衝之脉.

其行九日. 出於缺盆之中. 其氣上行. 故其病稍益至. 其內搏於五藏. 橫連募原. 其道遠.

其氣深. 其行遲. 不能日作. 故次日乃稸積而作焉.

黃帝曰. 衞氣每至於風府. 腠理乃發. 發則邪入焉. 其衞氣日下一節. 則不當風府. 奈何.

岐伯曰. 風府無常. 衞氣之所應. 必開其腠理. 氣之所舍節. 則其府也.

黃帝曰. 善. 夫風之與瘧也. 相與同類. 而風常在. 而瘧特以時休. 何也.

岐伯曰. 風氣留其處. 瘧氣隨經絡. 沈以內搏. 故衞氣應乃作.

帝曰. 善.

黃帝問於少師曰.

余聞四時八風之中人也. 故有寒暑. 寒則皮膚急而腠理閉. 暑則皮膚緩而腠理開.

賊風邪氣. 因得以入乎. 將必須八正虛邪. 乃能傷人乎.

少師荅曰. 不然. 賊風邪氣之中人也. 不得以時. 然必因其開. 其入深. 其內極病.

其病人也卒暴. 因其閉也. 其入淺以留. 其病也徐以遲.

黃帝曰. 有寒溫和適. 腠理不開. 然有卒病者. 其故何也.

少師荅曰. 帝弗知邪入乎. 雖平居. 其腠理開閉緩急. 其故常有時也.

黃帝曰. 可得聞乎.

少師曰. 人與天地相參也. 與日月相應也.

故月滿則海水西盛. 人血氣積. 肌肉充. 皮膚緻. 毛髮堅. 腠理郄. 煙垢著. 當是之時.

雖遇賊風. 其入淺不深. 至其月郭空. 則海水東盛. 人氣血虛. 其衞氣去. 形獨居.

肌肉減. 皮膚縱. 腠理開. 毛髮殘. 膲理薄. 煙垢落. 當是之時. 遇賊風.

則其入深. 其病人也卒暴.

黃帝曰. 其有卒然暴死暴病者. 何也.

少師荅曰. 三虛者. 其死暴疾也. 得三實者. 邪不能傷人也.

黃帝曰. 願聞三虛.

少師曰.	乘年之衰. 逢月之空. 失時之和. 因為賊風所傷. 是謂三虛. 故論不知三虛. 工反為粗.
帝曰.	願聞三實.
少師曰.	逢年之盛. 遇月之滿. 得時之和. 雖有賊風邪氣. 不能危之也.
黃帝曰.	善乎哉論. 明乎哉道. 請藏之金匱. 命曰三實. 然此一夫之論也.

黃帝曰.	願聞歲之所以皆同病者. 何因而然.
少師曰.	此八正之候也.
黃帝曰.	候之奈何.
少師曰.	候此者. 常以冬至之日. 太一立於叶蟄之宮. 其至也. 天必應之以風雨者矣.
	風雨從南方來者. 為虛風. 賊傷人者也. 其以夜半至也. 萬民皆臥而弗犯也.
	故其歲民少病. 其以晝至者. 萬民懈惰. 而皆中於虛風. 故萬民多病.
	虛邪入客於骨. 而不發於外. 至其立春. 陽氣大發. 腠理開. 因立春之日.
	風從西方來. 萬民又皆中於虛風. 此兩邪相搏. 經氣結代者矣.
	故諸逢其風而遇其雨者. 命曰遇歲露焉. 因歲之和. 而少賊風者. 民少病而少死.
	歲多賊風邪氣. 寒溫不和. 則民多病而死矣.
黃帝曰.	虛邪之風. 其所傷貴賤何如. 候之奈何.
少師荅曰.	正月朔日. 太一居天留之宮. 其日西北風不雨. 人多死矣.
	正月朔日. 平旦北風. 春民多死.
	正月朔日. 平旦北風行. 民病死者十有三也.
	正月朔日. 日中北風. 夏民多死.
	正月朔日. 夕時北風. 秋民多死. 終日北風. 大病死者十有六.
	正月朔日. 風從南方來. 命曰旱鄉. 從西方來. 命曰白骨將. 國有殃. 人多死亡.
	正月朔日. 風從東方來. 發屋揚沙石. 國有大災也.
	正月朔日. 風從東南方行. 春有死亡.
	正月朔. 天和溫不風. 糴賤. 民不病. 天寒而風. 糴貴. 民多病.
	此所以候歲之風殘傷人者也.
	二月丑不風. 民多心腹病.
	三月戌不溫. 民多寒熱.
	四月巳不暑. 民多癉病.
	十月申不寒. 民多暴死.
	諸所謂風者. 皆發屋. 折樹木. 揚沙石. 起毫毛. 發腠理者也.

80. 大惑論

黃帝問於岐伯曰.

余嘗上於清冷之臺. 中階而顧. 匍匐而前. 則惑. 余私異之. 竊内怪之. 獨瞑獨視.
安心定氣. 久而不解. 獨博獨眩. 被髮長跪. 俛而視之. 後久之不已也. 卒然自上.
何氣使然.

岐伯對曰. 五藏六府之精氣. 皆上注於目. 而爲之精. 精之窠爲眼. 骨之精爲瞳子. 筋之精爲黑眼.
血之精爲絡其窠. 氣之精爲白眼. 肌肉之精爲約束. 裹擷筋骨血氣之精. 而與脉并爲系.
上屬於腦. 後出於項中. 故邪中於項. 因逢其身之虛. 其入深. 則隨眼系以入於腦.
入於腦. 則腦轉. 腦轉. 則引目系急. 目系急. 則目眩以轉矣. 邪其精. 其精所中.
不相比也. 則精散. 精散則視岐. 視岐見兩物. 目者五藏六府之精也.
營衞魂魄之所常營也. 神氣之所生也. 故神勞. 則魂魄散. 志意亂.
是故瞳子黑眼法於陰.
白眼赤脉法於陽也. 故陰陽合傳而精明也. 目者心使也. 心者神之舍也.
故神分精亂而不轉. 卒然見非常處. 精神魂魄散不相得. 故曰惑也.

黄帝曰. 余疑其然. 余每之東苑. 未曾不惑. 去之則復. 余唯獨爲東苑勞神乎. 何其異也.

岐伯曰. 不然也. 心有所喜. 神有所惡. 卒然相感. 則精氣亂. 視誤. 故惑. 神移乃復.
是故間者爲迷. 甚者爲惑.

黄帝曰. 人之善忘者. 何氣使然.

岐伯曰. 上氣不足. 下氣有餘. 腸胃實而心肺虛. 虛則營衞留於下. 久之不以時上. 故善忘也.

黄帝曰. 人之善飢而不嗜食者. 何氣使然.

岐伯曰. 精氣并於脾. 熱氣留於胃. 胃熱則消穀. 穀消故善飢. 胃氣逆上. 則胃脘寒.
故不嗜食也.

黄帝曰. 病而不得臥者. 何氣使然.

岐伯曰. 衞氣不得入於陰. 常留於陽. 留於陽. 則陽氣滿. 陽氣滿. 則陽蹻盛. 不得入於陰.
則陰氣虛. 故目不瞑矣.

黄帝曰. 病目而不得視者. 何氣使然.

岐伯曰. 衞氣留於陰. 不得行於陽. 留於陰. 則陰氣盛. 陰氣盛. 則陰蹻滿. 不得入於陽.
則陽氣虛. 故目閉也.

黄帝曰. 人之多臥者. 何氣使然.

岐伯曰. 此人腸胃大而皮膚濕. 而分肉不解焉. 腸胃大. 則衞氣留久. 皮膚濕. 則分肉不解.
其行遲. 夫衞氣者. 晝日常行於陽. 夜行於陰. 故陽氣盡則臥. 陰氣盡則寤. 故腸胃大.
則衞氣行留久. 皮膚濕. 分肉不解. 則行遲. 留於陰也久. 其氣不精. 則欲瞑.
故多臥矣. 其腸胃小. 皮膚滑以緩. 分肉解利. 衞氣之留於陽也久. 故少瞑焉.

黄帝曰. 其非常經也. 卒然多臥者. 何氣使然. 岐伯曰. 邪氣留於上膲. 上膲閉而不通.
已食若飲湯. 衞氣留久於陰而不行. 故卒然多臥焉.

黄帝曰. 善. 治此諸邪奈何.

岐伯曰. 先其藏府. 誅其小過. 後調其氣. 盛者寫之. 虛者補之. 必先明知其形志之苦樂.

337

定乃取之.

81. 癰疽

黃帝曰. 余聞腸胃受穀. 上焦出氣. 以溫分肉. 而養骨節. 通腠理. 中焦出氣如露.
上注谿谷而滲孫脉. 津液和調. 變化而赤爲血. 血和則孫脉先滿溢. 乃注於絡脉.
皆盈. 乃注於經脉. 陰陽已張. 因息乃行. 行有經紀. 周有道理. 與天合同.
不得休止. 切而調之. 從虛去實. 寫則不足.
疾則氣減. 留則先後. 從實去虛. 補則有餘. 血氣已調. 形氣乃持.
余已知血氣之平與不平. 未知癰疽之所從生. 成敗之時. 死生之期. 有遠近.
何以度之. 可得聞乎.

岐伯曰. 經脉留行不止. 與天同度. 與地合紀. 故天宿失度. 日月薄蝕. 地經失紀. 水道流溢.
草萓不成. 五穀不殖. 徑路不通. 民不往來. 巷聚邑居. 則別離異處. 血氣猶然.
請言其故. 夫血脉營衞. 周流不休. 上應星宿. 下應經數. 寒邪客於經絡之中.
則血泣. 血泣則不通. 不通則衞氣歸之. 不得復反. 故癰腫. 寒氣化爲熱.
熱勝則腐肉. 肉腐則爲膿. 膿不寫則爛筋. 筋爛則傷骨. 骨傷則髓消. 不當骨空.
不得泄寫. 血枯空虛. 則筋骨肌肉不相榮. 經脉敗漏. 薰於五藏. 藏傷故死矣.

黃帝曰. 願盡聞癰疽之形. 與忌日名.

岐伯曰. 癰發於嗌中. 名曰猛疽. 猛疽不治. 化爲膿. 膿不寫. 塞咽. 半日死. 其化爲膿者.
寫則合豕膏. 冷食三日而已
發於頸. 名曰夭疽. 其癰大以赤黑. 不急治. 則熱氣下入淵腋. 前傷任脉. 內薰肝肺.
薰肝肺. 十餘日而死矣.
陽氣大發. 消腦留項. 名曰腦爍. 其色不樂. 項痛而如刺以鍼. 煩心者. 死不可治.
發於肩及臑. 名曰疵癰. 其狀赤黑. 急治之. 此令人汗出至足. 不害五藏.
癰發四五日. 逞焫之.
發於腋下赤堅. 名曰米疽. 治之以砭石. 欲細而長. 疏砭之. 塗以豕膏. 六日已.
勿裹之. 其癰堅而不潰者. 爲馬刀挾纓. 急治之.
發於胸. 名曰井疽. 其狀如大豆. 三四日起. 不早治. 下入腹. 不治. 七日死矣.
發於膺. 名曰甘疽. 色青. 其狀如穀實蔞瓤. 常苦寒熱. 急治之. 去其寒熱. 十歲死.
死後出膿.
發於脇. 名曰敗疵. 敗疵者. 女子之病也. 灸之. 其病大癰膿. 治之. 其中乃有生肉.
大如赤小豆. 剉蔆翹草根各一升. 以水一斗六升. 煮之. 竭爲取三升.
則強飲厚衣坐於釜上. 令汗出至足已.
發於股脛. 名曰股脛疽. 其狀不甚變. 而癰膿搏骨. 不急治. 三十日死矣.
發於尻. 名曰銳疽. 其狀赤堅大. 急治之. 不治. 三十日死矣.

發於股陰. 名曰赤施. 不急治. 六十日死. 在兩股之內. 不治. 十日而當死.

發於膝. 名曰疵癰. 其狀大癰. 色不變. 寒熱如堅石. 勿石. 石之者死. 須其柔. 乃石之者生.

諸癰疽之發於節而相應者. 不可治也. 發於陽者. 百日死. 發於陰者. 三十日死.

發於脛. 名曰兔齧. 其狀赤至骨. 急治之. 不治害人也.

發於內踝. 名曰走緩. 其狀癰也. 色不變. 數石其輸而止. 其寒熱不死.

發於足上下. 名曰四淫. 其狀大癰. 急治之. 百日死.

發於足傍. 名曰厲癰. 其狀不大. 初如小指發. 急治之. 去其黑者. 不消輒益. 不治. 百日死.

發於足指. 名脫癰. 其狀赤黑. 死不治. 不赤黑. 不死. 不衰. 急斬之. 不則死矣.

黃帝曰. 夫子言癰疽. 何以別之.

岐伯曰. 營衛稽留於經脉之中. 則血泣而不行. 不行則衛氣從之而不通. 壅遏而不得行. 故熱. 大熱不止. 熱勝則肉腐. 肉腐則爲膿. 然不能陷骨髓. 不爲焦枯. 五藏不爲傷. 故命曰癰.

黃帝曰. 何謂疽.

岐伯曰. 熱氣淳盛. 下陷肌膚. 筋髓枯. 內連五藏. 血氣竭. 當其癰下. 筋骨良肉皆無餘. 故命曰疽.

疽者. 上之皮夭以堅. 上如牛領之皮.

癰者. 其皮上薄以澤. 此其候也.

339

Reference Book

内経		人民衛生出版社
黄帝素問注	王氷	医部全録収録
素問註	馬蒔	医部全録収録
黄帝内経霊枢注証発微	馬蒔	学苑出版社
素問集註	張志聡	医部全録収録
素問考註	森立之	日本内経医学会
素問令釋		貴州人民出版社
素問注滙粋		人民衛生出版社
素問経注節解		人民衛生出版社
素問考注	姚止庵	学苑出版社
霊枢集註	張志聡	医部全録収録
炅枢経校釋		人民衛生出版社
霊枢講義		学苑出版社
霊枢講義	渋江抽斎	学苑出版社収録
霊枢識	丹波元簡	中国医学大成収録
黄帝内経太素		科学技術文献出版社
内経臨床医学		人民衛生出版社
醫古文		人民衛生出版社
和讀黄帝内経素問	小寺敏子	東洋古典談話会
黄帝内経と中国古代医学	丸山敏秋	東京美術
鍼灸医学源流考	藤木敏郎	縄文堂出版
鍼灸医学と古典の研究	丸山昌朗	創元社
意釋黄帝内経素問	小曽戸丈夫　浜田善利	築地書館
意釋黄帝内経霊枢	小曽戸丈夫　浜田善利	築地書館
黄帝内経素問霊枢	柴崎保三	雄渾社
現代語訳黄帝内経素問	石田秀実	東洋学術出版社
素問現代語訳	浅野周	三和書籍
鍼灸医学諺解書集成		オリエント出版社
十四経絡発揮和解	岡本一抱子	オリエント出版社
内径奇経八脈詳解	岡本一抱子	オリエント出版社
十二経絡図譜	藤本蓮風　増田祥蓮	北辰会
中国医学大成		岳麓書社

中華医書集成		中医古籍出版社
難経	扁鵲	中華医書集成収録
難経本義	滑寿	中華医書集成収録
難経集注		日本内経医学会
銅人腧穴鍼灸図経	王惟一	中華医書集成収録
鍼灸甲乙経	皇甫謐	中華医書集成収録
鍼灸資生経	王執中	中華医書集成収録
十四経発揮	滑寿	中華医書集成収録
鍼灸聚英	高武	中華医書集成収録
奇経八脈考	李時珍	中華医書集成収録
鍼灸大成	楊継州	中華医書集成収録
医門法律	喩嘉言	中華医書集成収録
医学入門	李梴	中華医書集成収録
景岳全書	張景岳	中華医書集成収録
類経	張景岳	中華医書集成収録
類経附翼	張景岳	中国中医薬出版社
類経図翼	張景岳	中国中医薬出版社
医経溯洄集	王履	中華医書集成収録
小解剖学書	清木勘治	金芳堂
イラスト解剖学	松村讓兒	中外医学社
生理学	真島英信	文光堂
新漢和辞典	米山寅太郎ほか	大修館書店
角川漢和中辞典		角川書店
岡本一抱子年譜	土井順一	日本医史学会『日本医史学雑誌』(1977 年第 23 巻第 4 号)

●その他多書 参考

しんがり

　「Mankind has already degenerated」、最近の報道すべてを見てこの言葉が具現化してきたと感じる。この真実を裏付ける出来事が世界各地に点在するピラミッド、バーミヤン、モヘンジョダロ、ナスカ等の過去遺跡群である。現代も歴史学者はその史跡から科学的根拠を全面に押し出して作られた年代を探るが、具体的な制作過程までは断定できても、未だに過去に作られた遺跡を現代は一つも作ることができていない。つまり過去に生きていた人々を何一つ超えることができないでいる。これを degenerated と呼ばず何と言えば良いのだろう。この不憫な学者達の存在意義が問われる残酷な事実を隠すために "人類はここまで進歩した" とプロパガンダを使ってまでも、学者は今の地位を連綿として守り暮らしと精神を維持している。この類いの話をすれば「人類は飛ぶこともできるし、宇宙にも行けるようになった」等々の反論話が必ず吹き出してくるが、そうではない、「過去の人々は飛行機を使わなくても遠くに飛ぶことができた、宇宙に行く必要がないほどに様子がわかった」のである。この愚論を裏付けるエビデンスも科学的根拠もないが、この視点から見ない限り複雑不理解な遺跡群を作ることができないし、内経中の天体話の説明もつかない。それ程に過去の人々の能力は驚くべき水準だったことは誰もが認めなければいけない真実である。

　『史記』は三聖五帝の話から始まり堯、舜の神話伝説を経て夏、商、周、秦、漢王朝へと続く中国史を現代に紡ぐ。そして『黄帝内経』も叡智に秀でた過去の人々の史籍で、未だにこの誌を超える『現代黄帝内経』が書かれていない現実がここにある。素問訳後に思うのは全編を通じて驚嘆の連続であったが、最も驚いたのは『瘧論』である。瘧とは日本語で「おこり」と読むマラリアであるが、その歴史は古く先史時代から人類が戦ってきたウイルスであり、その闘病研究こそが医学の歴史でもある。そして古代中国でも蔓延して死病に至る未知の病に対しての闘病、救済記録が『瘧論』である。愚木は『瘧論』

『刺瘧篇』を通して少なくとも三人の臨床家を感じた。一人は『瘧論』冒頭から中段の「夫瘧之未發也．陰未并陽．陽未并陰．因而調之．眞氣得安．邪氣乃亡．故工不能治其已發．爲其氣逆也．」迄で、此処には瘧が四季や六淫に左右されて発病する基本的な病因病機と症状が述べられているが、「攻之奈何．早晏何如．」以降は具体的な治療方針を示唆した文章である。具体的な語句の違いは個々に学んでいただくとして、例えば "陰陽" の語句が指す意味が明らかに前半と後半とでは異なる。更に『刺瘧篇』では病人に対し実際に行って記録したレポートで学術的な意図は感じない。このように少なくとも三人の臨床家による記述が『瘧論』『刺瘧篇』であるために、本文は素問中最も難しい訳といわれるのである。ともかく智力の高い方々の言葉を選んだ洗練されたレポートを読ませていただけたことは、臨床の中に生きる鍼師として知的幸福に充たされた時間であった。しかし対照的に近年流行した微弱なウイルスに対し有効な対策もなく "逃げの一手" に終始した事実報道を日々読まされ続けたのも記憶に新しい。

蛇足

　最後までお読み頂きありがとうございました。本書が日々の臨床でご努力されておられる先生方の知識の足しになれば幸いです。

　「誰でも人に指をさされると不快になりますし、礼儀的にも人に指をさす行為はしませんが、何故人に指をさされると不快になるのでしょうか、医学的にお答えください」

まゆ月に心ときめくおどろきに
一歩記す

木田一歩主宰
邦医学教室のご案内

当教室は日本漢方が最も隆盛を極めた江戸後期の医術方法を最大限に尊重して、現代の医療知識とリンクさせ、かつ素問医学に含まれている矛盾や、未解決の諸問題に対して、多くの意見や書籍の中から現時点での一結論を求め、それを臨床の中に織り込み、少しでも病める方々の救いとなるべく、多くの賛同者とともに討論を重ねることを趣旨としています。なお授業料はすべて2011年に発生した「東日本大震災」の義援金として寄付しています。

動画配信のお知らせ

邦医学講義の動画記録「邦医学教室」を著者Youtubeチャンネルにて配信しています。右記QRコードからアクセスできますので、本書の参考にしてください。講義は下記カリキュラムに従って、随時更新中です。

カリキュラムコンテンツ

00. 本の紹介

太極
01. 古代インド哲学から釈尊までに至る空理論と零思想
02. 道教思想にみる無有論
03. 西洋哲学と東洋思想の比較
04. 各宗教の死生感と養生
05. 古事記にみる「モノ」の概念

陰陽論
06. 陰陽二元論
07. 内経にみる陰陽論
08. 太陽と月の話

三部論
09. 史記や易経における天文
10. 三部九候部位に投射されて見る人体の天地人
11. 気血水論

四季
12. 暦学と運気論
13. 四季が作る風土と病への影響

五行
14. 総論と相関論
15. 木象と風論
16. 火論と熱論
17. 土論と湿論
18. 金論と燥論
19. 水論と寒論

六合
20. 正経十二脈、奇経八脈
21. 太陽経脈論
22. 陽明経脈論
23. 少陽経脈論
24. 太陰経脈論
25. 少陰経脈論
26. 厥陰経脈論

臓腑生理
27. 肺臓と大腸
28. 心臓と小腸
29. 肝臓と胆嚢
30. 脾臓と胃
31. 腎臓と膀胱
32. 心包と三焦
33. 脳と脊髄と奇恒の腑
34. 婦人論
35. 開闔枢理論

経穴部位解釈

36.	頸部位	60.	難経2・腹診 10 ・霊枢解釈
37.	胸部位	61.	難経3・腹診 11 ・霊枢解釈
38.	背部位・腹部位	62.	難経4・腹診 12 ・霊枢解釈
39.	上肢・下肢位	63.	難経5・腹診 13 ・霊枢解釈

七情

40.	思考過程	64.	難経6・腹診 14 ・霊枢解釈
41.	感情	65.	難経7・金元医学・素問解釈

八風

		66.	傷寒論概略・霊枢解釈
42.	方位と方角	67.	難経8・傷寒論2・霊枢解釈
43.	病伝	68.	難経9・傷寒論3・霊枢解釈
44.	四季が作る風土と病の影響1	69.	難経 10・傷寒論4・霊枢解釈
45.	四季が作る風土と病の影響2	70.	難経 11・傷寒論5・霊枢解釈

九竅

		71.	難経 12・傷寒論6・霊枢解釈
46.	感覚・味覚	72.	難経 13・傷寒論7・霊枢解釈

脈診

		73.	難経 14・傷寒論8・霊枢解釈
47.	脈診1	74.	難経 15・傷寒論9・霊枢解釈
48.	脈診2	75.	難経 16・傷寒論 10・霊枢解釈
49.	脈診3	76.	難経 17・傷寒論 11・霊枢解釈
50.	脈診4	77.	難経 18・傷寒論 12・霊枢解釈

腹診

		78.	難経 19・傷寒論 13・霊枢解釈
51.	脈診5・腹診1	79.	難経 20・傷寒論 14・霊枢解釈
52.	脈診6・腹診2	80.	難経 21・傷寒論 15・霊枢解釈
53.	脈診7・腹診3	81.	難経 22・傷寒論 16・霊枢解釈
54.	脈診8・腹診4	82.	難経 23・傷寒論 17・霊枢解釈

古典解釈

		83.	難経 24・傷寒論 18・霊枢解釈
55.	脈診9・腹診5・素問解釈	84.	難経 25・傷寒論 19・霊枢解釈
56.	脈診 10・腹診6・素問解釈	85.	難経 26・傷寒論 20・霊枢解釈
57.	脈診 11・腹診7・素問解釈	86.	難経 27・傷寒論 21・霊枢解釈
58.	脈診 12・腹診8・素問解釈	87.	難経 28・傷寒論 22・霊枢解釈
59.	難経1・腹診9・霊枢解釈	88.	難経 29・傷寒論 23・霊枢解釈
			（以下講義継続中）

そのほかの邦医学教室 （木田一歩YouTubeで随時配信中）

基礎会 No.1 ～（偶数月第二日曜日 13 時開始）

ひよこ会 No.1 ～（奇数月第三日曜日 13 時開始）

たまご話し No.1 ～（毎週日曜日 0 時 YouTube で配信）

木田一歩の本

既刊本
邦医学テキストシリーズ

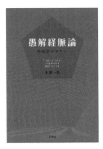

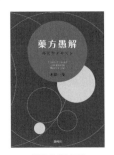

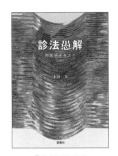

『愚解経脈論』
経絡や流注を臨床現場で検証してきた著者が、古典に立脚した総合的経脈論を展開。日本の古方派治療の指針を示す邦医学テキストの第一弾。　5,060円（税込）

『藥方愚解』
漢方の代表的な薬方147を項目別に詳述。さらに処方の特徴をビジュアル的に図解し、わかりやすく紹介した邦医学テキストの第二弾。　5,500円（税込）

『診法愚解』
東洋医学の古典中の脈診法と腹診法を図解とともに網羅的に解題。臨床における検証をもとに活用法も紹介する邦医学テキストの第三弾。　3,300円（税込）

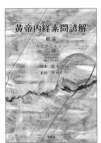
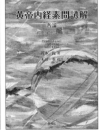

訳書

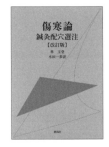

『黄帝内経素問諺解』 総論・各論
経絡や流注を臨床現場で検証してきた著者が、古典に立脚した総合的経脈論を展開。日本の古方派治療。
各4,950円（税込）

単玉堂著
『傷寒論 鍼灸配穴選注【改訂版】』
湯液の古典『傷寒論』にある六経弁証の鍼灸配穴すべてを翻訳・解説した労作の復刊。4,950円（税込）

読んでなっとく！ ふ〜んシリーズ
『食べ物編』『症状編』『身体編』『暮らし編』

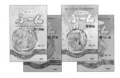

健康な食生活、簡単で効果的な病気の予防法、身体や心の不調の治し方、古来より伝わる健康法……、東洋医学の古典から紹介するコラム集。　各1,420円（税込）

出版予定の本　邦医学テキストシリーズ
『鍼灸に困ったときに読む本（仮）』『難経愚解』『黄帝内経素問諺解・運気論篇』
『傷寒論・尚論』『愚解陰陽論・格致余論』『パンドラの箱の中の手紙』他

■著者略歴

木田一歩（きだいっぽ）

1963年癸卯生。二十数年後鍼師・灸師免許取得。在学中から多種多様な方々と交わり、行動や意見を見聞きして自問自答して考えた結果「人不頼・自習」に至る。現在、古典に書かれている事柄を、鍼灸治療の臨床現場で実践して研究を続けながら、書籍の執筆を行っている。著書に『愚解経脈論』『薬方愚解』『傷寒論鍼灸配穴選注 改訂版』『診法愚解』『黄帝内経素問診解 総論・各論』（静風社）がある。また後進の向学を目的に第1次邦医学教室（三つ葉会）を主催、現在は東日本大震災義援金作りを目的に第2次邦医学教室を開室中。

■カバー画作者略歴

川﨑誠和（かわさきよしかず）

1949年生。日本大学藝術学部美術科油絵専攻卒業。画家。土日会会員。元モダンアート展協会会員、萩市長賞、山口県展、宇部ビエンナーレ等に出品。

お問い合わせ先

木田鍼灸院
住　所：〒673-0534 兵庫県三木市緑ヶ丘町
　　　　　本町1-279-5
ＷＥＢ：http://kidashinkyuin.com
E-mail：hoigaku.kyoshitu01@gmail.com

黄帝内経霊枢診解　邦医学テキスト5

2025年1月1日　第1刷発行

著　　者　木田一歩
発　行　者　岡村静夫
発　行　所　株式会社静風社
　　　　　　〒101-0061
　　　　　　東京都千代田区神田三崎町2丁目20-7-904
　　　　　　TEL 03-6261-2661　FAX 03-6261-2660
　　　　　　http://www.seifusha.co.jp
本文・デザイン　有限会社オカムラ
カバー画　　　　川﨑誠和
印刷／製本　　　モリモト印刷株式会社

© KIDA IPPO　ISBN978-4-911394-02-1　Printed in Japan
落丁、乱丁本は弊社送料負担にてお取り替えいたします。

本書の複写にかかる複製、上映、譲渡、公衆送信（送信可能化も含む）の各権利は株式会社静風社が管理の委託を受けています。

JCOPY〈（社）出版者著作権管理機構 委託出版物〉
本書の無断複写（電子化も含む）は著作権法上での例外を除き、禁じられています。複写される場合は、そのつど事前に、（社）出版者著作権管理機構（電話 03-5244-5088、FAX 03-5244-5089、e-mail：info@jcopy.or.jp）の許諾を得てください。